DER ALLSENSES CODE

—

Neue Dimensionen der Heilung

Neuauflage 2024
Erschienen im Synergia Verlag, Alle, JU/ CH,
eine Marke der Sentovision GmbH/ S.A.R.L.
www.synergia-verlag.ch

Gestaltung und Satz: FontFront.com, Roßdorf, Pauline Trumpfheller
Grafiken: Anja Wagner, Natalie Walden

Vertrieb durch Synergia Auslieferung GmbH
Industriestr. 20
64380 Roßdorf
www.synergia-auslieferung.de

Printed in EU
ISBN-13: 978-3-907676-00-4

Bibliografische Information der Deutschen Nationalbibliothek
Die Deutsche Nationalbibliothek verzeichnet diese Publikation in der deutschen Nationalbib-liografie; detaillierte bibliografische Daten sind im Internet unter http://dnb.ddb.de abrufbar

INHALTSVERZEICHNIS

Über die Autorin

Anja Wagner ist Gründerin des ALLSENSES® Energiemedizin. Sie referiert regelmäßig auf Gesundheitskongressen und hält Seminare sowie Vorträge zum Thema multidimensionaler Heilung. Ihre gesamte Tätigkeit wird inspiriert von ihrem Credo: »Dein Bewusstsein ist die einzige Realität, die dein Leben bestimmt«.

Sie hilft Menschen mit unspezifischen, chronischen, schweren oder unheilbaren Krankheiten neue Wege der Selbstheilung zu beschreiten. Sie unterrichtet den ALLSENSES CODE in ihrer Acade-my für Diejenigen, die ihre Gesundheit selbst in die Hand nehmen wollen oder mit konventionellen medizinischen Methoden keine Heilung erfah-ren haben. Ihre Ausbildungskonzepte sind bahnbrechend und dienen als Grundlagenwissen für Ärzte, Heilpraktiker, Therapeuten und Coaches.

Anja Wagner wuchs in der früheren DDR auf und war seit frühester Jugend Leistungssportlerin. Eigene, schwere Erkrankungen führten sie durch eine Odyssee schulmedizinischer und alternativer Therapien, die ohne Erfolg blieben. Um sich selbst zu helfen, absolvierte sie mannigfache Ausbildungen, erlernte Yoga und Meditation sowie diverse Coachingmethoden. Irgendwann fand sie den Schlüssel, mit dem sie sich selber heilte und eröffnete daraufhin ihre eigene Praxis. Dieses Wissen bildet unter anderem das Fundament ihrer Academy.

www.Allsenses.de

Danke

Ich danke dem Leben, das mich antrieb, nach der Wahrheit zu suchen durch die Herausforderungen, die es mir zudachte. Ich danke meiner inneren Führung, die irgendwann das Steuer übernahm und mir viele Perspektivwechsel ermöglichte. Sie eröffnete mir den Zugang zur Quelle von allem was ist, durch die ich verstand, wer ich wirklich bin, wo ich herkomme und was meine Aufgabe hier ist.

Ich empfinde Dankbarkeit für die tiefen Begegnungen und Erlebnisse, die mich im Herzen berühren und mich immer wieder daran erinnern, dass es die Energie der Liebe ist, die uns miteinander verbindet. Meine Familie, Partner und Kinder halten das Feuer aufrecht, Widerstände als Chance zu begreifen und Konflikte als Lösungsoption – auch das macht mich dankbar.

Ich bin dankbar zu fühlen, dass alles einen Sinn hat, auch wenn wir ihn im Augenblick nicht erkennen können. Und ich bin dankbar zu wissen, dass jeder Mensch im Ursprung immer verbunden, geführt, genährt und großartig ist.

»Nicht, was wir nicht wissen, bringt uns in Schwierigkeiten, sondern das, was wir sicher zu wissen glauben, was aber einfach nicht wahr ist.«

MARK TWAIN

»In der Medizin der Zukunft wird es darum gehen, die energetischen Schwingungen im Körper zu beeinflussen.«

NOBELPREISTRÄGER PROF. DR. WILLIAM TILLER

»Wenn ein Wunder NICHT geschieht, dann stimmt etwas nicht mit uns.«

AUS DEM WELTBESTSELLER »EIN KURS IN WUNDERN«

Vorwort

Der Mensch, die Krone der Schöpfung!

Jeder von uns kennt diesen Satz und hat sich vielleicht schon einmal gefragt, wie es sein kann, dass gerade sie, die Krone der Schöpfung, so viel Leid kreiert.

Die Krone steht für einen Zustand höchsten Bewusstseins, in dem sich der Mensch seiner Größe, seiner Gaben und seiner Liebe vollumfänglich bewusst ist. Er bewahrt und ehrt die Geschenke der Natur und fühlt sich als Teil von ihr. Die Tiere sind wie Geschwister für ihn. Er erfreut sich an ihnen, kommuniziert mit ihnen und lebt in einem verantwortungsvollen Miteinander mit Menschen, Tieren und der Natur, das auf Liebe, Wertschätzung und Vertrauen basiert. Es ist unsere wahre, eigentliche Natur. Um sie wieder zu entdecken, müssen wir mit uns selbst und unserer Essenz zutiefst verbunden sein. Das ist der Schlüssel zum Einssein. Auf dem Weg dorthin begegnen wir zahllosen Widerständen, denn die wahrhaftige Auseinandersetzung mit uns selbst tut weh und zerstört mitunter das eigene Selbstbild. Entscheiden wir uns aber für diesen Weg, dann wird unsere Schöpferkraft mehr und mehr gespeist sein aus der Quelle, aus der bedingungslosen Liebe, sodass alles, was wir tun, Liebe ist und was uns begegnet, ist ihr Echo.

Was aber ist geschehen mit der Krone der Schöpfung? Anstatt zu bewahren, zu behüten und zu lieben mordet sie milliardenfach, führt

Kriege, lügt und betrügt. Ein Blechimitat des Egos ist sie geworden, das die Welt jahrtausendelang zum Narren hielt, die Wahrheit verdrehte und ins Gegenteil kehrte.

Bestimmte Interessengruppen aus Kirche und Staat fügten dem Credo von der Krone der Schöpfung einen neuen Leitgedanke hinzu. Er lautete »Macht euch die Erde untertan« und wurde ausgegeben als Wort Gottes. Diese unverhohlene Aufforderung zu Ausbeutung und Vernichtung änderte alles. Liebe und Verantwortung wurde durch Gier, Macht, Unterdrückung, Manipulation und Lüge ersetzt. Die Einheit des Menschen mit der Erde und ihren Bewohnern wurde zerstört, er selbst seiner wahren Natur beraubt und sich und dem Leben entfremdet.

Durch diese Abspaltung entstand das Gefühl, getrennt zu sein von allem. Einzig die Materie als scheinbare Orientierung versprach Halt in einer Welt ohne Anker. Nicht wissend, wer er ist, woher er kommt und was er hier soll, taumelt der Mensch blind durch sein Leben. Meist merkt er nicht einmal, dass er zum Sklaven und Bettler geworden ist, der ein fremdbestimmtes, unfreies Leben führt, vorgegebenen Programmen folgt und auf falsche, unwahre Paradigmen setzt. Randvoll mit Angst, Schmerz und Schuldgefühlen lässt er sich stets aufs Neue medial vergiften und kämpft sich täglich durch sein Hamsterrad – in der Hoffnung auf bessere Zeiten.

Sieht so das Leben der Krone der Schöpfung aus?

Alles auf diesem Planeten ist Energie, soviel ist sicher. Energie vergeht nicht, sie wandelt sich nur, auch das ist sicher. Die Natur ist in der Lage, allein durch Sonne und Wasser zu leben und zu wachsen. Damit das möglich ist, bedarf es einer sehr hohen Schwingungsfrequenz. Würde sich die Natur in der dritten Dimension befinden, in der die meisten Menschen leben, wäre ihr das niemals möglich.

Wir Menschen essen drei mal am Tag oder öfter, stopfen uns voll mit Industrienahrung und genmanipuliertem Sondermüll, essen fühlende, denkende Wesen und meinen, aus dieser Art von Nahrung Energie zu beziehen. Sicher, die bekommen wir auch, nur ist sie toxisch, belastet und schwächt unseren Körper auf allen Ebenen und hält uns in einer niedrigen Schwingung.

In der dritten Dimension brauchen wir mehrmals täglich stoffliche Nahrung, sind wir aber in höheren Frequenzen unterwegs, eröffnet sich auch uns mehr und mehr die Energie des Universums. Dann reicht es, ein mal am Tag zu essen. Dafür ist es nötig, sich unserer nicht geheilten Seelenschmerzen bewusst zu sein und einen Teil von ihnen bereits aufgelöst zu haben.

Die Natur ist in Dimensionen unterwegs, die den meisten Menschen noch nicht zugänglich sind. Da die Tiere sich unserem Energiefeld angepasst haben, sind ihre Programme identisch mit unseren. Das bedeutet, sie sind auf Nahrung fixiert wie wir und würden verhungern, wenn sie nur von Licht und Wasser leben sollten. Pflanzen kommen ohne Morde, Raub, Gier und Gewalt aus. Sie nehmen die Geschenke des Himmels und verwandeln sie in Lebensenergie.

Vor diesem Hintergrund haben wir Menschen noch ein Stück Weg zu gehen, aber die Wahrheit bahnt sich unaufhaltsam ihren Weg. Alles wird auf den Prüfstand gestellt werden, alles Gelernte und Geglaubte, um einer neuen Sichtweise Platz zu machen. Die Menschheit erwacht aus dem Tiefschlaf und kommt zu Bewusstsein. Sie erkennt ihre wahre Natur, die eigene Größe, Schöpferkraft und Liebe und erfindet sich neu... als wahrhaftige Krone der Schöpfung!

Nina Lehmann

1 Mein Weg

Viele Jahrzehnte hing ich in einer körperlichen und emotionalen Leidensschleife, die mich manches Mal an die Grenze brachte. Obwohl ich schon immer davon ausging, dass wir eine Einheit aus Körper, Geist und Seele sind, tappte ich im Bezug auf Heilung lange Zeit im Dunkeln. Ich verstand die tatsächlichen Wirkprinzipien und meine konkreten Einflussmöglichkeiten nicht. Die Zusammenhänge von Lebens- und Realitätsgestaltung waren mir nicht bekannt. Lange Zeit hatte ich den Eindruck, dass große Puzzleteile fehlten, um den Lebenssinn zu erfassen. Aus reiner Verzweiflung gab ich die Verantwortung seinerzeit an Ärzte und Therapeuten ab.

Ab meinem neunten Lebensjahr bestand mein Alltag nur aus Sport. Mit elf Jahren kam ich in ein Sportinternat. Es folgten viele Jahre exzessiven Leistungssports und harten Trainings. Mit 20 war ich in der verfrühten Menopause und tablettenabhängig.

Die Wohnorte, Jobs, Partner und Identitäten wechselte ich regelmäßig ohne emotionale Bindung. Wenn etwas zur Routine wurde, kippte es entweder in Langeweile, Ungeduld oder Frustration. Jede Beziehung erdrückte mich und schränkte mich ein, doch Alleinsein war noch unerträglicher. Alle beruflichen oder privaten Anforderungen erschienen mir belanglos und banal.

Ich verglich mich mit Menschen, die ich nicht kannte, und verlangte Unerreichbares von mir. Meine innere Unruhe kompensierte ich mit Aufopferung, Unterwegsseinmüssen, Medikamenten und wilden Partys.

Selbst die extremsten Stimulationsversuche waren nichts weiter als der Versuch, meinen Schmerz und mein Mir-selbst-fremd-Sein zu betäuben.

Wie ein Steppenbrand, der nicht zu löschen war, suchte ich nach etwas wie Heimat, ohne das Gefühl von wirklicher Freiheit je gekostet zu haben. Egal, was ich unternahm, immer kroch das innere Brennen aus Zerrissenheit, Einsamkeit und Heimatlosigkeit in mir hoch. Es gab nichts Erfüllendes. Ich war randvoll mit toxischen Gefühlen. Mein tägliches Mantra lautete: »Ich bin nicht gut genug« oder »Egal, was ich tue, es ist nie genug.«

Diese Gefühle hatten meinen Körper fast zerstört. Wenn mich damals jemand gefragt hätte, wie ich das Leben definiere, wäre meine Antwort gewesen: wertlos und ohne Sinn. Jeder neue Tag bestand immer aus demselben zwanghaften, hektischen Beschäftigtsein und dem endlosen Bestreben, besser zu sein als gestern. Ich fühlte mich verrückt, ohnmächtig, fremd und ohne jeden Halt in einer Welt, zu der ich keinen Zugang fand und mich nirgendwo dazugehörig fühlte. Im zermürbenden Wechselspiel von Größenwahn und Lähmung suchte ich vergeblich meinen Platz im Leben.

Daraus erwuchs ein unerklärbarer innerer Druck, der in einer Essstörung gipfelte. Ich entdeckte ein perfektes Ventil: die Bulimie. Über 15 Jahre lang verschwendete ich meine Energien für diese perverse Abhängigkeit. Während dieser Zeit entfernte ich mich immer mehr von mir selbst. Selbsthilfegruppen, Gesprächstherapien und auch ein Klinikaufenthalt konnten nichts bewirken.

Nachdem ich zusätzlich unter einer Fülle von Nahrungsmittelunverträglichkeiten sowie multiplen Umweltallergien litt, kam ich an einen Punkt, an dem ich glaubte, aus dieser kranken Spirale nicht mehr herauszukommen.Die allergischen Reaktionen waren zum Teil so massiv, dass ich nur mit einer hohen Cortisondosis gesellschaftsfähig war. Die Allergene potenzierten sich von Tag zu Tag und irgendwann war die Dosis an Medikamenten und Infusionen nicht mehr zu steigern. Niemand, der mich behandelte, konnte sich erklären, warum mein Immunsystem aus den Fugen geraten war. Verzweifelt suchte ich weiter nach Methoden und Therapien, die mir Erleichterung verschaffen könnten, besuchte ein Seminar nach dem anderen und war Stammgast bei unzähligen Wunderheilern. Das Resultat: Ich wurde weder gesund noch glücklich.

Getrieben von der Überzeugung, immer neue Techniken erlernen zu müssen, absolvierte ich eine Ausbildung nach der anderen. Ein Workshop jagte den nächsten, immer in der Hoffnung, gesund und besser zu werden.

Ich mutierte zum Gesundheitsapostel. Pausenlos recherchierte, forschte und studierte ich. Nahezu die gesamte Literatur zum Thema Heilung hatte ich gelesen. In meinen Küchenschränken standen die besten Superfoods und teuersten Nahrungsergänzungsmittel. Auch an spirituellen Praktiken ließ ich kaum etwas aus. Alles probierte ich an mir aus. Ich machte täglich Yoga, fastete, reinigte Leber, Galle, Darm, meditierte, übte Atemtechniken und murmelte den ganzen Tag Gesundheits-Affirmationen vor mich hin. Diesen Weg ging ich sehr intensiv, schon nahezu fanatisch. Das Heil suchte ich immer noch im Außen und verlief mich zwangsläufig. Ich glaubte, einen Guru finden zu müssen, der mich heil machte. Einen, der mir sagte, wo es langgeht. Der mir zeigte, was der Sinn und die Aufgabe meines Lebens waren.

Am spannendsten fand ich die Erfahrungen mit dem Engelreich. Hier fühlte ich mich im wahrsten Sinne des Wortes beflügelt. Ich begann, meine übersinnlichen Fähigkeiten auszubauen, und sah weit entfernte, andere Welten, reiste im Universum umher, sprach mit Engeln und bat sie um Rat. Diese Erfahrungen waren großartig. Sie erinnerten mich ein bisschen an die Zeit meiner Abhängigkeit, weil auch sie mich aus meiner kleinen, begrenzten Welt herausholten. Irgendwann war ich lieber in fernen Sphären unterwegs als im realen Leben. Und mir fiel auf, dass die Botschaften der Engel widersprüchlich wurden. Das machte mich nachdenklich, kam aber zum richtigen Zeitpunkt, denn beinahe hätte ich blind die Erlösung unserer gesamten menschlichen Probleme in den Engelwelten gesucht.

Ich ließ mich zum Coach ausbilden und merkte auch hier lange Zeit nicht, dass ich nur eine neue Möglichkeit gefunden hatte, um weiterhin meine Ängste und Zweifel zu bekämpfen, meine inneren Dämonen zu besiegen, mein Kindheitstrauma zu fühlen, das Unterbewusste umzuprogrammieren und negative Gedanken sowie überhaupt alles Negative zu vermeiden. Ich wollte mich vom materiellen Weltbild trennen, Energievampire entlarven und immer alles im Griff haben. Und schickte fleißig Licht und Liebe an die ganze Welt, nur bei mir selbst kam nichts davon an. Mit diesem umfangreichen Aufgabenpaket war ich in den Esoterikkreisen nicht allein. Mir fiel auf, dass besonders spirituelle Menschen, die stolz von überwundenen Traumen, Lastern und Abhängigkeiten sprachen, weiterhin suchend, krank, erfolglos und bedürftig waren. Warum? Weil wir durch unser Bekämpfen, Abspalten und Vermeiden-Wollen den Trennungsgraben zum wahren Glück nur vergrößern und dabei übersehen, dass wir im Widerstand sind – und dadurch auch mit dem Rest der Welt. Ein Widerstand, der krankmacht. Und ein Kampf, der nicht zu gewinnen ist.

All das begann sich durch die Gesichtslähmung meines Sohnes zu ändern. Ich suchte Hilfe bei russischen Heilern, die seinen Zustand zwar nicht verbesserten, mich aber inspirierten. Ich begann, mich auf das Experiment der inneren Wahrheit einzulassen und Stück für Stück entmystifizierte sich das Thema Heilung. Es kamen Puzzleteile zusammen, die zusammengehören und die weit über die herkömmlichen alternativen und naturkundlichen Denk- und Heilmethoden hinausgingen.

Meinen persönlichen Durchbruch erreichte ich aber letztlich durch die Erfahrung eines lebensbedrohlichen Autounfalls. Plötzlich konnte ich deutlich spüren, dass ich mich unbewusst gegen das Leben entschieden hatte. Das zu erkennen, war mir vorher nicht möglich gewesen, weil der Zugang zu meinem Unterbewusstsein verschlossen war. Ich nahm den Entschluss zurück und entschied mich neu. Das brachte die Wende. Im Moment größter Todesangst entschied ich mich fürs Leben und erfuhr, woher der Funke des Lebens kommt. Ein Funke, der in jedem von uns ist und sich mit einer viel größeren Kraft verbindet, die letztlich uns selbst entspringt. An der Schwelle des Todes begriff ich, dass unsere vermeintliche Identität und Realität nur Makulatur einer kleinen Welt sind, die wir selbst erschaffen und in der wir uns abmühen, um wichtig und gut zu sein. Mein eigenes Heilwerden nach dem Unfall initiierte ich selbst mit meiner geistigen Kraft und dem absoluten Selbstvertrauen.

Ich kam in eine neue Form der Selbstwahrnehmung, in der ich meine eigene Präsenz spürte. Damit war es mir möglich, mein verschobenes Selbstbild zu korrigieren. Mir wurde bewusst, dass es nicht nur um das Tun geht, sondern um das bewusste Sein, um das authentische Leben, das nach Wahrheit und Freiheit strebt.

Innerhalb von wenigen Stunden heilte meine angerissene Lunge und die inneren Blutungen stoppten. Binnen weniger Tage entspannte sich meine verletzte und gequetschte Milz. Aber das Gravierendste war, dass auf dem Röntgenbild nach zwei Wochen keinerlei Spuren der sechs durchgebrochenen Rippen zu sehen waren. Sie wuchsen bereits während meines Aufenthaltes in der Klinik zusammen. Nach 28 Tagen stand ich wieder schmerzfrei auf der Yogamatte.

Resümee

Schritt für Schritt habe ich mich befreit aus dem emotionalen Sumpf tiefster Selbstverleugnung, schmerzlichster Hoffnungslosigkeit und kalter Wertlosigkeit. Ich konnte schwerste Abhängigkeiten auflösen und meine gesamten Krankheiten heilen. Meine Erfahrungen und das Wissen gebe ich nun erfolgreich seit vielen Jahren in meiner Praxis und in Seminaren weiter. Ich wollte, dass es für jeden möglich ist, echte Wandlungsprozesse zum Heil-Sein zu vollziehen. Aus diesem Grund entwickelte ich den ALLSENSES CODE. Er führt Sie durch ein neunstufiges Selbsthilfeprogramm und gibt Ihnen die Schlüssel zur Selbstheilung direkt in die Hand.

2 Was Sie erwartet

Gehören Sie zu denjenigen, die trotz vielfältiger Maßnahmen und Therapien bisher noch nicht aus ihrem Leidensweg herausgekommen sind? Wollen Sie lernen, wie Sie Ihren Körper auf GESUND-SEIN programmieren? Dann ist das Buch genau das Richtige für Sie. Es ist gut möglich, dass das, was Sie über Heilung wissen oder zu wissen glauben, im Grunde doch ganz anders ist oder gar hinfällig.

Selbstheilung könnte im Grunde ganz einfach sein, wenn es uns gelänge, die Betrachtung des Lebens von der rein physischen Ebene zu lösen. Und wir ins Verständnis rücken, dass unser physischer Körper einer weitaus komplexeres Energiematrix folgt. Wir müssen uns die Realität wieder vor Augen führen, dass die Materie nicht zufällig entsteht, sondern durch Frequenzen, Schwingungen und Informationen kreiert wird. Jeder Zelle folgt den Anweisungen einer holographischen Programm-Dynamik.

Bei Krankheit, Störungen, Degeneration jede Art liegt eine Verzerrung dieser Energiematrix vor. Somit ist jede Art von Störung auf der Schwingungs- und Informationsebene änderbar, daher ist Heilung auch bei sog. unheilbaren Krankheiten möglich, sofern die physische Ebene noch Regulationskraft hat.

Sobald wir verstehen, dass Krankheit oder Gesundheit von der Höhe unserer Schwingungsfrequenz abhängig ist, offenbaren sich völlig neue Dimensionen der Heilung. Neue Dimensionen bedeutet, dass Sie mit Hilfe des ALLSENSES CODES das Spielfeld der 3 D-Welt verlassen, um Ihren bisherigen Code zu knacken, der Sie von dem abhält, was Sie im Urzustand der Grenzlosigkeit sind. Der ALLSENSES CODE stellt Ihnen dazu neun Schlüssel zu Verfügung.

In diesem Buch erfahren Sie u. a.:

- Welche wiederkehrenden Mechanismen die krankmachenden Programme erschaffen, die hinter Symptomen stehen.

- Weshalb unser Körper Symptome zeigt, die er nicht ausgleichen kann, obwohl es ihm eigentlich möglich wäre.
- Warum wir unsere ungesunde Lebensweise nicht ändern, obwohl wir uns dessen bewusst sind.
- Was jene subtilen Kräfte sind, die eine Selbstheilung erschweren oder verhindern sowie uns im Hamsterrad aus negativen Gewohnheiten und krankmachenden Emotionen halten.
- Mit welchen Werkzeugen wir die Codesprache unseres Körpers zurückerobern, seine Botschaften entschlüsseln und ihnen vertrauen können.
- Was wir beim menschlichen Bauplan nicht länger übersehen dürfen.
- Wie Sie anhand von Praxisbeispielen Ihre eigenen körperlichen Probleme besser verstehen und aus einem anderen Blickwinkel betrachten können.

Der ALLSENSES CODE zeigt Ihnen:

- Was tatsächlich auf unseren Genen gespeichert ist.
- Was die Selbstvernichtungsprogramme in unseren Genen auslöst.
- Wie Sie sich selbst aus emotionalen Versteinerungen und geistigen Verirrungen befreien können.
- Wie sich mentale Begrenzungen und Verstrickungen auflösen lassen.
- Wie Sie die wahre Verbindung zu sich selbst – zu Ihrer Essenz wiederherstellen.
- Wie das Bewusstsein zum Medium für Resonanzänderung wird.
- Selbststeuerungstools zur Informationskorrektur und Zell-Regulation.
- Wie sich scheinbare Gegensätze vereinen lassen.

Im sechsten Kapitel bekommen Sie einen Schlüsselbund aus neun Schlüsseln, mit dem Sie Ihre destruktiven Muster erkennen, die Sie in einer negativen oder krankmachenden Wiederholungsschleife gefangen halten. Mit diesen neun Schlüsseln erweitern Sie nicht nur Ihren Erkenntnishorizont, sondern lernen, Ihre Zellen auf Gesundheit zu programmieren. Abseits gesellschaftlicher Normen und Glaubenskonzepte eines alten Weltbildes werden Sie auf neue Wege geführt, die das Bisherige infrage stellen. Dies lockert Standpunkte und Annahmen, die festgefahren sind. Kommen die neun Schlüssel zum Einsatz, treten Sie in neue Dimensionen ein. Damit schaffen Sie definitiv die Voraussetzungen für Musterveränderungen.

Die Tore in neue Dimensionen öffnen sich magisch und unsichtbar durch den Meisterschlüssel: Bewusstsein. Dies ist für jeden erfahrbar, der sich erlaubt, ganz echt, verletzlich und kompromisslos ehrlich zu sich selbst zu sein. Es braucht dafür keine 30 Jahre Meditationserfahrung oder eine Reise über den Ozean zu einem Guru. Keiner muss sich länger als Opfer seiner Umstände fühlen.

Gelingt es Ihnen, Ihrer inneren Stimme in liebevoller Radikalität – ohne Ausreden, Hintertürchen oder faulen Kompromisslösungen zu folgen, erschaffen Sie sich Schritt für Schritt das Leben, das Sie wirklich wollen. Mein Anliegen ist es, dass Sie über die gegebenen Informationen zum Wissen kommen UND vom Wissen ins Tun UND vom Tun ins Sein.

In diesem Buch geht es nicht um wissenschaftliche Erklärungsmodelle oder philosophische Konstrukte. Es geht auch nicht um Beten oder das Anbeten von Dingen, Engeln oder Göttern. Ebenso wenig wird man Ratschläge zur Ernährungsumstellung, zu Nahrungsergänzungsmitteln, mentalen Techniken oder geheimem Wissen finden. Worum es geht ist das bewusste Erkennen der eigenen Realität und Genialität. Heilung geschieht, wenn Sie Ihre Körperintelligenz mit der Essenz verbinden.

Ich vertrete die Ansicht, dass wir immer das realisieren, was wir für richtig, wichtig und möglich halten. Also lassen Sie uns etwas Anderes glauben, nämlich, dass Selbstheilung funktioniert – durch unsere bewusste Entscheidung, neue Türen zu öffnen.

Der ALLSENSES CODE fasst die Erkenntnisse der Biologie, Neurowissenschaft, Neuroendokrinologie, Psychoneuroimmunologie, Epigenetik sowie der modernen Weltraum-, Informations- und Regulationsmedizin zusammen. Der Großteil der Inhalte des ALLSENSES CODES stammt aus meiner eigenen Erfahrung, aus der praktischen Arbeit mit meinen Klienten und aus dem Labor des geistigen Bewusstseins. In diesem Labor forsche ich genauso wie die Physiker, nur, dass dieser Raum grenzenlos ist und weder Wände noch Reagenzgläser braucht.

Im Klartext bedeutet das:

Mein Bewusstsein ist die EINZIGE Realität, die mein Leben bestimmt.

Anwendung

Der ALLSENSES-CODE ist ein lebendiges System, dass Sie sich nicht erschließen, indem Sie es nur lesen. In diesem System steckt ein ganzes Universum an Dingen, die Sie auf Ihre Weise zu Ihrer persönlichen Transformation benutzen können. Manchmal muss man ein Kapitel zwei bis drei Mal lesen, weil man es zum jetzigen Zeitpunkt noch nicht verstehen, verdauen oder umsetzen kann. Jeder Heilwerdungsweg hat sein individuelles Tempo und seinen eigenen Rhythmus. Vielleicht werden manche Inhalte Sie erst nach wiederholtem Lesen berühren. Denn Selbstheilung ist kein intellektuelles Konzept, sondern ein Erfahrungsprozess, in dem Sie lernen, alles Antrainierte, Geglaubte und das, was Sie für fundiertes Wissen halten, über Bord zu werfen, um sich auf »Anfang« und »Neustart« zu stellen.

Wahre Prozessbewältigung findet weder in Tibet, noch im Kloster oder auf einem Seminar statt, sondern in Ihrem Alltag. Es ist Ihr persönlicher Weg zurück in die Selbstermächtigung, der Sie zum bewussten Schöpfer Ihres Lebens werden lässt. Er ist vergleichbar mit einem Erfahrungs-Parcours, den Sie selbst aufstellen und in verschiedenen Varianten gehen können. Schritt für Schritt üben Sie sich im Glauben an sich selbst. Sie erfinden sich, Ihre Gesundheit und Ihr Leben neu.

Viele Selbsthilfebücher versprechen in "drei Wochen glücklich zu werden" oder "Dein Leben in sieben Tagen zu verändern". Leider ist das eine Illusion, die den Weg für echte Veränderung erschwert. Falsche Informationen schüren falsche Erwartungen in uns und die Tatsache, dass sie nicht eintreffen, schwächt uns. Und es reduziert die Bereitschaft, uns erneut einzulassen. Wir fühlen uns als »VersagerInnen« und denken, dass alle anderen es besser hinbekommen. Hören Sie nicht auf diese Stimme, sie ist nicht die Wahrheit. Geben Sie bitte nicht auf, auch wenn Verschlimmerungen oder sogenannte Heilkrisen auftreten. Sie sind ein sicheres Zeichen dafür, dass Veränderung und Heilung in Gang gekommen sind.

Gehen Sie davon aus, dass Sie hier und da auf Widerstand stoßen werden, sowohl im Inneren als auch in Ihrem Umfeld. Widerstand und Ablehnung sind normale Reaktionen unseres Gehirns. Sie sind nicht Ihre innere Stimme oder Ihre Intuition, sondern es sind uralte Programme, die auf Angst und Schmerzvermeidung basieren. Unser Gehirn ist so verschaltet, dass es Unbekanntes erstmal kategorisch ablehnt. Lassen Sie sich davon nicht abschrecken oder am Heil-Werden hindern, dann werden Sie feststellen, dass vieles, von dem Sie dachten, dass es unmöglich sei, plötzlich Teil Ihres Lebens geworden ist.

Seien Sie sicher: Sie werden immer genau dort landen, wo Sie gerade mit Ihren Gefühlen und Gedanken stehen. Nämlich bei dem, was Sie für Ihre Wahrheit halten. Mit diesem Buch finden Sie heraus, WAS Ihre momentane Wahrheit ist. Denn die hat Sie dorthin geführt, wo Sie jetzt stehen. Und sie bestimmt die Marschrichtung Ihres zukünftigen Lebens. Durch den ALLSENSES CODE erfahren Sie, wie Sie eine neue Realität gestalten, indem Sie sich für eine andere Wahrheit entscheiden.

Mein Tipp vorab:

Stellen Sie sich so intensiv und so häufig wie möglich genau das vor, was Sie sein wollen. Fühlen Sie, dass Sie es bereits sind. Umso schneller werden Sie es sein.

Denn: Die Energie unseres Körpers ist gelenkt von unseren Gedanken und Gefühlen. Sie bestimmen IMMER unserer Aufmerksamkeit. Nicht umgedreht. Wenn wir den Fokus und unsere Energie ändern wollen, dann müssen wir es wirklich wollen, dann für möglich halten, dann die Möglichkeit fühlen und sie immer noch wollen, erst dann kann sich Heilung materialisieren.

3 Alte & neue Heilungsperspektiven

Mittlerweile basieren viele neue Gesundheits- und Lebensmodelle auf der Erkenntnis, dass wir mit unserem Bewusstsein unseren Gesundheitszustand und damit auch unsere Realität beeinflussen. Dies stützt sich auf wissenschaftliche Experimente und unzählige Heilungserfolge. Sie bestätigen die Erkenntnisse aus der Quanten- und Relativitätstheorie von Albert Einstein, Burkhard Heim, Max Planck oder Niels Bohr, dass es Energie- und Schwingungsebenen gibt, die wir mit unserem Bewusstsein beeinflussen. Die steigende Anzahl moderner Wissenschaftler, Forscher, Biologen, Physiker und Ärzte, wie Rupert Sheldrake, Gregg Braden, Bruce Lipton, Joe Dispenza, Dieter Broers, Anthony Williams und viele mehr, tragen mit ihren Messergebnissen dazu bei, dass das Fundament der wissenschaftlichen Verlässlichkeit der chemischen, physikalischen und biologischen Messgrößen zu wackeln beginnt.

Dieses Wissen findet schon seit Langem in der Komplementärmedizin Anwendung. Dort wird bereits eine Vielzahl an Therapieformen angeboten. Weltweit wird in der TCM[1] seit Jahrzehnten erfolgreich mit Energie gearbeitet. In chinesischen TCM-Kliniken wird sogar operiert ohne Medikation, nur unter Einsatz von Akupunkturnadeln. In England ergänzen Geistheilung, Hypnose und andere geistige Techniken längst schulmedizinische Verfahren, wenn der Patient es wünscht. In Russland

[1] TCM = Traditionelle Chinesische Medizin

ist die Informationsmedizin viel weiter verbreitet als die klassischen Methoden. Im Vergleich dazu ist in Deutschland die Skepsis gegenüber diesen Ansätzen und Methoden noch riesig.

Für die meisten sind die verwendeten Erklärungsmodelle entweder schwer verständlich oder dringen gar nicht bis zu den Glaubensprogrammen vor. Die etablierte Naturwissenschaft ist der »Fels in der Brandung«, die der Mehrheit Orientierung verschafft. Gleichzeitig sorgt er dafür, dass der Laie aussteigt oder gar nicht erst einsteigt oder komplett die Übersicht verliert.

Somit sickern die »neuen« Gesundheits- und Lebensmodelle viel zu langsam ins Bewusstsein der Menschen. Kaum jemand weiß, was wir dem Ursprung nach sind. Stattdessen werden wir überfrachtet mit viel zu viel belanglosem Zeug. In den lernwichtigsten Phasen unseres Lebens lernen wir nichts über unser wahres Wesen, nichts über die wahre Beziehung zu uns selbst, zur Verbindung zwischen Mensch und Natur. Wir kennen die wahren Beziehungsstrukturen zur äußeren Welt nicht. Wir wissen nichts über unsere Herkunft, nichts über die alles bestimmenden Programme und hintergründigen Muster. Energien sind uns fremd und wir wissen nichts über Frequenzen und deren Netzwerke, die unser Bewusstsein steuern. Aber wir nutzen sie tagtäglich. Wir wiederholen lediglich das alte Wissen, ohne aufs Verfallsdatum zu achten. Im Dschungel dieser Wiederholungsschleife an gewachsenen Überzeugungen und Lehrmeinungen lassen sich neue Erkenntnisse nicht einfach einführen. Wir können oder wollen uns nicht eingestehen, dass vieles davon längst überholt oder im Sinnkontext vollkommen verdreht ist. Wir lassen mehr als 200.000 Jahre Menschheitsgeschichte außen vor oder stellen sie so dar, dass sie in Darwins Evolutionstheorie passen.

Unsere Kinder zeigen es uns. Sie rebellieren unbewusst. Sie passen weder ins alte Wertesystem oder Weltbild noch in das bestehende Schulsystem. Sie finden auch nicht ihre Berufung in den herkömmlichen Berufssparten. Unsere erbärmliche Reaktion darauf ist die Erfindung neuer Krankheitstitel. Es fehlt uns auf ganzer Linie an Bewusstheit und

Gefühl für den eigenen Körper, den eigenen Rhythmus, an innerem Halt und innerer Orientierung. Damit unterliegen wir einer riesigen Illusion darüber, was uns gesund hält oder gesunden lässt.

Gleichzeitig suchen viele Menschen nach alternativen Wegen, weil ihnen auf herkömmliche Weise nicht mehr geholfen werden kann. Viele sind bereits müde vom Suchen oder haben den Überblick verloren. Vielleicht gehören Sie auch dazu und wissen, dass es nicht die Lösung sein kann, Symptome mit Chemie und synthetischen Pharmazeutika wegzudrücken? Wenn Sie auch der Meinung sind, dass Ihr Leben zu wertvoll ist, um Ihren Körper den Schmerzen und Krankheiten zu überlassen, und Sie schon lange das Hamsterrad aus Ängsten und Sorgen verlassen wollen, dann kommt dieses Buch genau zum richtigen Zeitpunkt in Ihr Leben.

Im Grunde verfügt unser Körper über eine nicht zu überbietende innere Kraft. Unsere Zellen besitzen eine ureigene geniale Reparaturfähigkeit und tragen schier unbegrenztes Potenzial zur Selbstheilung in sich. Es gibt aber einen noch nicht verstandenen Mechanismus, weswegen wir uns trotz unserer Bemühungen immer wieder im Kreis drehen und immer wieder die gleichen Krankheiten, Probleme, Ängste oder Lebensumstände erfahren. Wir übersehen die drei wesentlichsten Komponenten, die über Gesundheit und Krankheit entscheiden: Energie, Ladung und Information. Sie setzen sich aus stofflichen und nicht stofflichen Elementen zusammen. Mein Fokus liegt auf der nicht stofflichen Ebene, weil fast alle Symptome und Erscheinungen dort ihren Ursprung haben. Deshalb bildet sie die Grundlage meiner gesamten Praxis und die Basis dieses Buches. Es wird Ihnen gleich umfangreicher erklärt, wie die drei Komponenten in ihrer Untrennbarkeit mit der Materie zu verstehen sind. Lassen Sie sich neugierig darauf ein. Sie werden staunen, was der Verstand noch alles glauben kann, wenn Sie ein paar Wissenslücken auffüllen, einige Glaubensmodelle generalüberholen, Überzeugungen korrigieren und Ihre Aufmerksamkeit wieder auf sich selbst lenken.

3.1 Was bedeutet Gesundheit für Sie?

Das, was wir heute als gesund bezeichnen, ist weit davon entfernt. Im Gegenteil, wir relativieren und tolerieren ungesunde Zustände. Unsere einst gesunde Normalität wurde gegen eine kranke eingetauscht. Die meisten Menschen halten es für normal, selbst nach einer durchgeschlafenen Nacht erschöpft aufzuwachen, am Nachmittag einen weiteren Leistungsabfall zu haben, um am Abend halb ohnmächtig vorm Fernseher zu liegen. Die Mehrheit hält sich für gesund, wenn ihnen nichts wehtut und wenn der Körper seinem Alter entsprechend funktioniert. In der Medizin wird dem Körper ab einem gewissen Alter zugebilligt, dass er degeneriert und Verschleiß- wie Ausfallerscheinungen hat. Somit ist es nicht verwunderlich, dass sich die gesamte Menschheit mit einem schleichenden globalen Siechtum abfindet. Ja, noch schlimmer, sie findet es vollkommen normal, dass der Zerfall des Körpers mit ca. 30 Jahren offensichtlich beginnt. Brauchen Sie mit 40 Jahren eine Lesebrille, neue Gelenke oder Hormontabletten, wird Sie Ihr Arzt beruhigen und sagen, dass das im Alter normal sei. Die meisten sprechen von Glück, wenn sie mit 50 Jahren noch nicht an Krebs erkrankt sind. Krank zu sterben ist mittlerweile wieder der normale Lebensverlauf. Oder kennen Sie jemanden, der, ohne krank zu sein, gestorben ist? Man fragt, egal, wie alt jemand geworden ist: »Was hatte er/sie denn?«, weil man davon ausgeht, dass Krankheit die Todesursache ist. Unsere sogenannten Volkskrankheiten werden zur Norm.

Sind Sie bereit, Ihre Meinung in Bezug auf Heilung und auf das, was Sie für normal halten, zu hinterfragen? Sind Sie bereit, auch andere Wege zur Heilung zu gehen, wenn Sie wissen, dass es sie gibt? Es gibt sie tatsächlich. Wenn Sie sich für diese Wege öffnen, sie untersuchen und verstehen, statt sie abzutun, werden Sie überrascht sein, wie sich Normalität verschiebt. Weil sie ohnehin nur aus unserem Blickwinkel erwachsen ist.

3.2 Das traditionelle Gesundheitssystem

Wir können stolz auf die medizinischen Entdeckungen und Errungenschaften sein. Alle medizinischen Erfolge verdienen Respekt und Anerkennung. Doch was wir nicht bedenken und nur schwer wahrhaben wollen, ist, dass sich seit jeher alte Konzepte irgendwann als Irrtum erweisen. Die Erkrankungen bzw. deren Ursachen haben sich in den letzten 50 Jahren stark verändert. Kein Arzt hat an der Universität gelernt, was es beispielsweise mit chronischer Müdigkeit, Borreliose, Schwermetallvergiftungen oder Elektrosmog auf sich hat. So stehen wir auch jetzt wieder an einem Wendepunkt.

Es wird behauptet, wir hätten in Deutschland eines der besten Gesundheitssysteme der Welt. Wenn dem so wäre, dann müssten wir die niedrigsten Krankenzahlen, die höchste Leistungsfähigkeit, die stärkste Lebensfreude und eine gesunde Lebenserwartung zu verzeichnen haben. Ist das so? Oder ist gemeint, dass Deutschland das beste Versorgersystem hat? Indem wir uns versorgen lassen und weitermachen wie bisher?

In meinem kleinen Stadtbezirk sehe ich, wie Sanitätsfachhäuser expandieren, damit sich der Mensch ruhigen Gewissens mit seinem deformierten, verschlackten, übergewichtigen Körper, seinem Arthrose-Knochengerüst und seinen Beinen mit Wassereinlagerungen weiterhin bequem zurücklehnen kann, ohne irgendetwas ändern zu müssen. Man erwartet, dass das medizinische Versorgungssystem alles bereitstellt, damit man selbst nichts zu tun braucht, außer mit der Krankenkasse zu klären, wer die Kosten für entsprechende Maßnahmen oder Hilfsmittel übernimmt. Hinterher wird sich beschwert, dass die Kosten der Versicherungen schneller steigen als die Mietpreise. Gleichzeitig besteht man darauf, teuren Rat von mindestens zwei Experten einzuholen. Man lässt sich Massagen, Kuren und sonstige Therapieverordnungen verschreiben. Aber bei allen Maßnahmen werden wir nicht über lebensverkürzende oder krankmachende Risiken aufgeklärt. Verlangt ein Mensch, der mit der Erfahrung aufwächst, dass es für alle gesundheitlichen Themen Spezialisten und Experten gibt, nach gänzlich anderen Ansätzen? Wohl eher nicht.

Ist Ihnen bekannt, dass das Gesundheitssystem – wie es jetzt besteht – wirtschaftlich zwingend ist? Denn es beschäftigt allein in Deutschland mehr als fünf Millionen Menschen und ist ein Milliardengeschäft.[2] Allein die Pharmaindustrie ist zur zweitgrößten, umsatzstärksten und profitabelsten Investment-Industrie auf unserem Planeten geworden, gleich nach der Rüstungsindustrie.[3] Da kann es schon mal vorkommen, dass der Nutzen des Gesundheitssystems nicht primär auf Gesundheit ausgerichtet ist, sondern vielmehr auf Machtbestreben der beteiligten Branchen und Unternehmen. So werden sicher noch viele interne Wirtschaftspreise verliehen, bei einem so gewaltigen Umsatzvolumen. Wären Sie Chef eines solchen Unternehmens, hätten Sie Interesse daran, das Geschäft durch langfristig erfolgreiche Heilmethoden und gesundheitsbewusste Menschen zu schmälern? Wie in jedem anderen Unternehmen auch wird nach weiteren florierenden Märkten Ausschau gehalten. Und wenn keine der bestehenden Märkte mehr ausbaufähig sind, dann werden neue erfunden.

Wussten Sie, dass das gesamte Gesundheitssystem als ein Krankheitsnetzwerk weltweit vernetzt und zu einer der größten Kontroll- und Beeinflussungsinstanzen geworden ist? An Lobbyarbeit, Marketing und PR-Maßnahmen wird nicht gespart, um uns mit den Informationen zu füttern, die dem Wirtschaftswachstum dienen. Die Marktbeeinflussung ist lückenlos, flächendeckend und massenwirksam. So kommt es nicht von ungefähr, dass die meisten Menschen nur so viel wissen, wie die Medien über bestimmte Themen berichten.

Die Menschheit ist längst durch Angst blind in eine Abhängigkeitsmatrix verwickelt. Wir lassen eine Angstkampagne nach der anderen über uns ergehen und merken nicht, dass z. B. Epidemien, Unfälle oder Seuchen inszeniert oder Krankheiten stilisiert und deren Folgen uns als

---

[2] Quelle: Statistisches Bundesamt, www.destatis.de, aus Pressemitteilung Nr. 026 vom 27.01.2016, Zugriffsdatum: 21.09.2017

[3] Es wird auf der Welt in nichts mehr Geld, Forschung, Energie und Menschenleben investiert als in die Rüstung und das Krankheitssystem. Ist das nicht verwunderlich?

Gefahr verkauft werden. Mit nur einem Ziel: die zukünftigen Märkte zu sichern. Angstauslösende Botschaften sind das Beeinflussungswerkzeug Nummer Eins. Warum sonst stehen sie auf jeder Medienagenda? Durch Angst sinkt unsere Schwingungsfrequenz, und wir werden beeinflussbar. Sind die Menschen in einer niedrigen Schwingungsfrequenz, können sie beliebig bespielt werden, während parallel gesellschaftliche oder politische Verankerungen von Normen und Regeln erklärt und umgesetzt werden, ohne dass jemand diese je hinterfragt. Es reicht maximal für Zweifel, aber für mehr nicht.

Wie erklären Sie sich, dass es in den alternativen Heilberufen absolut verboten ist, Heil- oder Wirkaussagen für bestimmte Therapieformen, -methoden oder für gesunde Lebens- und Körperpflegemittel zu machen, die Heilprozesse unterstützen? Warum verschwinden potente Präparate vom Markt, die effektiv und nebenwirkungsfrei sind? Warum verlieren Ärzte ihre Approbation, wenn sie Heilverfahren vertreten, die nicht herkömmlich sind? Warum ist intuitive Medizin ausnahmslos illegal sowie Geistheilung inakzeptabel? Warum wird der Selbstheilungsansatz bei Krebspatienten belächelt, wo doch Tausende Menschen dadurch schon Heilung erfahren haben? Wieso verschweigt die Krebsforschung die grandiosen Heilerfolge, die beispielsweise mit der Gabe von Methadon, Natron, Schwefel, Cannabis, DMSO oder anderen Stoffen erzielt werden? Warum verschwinden Beiträge über Heilungserfolge im Internet? Warum werden bestimmte Aufklärungsvideos über Risiken und Gefahren z. B. über Impfen, Chemotherapien oder künstliche Intelligenz auf YouTube innerhalb von wenigen Stunden wie von magischer Hand gelöscht? Aber komischerweise wird uns glaubhaft vermittelt, dass man angeblich dem täglich wachsenden Internet-Angebot von Kinderpornos oder Drogendealern auf Schulhöfen nicht Herr werden kann? Woran liegt das?

Ich möchte unser Gesundheitssystem keinesfalls schlechtreden. Denn ein System ist nur so gut, wie seine Mitgestalter.

Und das sind wir. Jeder Einzelne hat daran Anteil. Auch wenn Ihnen das noch zu weit hergeholt klingt. Wir sind niemals getrennt von unseren uns umgebenden Systemen, dazu gehört auch unser Umgang mit dem Gesundheitssystem.

Schulmedizin

Der große Umbruch wurde schon vor fast 2.000 Jahren eingeleitet. Die Kirche hat in vielen Teilen der Welt das Wissen um Heilung und über Lebenskreisläufe verbannt. Jeder, der über dieses Wissen verfügte und es zu verbreiten versuchte oder seine Heilfähigkeiten anbot, wurde beseitigt oder öffentlich hingerichtet. Die Kirche gab strengstens vor, was man zu glauben hatte, und kontrollierte, wem zu dienen sei. Sie wurde zur Hauptquelle für öffentliche Informationen und auch Manipulation. Sie löschte mit grausamer Macht traditionelle Heiler samt ihrem Wissen und ihren Methoden aus. Somit wurde das Wissen über die körperlichen, geistigen und seelischen Zusammenhänge verwässert und fast gänzlich vergessen. Der einst holistische Ansatz ging verloren. Würde die heutige angewandte Medizin nicht mehr fachlich trennen, praktisch standardisieren, profitabel strukturieren und finanziell fakturieren, ließen sich unzählige Missverständnisse auflösen.

Stattdessen lassen die Geschichtsbücher und Anatomielehren weiterhin aus, was und wer wir wirklich sind. Dadurch wurde aus der Entwicklung eine Verwicklung gemacht und behauptet, der Mensch habe sich seit seinem Bestehen vom dummen Primaten zum Neandertaler, der mit Kräutern, Wurzeln, Samen und Beeren keine hohe Lebenserwartung hatte, weiterentwickelt. Aber wohin? Zu einem schlauen Vielbeschäftigten, der sich ab 40 Jahren dem subtilen Siechtum hingibt, Tiere bedenkenlos verspeist und Lebenserwartung mit gesunder Lebensqualität verwechselt. Der obendrein unter Lebensqualität moderne Spaß-Komfortabilität versteht, die er nicht im Ansatz zu nutzen weiß und sich freut, dass er durch Schmerzmittel keine Schmerzen mehr haben muss.

Bringen wir Licht in die klassische Diagnoseermittlung, dann stellen wir fest, dass oft noch die gleichen Untersuchungsparameter abgefragt werden wie vor ungefähr 100 Jahren. Früherkennungsmaßnahmen sind auch nicht das, was sie vorgeben, und oftmals lückenhaft. Wenn beispielsweise festgestellt wird, dass ein Nierenwert angestiegen ist, wird nicht in Betracht gezogen, dass die Nieren bis dahin schon einen beträchtlichen Anteil ihrer Funktion eingebüßt haben. Ein Ultraschallergebnis liefert beispielsweise viel zu spät die Information einer Störung. Bis eine Störung auf dem Bildschirm angezeigt wird, ist eine Zellansammlung von mehreren Millionen Zellen nötig. Ähnlich bei einem Röntgenbild. Dort ist eine Entzündung z. B. an einer Zahnwurzel erst dann sichtbar, wenn schon die Hälfte des Gewebes zerfressen ist. Andere Diagnosetechniken (z. B. EKG, EEG, MRT und CT)[4] messen zwar auch elektrische und elektromagnetische Impulse und können den Körper detailgetreu abbilden. Aber die einzelnen Untersuchungsparameter werden zusammenhangslos bewertet.

Die meisten Menschen erklären ihre Ärzte immer noch für heilig. Sie werden zu den Autoritäten ihrer Krankheitsthemen erkoren und sie überschreiben ihnen buchstäblich die Vollmacht über ihren Körper. Fast jeder vertraut seinem Arzt, weil wir der Meinung sind, dass er in seinem medizinischen Fach mit dem ganzen Wissen der Medizin ausgestattet ist. Weil sich mittlerweile auch Unsicherheiten breitmachen, sind wir zu Informations-Junkies geworden. Wir durchsuchen das Internet wie besessen nach Wissen. Doch was finden wir, wenn wir beispielsweise nach physischen Krankheitsbildern googeln? Jede Menge Erklärungen über die physischen Erkrankungen und Halbwahrheiten über Gesundheit. Statt unserem Körper und unserer Intuition zu vertrauen, verbrauchen wir Stunden an Recherche und Sucherei, um uns mit Halbwahrheiten zufriedenzugeben. Die einzig hilfreiche Datenbank mit dem wahren Informationsgehalt liegt in uns selbst. Es wird Zeit, dass wir unseren verwickelten Fokus abwickeln und unsere falschen Annahmen neu ausrichten.

---

[4] EKG = Elektrokardiografie, EEG = Elektroenzephalografie, MRT = Magnetresonanztomografie, CT = Computertomo grafie

3.3 Neue Ansätze der modernen Heilung

Unser physischer Körper kann nur das in Erscheinung bringen, was auf energetischer Ebene an Informationen und Ladungen vorhanden ist.

Es existieren tatsächlich schon sehr lange andere, sehr effektive Ansätze. Damit meine ich nicht nur den gesamten Bereich der Komplementärmedizin. Es ist die sogenannte Weltraummedizin (aus der Militärforschung), die primär zur Prävention in der Raumfahrt als separate Medizinsparte dient. Sie kennt und nutzt die ganzheitlichen Regulationsmechanismen des Organismus.

Bereits vor ca. 100 Jahren hat Alexis Carrel (Chirurg, Biologe und Psychologe) mit seinen Experimenten herausgefunden, dass die stofflichen und feinstofflichen Parameter zusammengehören. Er hat widerlegt, dass unsere inneren Energiegewinnungsanlagen (die Mitochondrien)[5] und Energieentsorgungswege altersbedingt mit der Zeit ineffizient arbeiten. Er untersuchte die Zellversorgungsparameter und konnte keine der medizinischen Annahmen in Bezug auf Zellalterung und Zellverschleiß bestätigen[6]. Er stellte heraus, dass nicht das Alter der ausschlaggebende Faktor ist, weswegen wir Leistungsfähigkeit, Energie und Gesundheit einbüßen. Durch das Experimentergebnis hat er damals eine sehr gewagte These aufgestellt: Unsere Zellen sind unsterblich. Er erhob unsere Zellen zu den wichtigsten Angestellten unseres Organismus, ausgestattet mit den besten Organisations- und

---

[5] Mitochondrien werden als die Kraftwerke der Zellen bezeichnet, weil sie unter anderem für die Energieproduktion zuständig sind. Sie kommen fast in jeder Zelle vor.
Typisch sind ca. 1.000 Mitochondrien pro Zelle. Sie leben von stofflichen und energetischen Nahrungsquellen.

[6] http://www.wissenschaft.de/home/-/journal_content/56/12054/66609/ vom 1.11.1997. Auch J. Gurdon und S. Yamanaka haben entdeckt, dass sich die Lebensuhr jeder Körperzelle auf Anfang zurückstellen lässt. Auch das Institut für Stammzellenforschung in München bestätigt das. Einen anderen Beweis für die Wichtigkeit der extrazellulären Flüssigkeiten lieferte der Nobelpreisträger für Medizin Alexis Carrel. Er hat über 27 Jahre mit einem Hühnerherz experimentiert. Er konnte das Herz so lange am Leben halten, bis er aufhörte, die Nährlösung zu erneuern. Zugriffsdatum: 30.08.2017

Kommunikationstalenten. Aber sie sind reaktionsgebunden und entscheiden nicht viel selbst. Sie können ihr Organisations- und Kommunikationstalent nur entfalten, wenn zwei Parameter erfüllt sind:

1. eine reine/saubere Zell- und Gewebsflüssigkeit sowie
2. eine gesunde, elektromagnetische Zellspannung innerhalb und außerhalb der Zelle.

1. Die Zell- und Gewebsflüssigkeit

Den ersten Parameter für die Lebensdauer bzw. die gesunde Reproduktion einer Zelle ist der Reinheitsgrad des Zellplasmas. Gesundes und reines Zellwasser setzt voraus, dass die Qualität der Zellnahrung optimal ist und die Stoffwechselendprodukte effektiv abgebaut werden. Krankheiten oder Alterserscheinungen bekommen wir nur deshalb, weil unser Körper Versorgungs- und Entsorgungsprobleme hat. Sobald die Fließeigenschaften der intrazellulären (Zellplasma) und extrazellulären Körperflüssigkeiten (Wasser, Blut, Lymphe, Säfte, Sekrete, Galle, Speichel, Schweiß, Urin) gestört, verklumpt oder verdickt sind, tragen sie allesamt zu Kommunikations- und Informationsstörungen bei.

2. Die elektromagnetische Zellspannung

Haben Sie sich schon mal gefragt, warum Akupunktur erfolgreich ist? Unsere Zellen sind feinsten Gleichstrom-Mikroströmen ausgesetzt. Die beiden größten Energie- und Stromgeneratoren und Stromverteiler sind unser Herz sowie das Gehirn. Sie erzeugen Felder, die man messen kann. Sie verändern bzw. passen sich an, je nach Nahrung, Gedanken, Gefühlen, Informationen und Schwingungssignalen. Dadurch werden über Elektronen unsere Zellen permanent informiert und z. T. auch codiert.[7]

---

[7] Unser ganzes körperliches, aber auch universelles Leben ist auf Elektronen aufgebaut. Wir brauchen sie für die Herstellung des Treibstoffes in unseren Körperzellen – dem Adenosintriphosphat (ATP). Alle körperlichen Vorgänge sind auf diesen Universaltreibstoff angewiesen.

Das menschliche Magnetfeld und die Frequenzcodierungen unserer Zellen wurden schon 1963 entdeckt, trotzdem werden uns diese Erkenntnisse vorenthalten.

Gestörte, verletzte, kranke oder tote Zellen sind immer an ihrem elektrischen Leitwert zu erkennen.[8] Sinkt der Leitwert, können die Elektronen und Biophotonen nicht korrekt kommunizieren und verursachen irgendwann diverse Störungen und Krankheiten.[9] Biophotonen sind das Licht in den Zellen aller Lebewesen, sie sind lebendiges, pulsierendes und hochgeordnetes Licht (mit hoher Kohärenz wie beim Laserlicht) mit der Fähigkeit zur Interferenz (Überlagerung von Wellen), wodurch Informationen übertragen werden können. Jeder lebendige Organismus wird von einem kohärenten Biophotonenfeld durchdrungen, über das die Körperfunktionen gesteuert werden – Biophotonen sind das physische Kennzeichen für Leben! Das klingt sehr wissenschaftlich, ist aber im Grunde ganz einfach. Das werden Sie im Verlauf noch merken.

Was hier zum Ausdruck kommt, ist, dass wir beide Parameter (Zellspannung und Zellflüssigkeit) nicht getrennt voneinander betrachten können. Sie beeinflussen sich immer gegenseitig. Eine dauerhaft gesunkene Zellspannung kann auch die Zellflüssigkeit verunreinigen, sauer machen oder gänzlich vergiften, sodass es zwangsläufig zur Symptombildung kommt. Das Fatale ist, dass beide Parameter die Kraft haben, unsere DNS umzuschreiben. ABER: Wir können dieses Wissen genauso gut für die Selbstheilung einsetzen.

---

8 Mit speziellen Frequenzmessgeräten lassen sich exakt die Störfelder austesten (z. B. Viren, Bakterien, Pilzen, Mikroben, Parasiten oder Krebs).

9 Erstmals aufgespürt wurde die schwache Lichtemission in den 1930er-Jahren von Alexander Gurwitsch. Fritz-Albert Popp vom Internationalen Institut für Biophysik forschte weiter und konnte nachweisen, dass alle organischen Gewebe und Zellen Licht in sich tragen und messbare hochfrequente elektromagnetische Strahlung abgeben. In diesem Zusammenhang wird oft gesagt, dass wir einen Licht-Photonen-Körper haben. Biophotonen entstehen durch Resonanz zwischen Welle und Teilchen. Sie sind deren Mittler und das Kennzeichen des dynamischen Gleichgewichts bzw. das Produkt eines bipolaren kohärenten Zustandes zwischen beiden.

Damals hat sich Alexis Carrel nur auf die unmittelbare Spannung der Zelle konzentriert. Heute wissen wir, dass es um unser gesamtes Körperfeld geht. Und das umfasst weitaus mehr als nur elektromagnetische Faktoren. Diese Betrachtung rückt völlig neue Ansätze in den Fokus. Die Weltraummedizin hat ihre Instrumente und Technologien dahingehend ausgerichtet, weil sie längst weiß, dass die Zellkommunikation über einen Austausch von Informationen, Rhythmen, Schwingungen, Photonen und Frequenzen funktioniert. Sie folgt der Erkenntnis, dass ein Organismus nicht krank werden kann, wenn die Informationen und Schwingungsfrequenzen stimmen. Und Krankheit nur dann entsteht, wenn der Organismus ein disharmonisches Energiefeld nicht mehr selbst ausgleichen kann.

Aus diesem Grund haben in der Weltraummedizin Diagnose und Behandlung eine völlig andere Bedeutung. Es geht dort gar nicht um das Beheben von Krankheiten, vielmehr um das Messen und unverzügliche Ausgleichen von disharmonischen Energiefeldern. Die dafür entwickelte, nicht lineare Gerätetechnik liest jedes Organ, jede Gewebsschicht sowie jedes Atom nach diesen Feldern aus und korrigiert, sobald Disbalancen im Körperfeld eines Astronauten aufgetreten sind. Dadurch behält der Körper seine hundertprozentige Regulationskraft. Es wird berichtet, dass selbst Zerstörungsprozesse umgekehrt werden und der Körper sich sogar verjüngen kann.

Allerdings haben wir es mit zwei kuriosen Informationsphänomenen zu tun:

- Das Wissen der militärischen und geheimdienstlichen Wissenschaft[10]
- Das Wissen der klassischen Mediziner und Naturwissenschaftler

---

[10] Das Militär weiß um die Wirksamkeit bestimmter Parameter, die von der Wellenform, Feldstärke, Pulsrate, Pulsdauer, Pulsamplitude und der Wiederholungsrate abhängen. Es setzt die verschiedenen Parameter zur Beeinflussung des Feldes gezielt ein. Nick Begich hat dazu sehr viel in seinen Büchern veröffentlicht, z. B.: Bewusstseins- und Gedankenkontrolle, Michaels Verlag, 2007

Beide Wissensfundamente scheinen grundverschieden zu sein. Obwohl längst bewiesen ist, dass unser Bewusstsein stark auf elektrische, magnetische oder elektromagnetische Felder reagiert und sie biologische Effekte auslösen, steigen noch immer die klassischen Mediziner und Naturwissenschaftler aus, wenn es um Felder geht. Doch das ist genau der Moment, an dem es sich lohnt einzusteigen. Denn Felder sind das sogenannte Grundrauschen, nach dem sich alles in dieser Welt und natürlicherweise auch in unseren Zellen ausrichtet. Das Prinzip der Felder werde ich noch eingehender beschreiben, denn das Prinzip der Selbstheilung beruht genau darauf.

3.4 Prinzipien von Symptomen und Krankheiten

> *Das Symptom einer Krankheit ist nicht das Problem, auch nicht das Energiedefizit, sondern die Information.*

Die Fragen »Woher kommt ein Symptom?« oder »Was ist Krankheit?« wird Ihnen jeder Arzt sicherlich aus seiner Fachrichtung anders beantworten. Da ich keine Ärztin bin, kann ich es mir erlauben, meine Sichtweise zu schildern.

Meiner Meinung nach haben wir eine völlig verrückte Vorstellung von Symptomen und Krankheiten übernommen. Wir glauben, dass das diagnostizierte Symptom, die Störung, der Fehler, Krankheit oder die Infektion das Problem sind. Weit gefehlt. In der Biologie ist nichts willkürlich oder umsonst. Deshalb können wir davon ausgehen, dass es auch einen Grund gibt, weswegen jemand krank ist. Schauen wir uns daher den genialen autonomen Mechanismus an, mit dem unser Körper ausgestattet ist. Ich nenne ihn den 5-R-Mechanismus.

Der 5-R-Mechanismus

Unser Körper folgt bei jedem Ungleichgewicht und bei seiner eigenen Zellteilung einem Mechanismus, der immer nach fünf gleichen Prinzipien abläuft: Reiz – Reaktion – Regulation – Regeneration – Reproduktion.

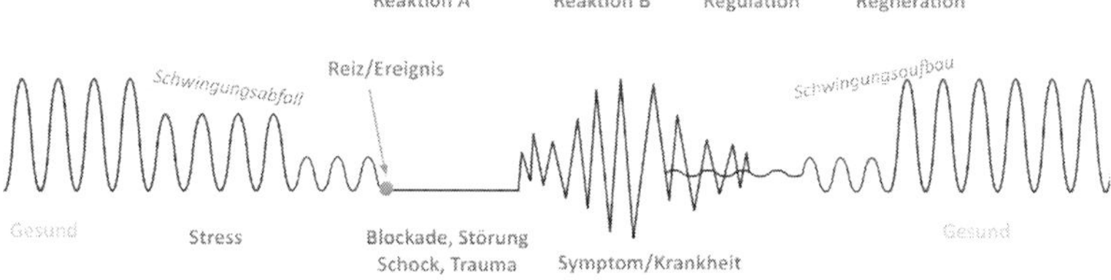

Abbildung 1: Selbstheilungsverlauf nach dem 5-R-Mechanismus

Damit erhält der Organismus seine Selbständigkeit. Wir können uns darauf verlassen, dass er bei jedem Reiz oder jeder noch so kleinen Abweichung von der natürlichen Ordnung reagiert und mit der Regulation beginnt. Wir können auch sicher sein, dass er automatisch seine Aktivitäten an Entsorgungs- und Reparaturprozessen erhöht, wenn es erforderlich wird. Die Intelligenz unseres Körpers verfügt darüber hinaus noch über jede Menge Puffer und akut einspringende Notsysteme. Werden diese gebraucht oder aktiviert, so können wir ebenso darauf vertrauen, dass uns der Körper dies mitteilt. Kommt er über seine Belastungsgrenzen hinaus, zeigt er das ebenso zuverlässig an. Er sucht selbständig nach seinen idealen Heilungsoptionen und wählt das aus, was für ihn am geeignetsten ist. Geht das nicht mehr still und leise, nehmen wir das als Symptom wahr.

Wie in der Abbildung 1 zu sehen ist, geht dem Reiz immer etwas voraus: eine Schwingungsveränderung. Bevor es zu einem Ereignis, Unfall oder einem Reiz kommt, fällt die Schwingungsamplitude. Mit dem Absinken der Schwingungsfrequenz sinkt unsere Aufmerksamkeit und unsere Immunabwehr sinkt ebenfalls.

Gemäß dem Resonanzprinzip (Gleiches zieht Gleiches an) öffnen wir Tür und Tor für das, was wir eigentlich nicht wollen. Aufgrund unserer gesunkenen Eigenschwingung können wir nur schwingungssenkende Dinge anziehen. Das können niedrig schwingende Menschen, Stress, emotionale Konflikte, belastende Lebenssituationen, saurer Ballast, Bakterien, Gifte oder negative Ereignisse sein, die wir aufgrund unserer Schwingung anziehen. Auf das Resonanzprinzip gehe ich später noch näher ein.

Was sind die Reizauslöser?

Für einen geschwächten Körper kann alles zum Reizauslöser werden, je nachdem, wie stark, dramatisch, unerwartet oder intensiv etwas für ihn ist. Das erklärt beispielsweise, warum wir bei Stress auch energielose, wertlose und ungesunde Lebensmittel wählen. Die Reizauslöser kommen aus den stofflichen und nicht stofflichen Ebenen, aus den persönlichen äußeren und inneren Belastungen aus Giften und Schadstoffen, zum Beispiel aus einer Überdosis an schwingungssenkenden Komponenten (aus negativen Gedanken und Gefühlen, Umwelt-, Umfeldeinflüssen, Zahnfüllungen, Impfstoffen, Medikamenten, Nahrungszusätzen, Trinkwasser, Reinigungs-, Putzmittel, Baumaterialien, Bodenbelägen, Holzschutzmittel, Feinstaub, Haustextilien, Kosmetika, Hygieneartikeln, Kleidung, Medien, Funk-, Frequenz- und Strahlenbelastungen etc.).

Die Körperreaktionen auf die Reize und die Regulationsarbeit fallen sehr vielfältig aus. Ein Symptom ist nach dem 5-R-Mechanismus nur der Anzeiger dafür, dass die Selbstregulation auf Hochtouren läuft und ist damit DER Ausdruck der intelligenten Heilarbeit des Körpers.

Springen die akuten Notsysteme des Körpers an, sind das z. B. Erkältungserscheinungen, Fieber, Durchfälle, Krämpfe, Hautausschläge, Entzündungen u. ä. Der Körper setzt stets alles daran, um das, was ihn belastet oder Stress macht, abzubauen, auszugleichen oder auszuscheiden. Die Erkältung wirft Schleim ab, das Fieber oder die Entzündung verbrennt Abfälle oder erhitzt, was vorher zu lange kalt war. Bei Durchfall scheidet der Körper Gifte aus oder verschafft sich Erleichterung, um andere Belastungen aushalten zu können. Die Haut entsorgt Säure, Pilze, Parasitenabfälle oder andere Stoffe und bringt sie für den Abtransport an die Oberfläche. Unser Körper kann für seine Regulationsprozesse sogar besondere Zellen produzieren, die beispielsweise Giftstoffe oder Bakterien auffressen oder sie wandeln. Wenn das nicht möglich ist, werden die Belastungen dadurch unschädlich gemacht, dass diese ummantelt, gebunden und eingelagert werden. Daraus entstehen komplexe

Krankheiten, wie Krebs, Zysten, Nieren- oder Gallensteine und vieles mehr. Anhand des Krankenstandes lässt sich ablesen, wie viele Menschen die Reserven ihrer Notsysteme schon aufgebraucht haben.

Wenn wir uns auf den Körper verlassen können, warum werden wir dann trotzdem krank? Wir ändern die ungünstigen Bedingungen oder Stressfaktoren nicht, weil wir sie nicht kennen oder wahrhaben wollen. Viele sind träge und faul, sie verharren im Status quo ihrer gewohnten, oft ungesunden Lebensweise. Gravierend ist allerdings, dass wir nicht erkennen, dass jedes Symptom bereits die Heilreaktion ist. Dadurch unternehmen wir alles Mögliche, um sie auszuschalten. Anstatt bei Unwohlsein oder Stress sofort auf die Bremse zu treten, um die aktuelle Situation zu beleuchten, wird selbst die lauteste Aufforderung des 5-R-Genesungsverlaufs überhört oder fehlgedeutet. Ich kenne Mütter, die wegen 40 Grad Fieber mit ihrem Kind zum Arzt gehen, anstatt zu hinterfragen, was tatsächlich das Immunsystem ihres Kindes geschwächt hat. Es ist grundsätzlich ratsam, einen Experten zu konsultieren, um ein schwerwiegendes Problem auszuschließen. Doch das eigentliche Problem ist, dass wir nicht mehr gewohnt sind, außerhalb unseres Verstandes wahrzunehmen. Die meisten sind verunsichert, vertrauen ihrer Intuition nicht oder haben gar keinen Zugang zu ihr. Dabei wissen wir, dass kein Arzt Fieber besser heilen kann als der Körper selbst. In einer Sache haben diese Mütter Recht: Der Arzt kann helfen, indem er Medikamente verschreibt, die das Fieber sofort senken. Viele kommen noch nicht einmal auf die Idee, dass der Körper Fieber erzeugt, um sich selbst zu heilen. Warum gehen wir dann in die Sauna? Angeblich soll es doch so gesund sein, dass wir den Körper mal richtig aufheizen. Ich möchte an dieser Stelle niemandem zu nahe treten. Es geht einzig und allein immer nur um Bewusstwerdung.

3.5 Die scheinbar unheilbaren Erkrankungen

Krebs und Tumore zählen zu den gefürchtetsten Krankheiten, weil die Zahl der Betroffenen steigt. Die Erkrankten fühlen sich meist ausgeliefert. Herzerkrankungen führten lange Zeit die Liste der häufigsten Todesursachen an. Mittlerweile stehen Krebserkrankungen ganz oben, dicht gefolgt von anderen sogenannten unheilbaren Krankheiten. Aber wie schon viele Autoren und Wissenschaftler vor mir, bin auch ich der Überzeugung, dass wir sehr wohl Krebs, Tumore als auch andere schwere Erkrankungen verhindern und heilen können.[11]

Ich frage Sie: Welches Unternehmen kann und darf bei einer zweiprozentigen Erfolgsquote seinen Kurs über Jahrzehnte beibehalten? Die Krebsindustrie. Mit 98 Prozent Misserfolgen ist sie das konkursträchtigste Wirtschaftsunternehmen der ganzen Welt. Oder ist es vielleicht andersherum? Gerade weil es so erfolglos ist, werden damit Milliardengewinne gemacht.

Es wird uns vermittelt, dass Krebs und andere schwere Krankheiten äußerst komplex, oft genetisch bedingt und unvorhersehbar sind. Schauen wir hinter die Fassaden der Krankheitsursachen, sind diese keineswegs willkürlich und ebenso wenig unvorhersehbar.

Ich unterscheide Krebs nicht von anderen schweren Erkrankungen. Es sind die drei großen Beeinflussungsebenen zu berücksichtigen, weswegen Krankheiten entstehen: Der **physische und energetische Körper**, das **Kollektiv** (Ahnen und alle anderen Menschen) und das **Fremde**. (Abbildung 2) Auf jeder Ebene gibt es wiederum eigene Belastungsebenen, daher ist Heilung nur holistische sinnvoll und erfolgreich. Betrachten wir die Art und Weise der Zellkommunikation, dann ist bewiesen, dass wir hier nicht nur die biochemische Ebene berücksichtigen müssen, sondern auch die energetische. Gravierend ist, dass ein Ungleichgewicht, das der Körper nicht mehr selbst ausgleichen kann, weitere Störungen nach sich zieht oder Gifte sich untereinander in der Potenz erhöhen. Und wenn sich Belastungsfaktoren von Schadstoffen und Schaderregern potenzieren, ziehen sie weitere energetische Parasiten an. Die Blockaden und den Stress kann der Körper irgendwann nicht mehr ausgleichen.

---

[11] Diese Ansicht äußert zum Beispiel Andreas Moritz in »Krebs ist keine Krankheit«. Interessant sind auch die Bücher und Aufklärungsvideos auf YouTube von dem Arzt und Krebsexperten Leonard Coldwell über Krebs, Autoimmunerkrankungen und krankmachende klassische Therapien und Maßnahmen.

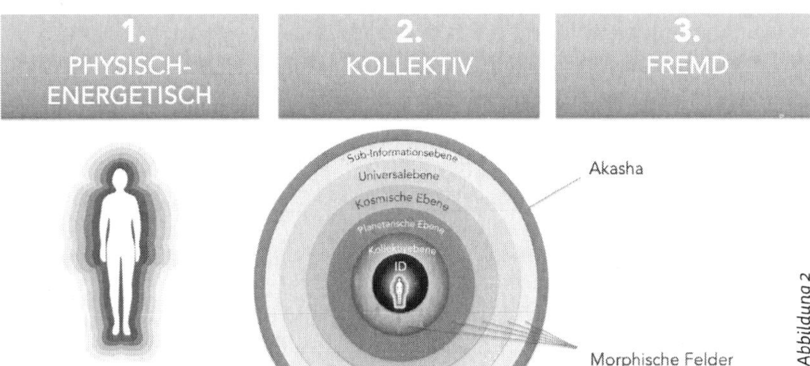

Abbildung 2

Bis zur Diagnose vergehen sehr häufig Jahre, mitunter Jahrzehnte, in denen das Umfeld der Zellen sauer und toxisch ist. Während dieser Zeit laufen die körperlichenRegulationsprozesse (Signale und Botschaften) auf Hochtouren. Je mehr wir diese Prozesse durch medizinische Eingriffe einschränken oder unterbinden, desto mehr werden Leber, Nieren, Blut-, Immun-, Verdauungs- und Lymphsystem behindert. Es gilt daher, die Baustelle an der richtigen Stelle zu wählen.

Bis der Körper keine Heilungsoptionen mehr hat und in einen Regulationsstau gerät, hat er in der Regel schon unzählige Symptombotschaften gesandt. Wenn wir allerdings dafür sorgen, dass wir die Regulationsarbeit unterbinden, weil wir nicht oder falsch auf die Symptome reagieren, ist irgendwann die Ursache bis zur Unkenntlichkeit verstümmelt. Dann wird aus einer nützlichen Heilreaktion eine gefährlichere Zell- oder Funktionsstörung, eine chronische oder eine sogenannte unheilbare Krankheit.

Das Symptom für die Ursache zu halten, wäre so, als ginge es nur um eine neue Tapete an einer dahinter liegenden verschimmelten Wand. Wenn wir glauben, dass der Arzt oder der Chirurg das Problem für uns löst, dann machen wir nichts anderes als einen Tapetenwechsel. Bis wir irgendwann frustriert feststellen, dass der Schimmel doch wieder sichtbar wird. Das ist auch der Grund, warum sich z. B. Entzündungen, Knoten, Zysten oder Tumore wieder bilden können, obwohl sie entfernt wurden. Im weiteren Verlauf des Buches wird Ihnen deutlich, dass diese Metapher auch für viele alternative Heilungswege gilt.

Wussten Sie, dass:

- Krebszellen in einem sauberen, gut durchbluteten und sauerstoffreichen Umfeld zwar entstehen, aber niemals überleben können?

- Krebszellen immer voll von diversen Mikroorganismen, Pilzen und destruktiven Bakterien sind? Sie entstehen, wenn im Körper viel Säure und wenig Sauerstoff sind oder er zu viele Abbaustoffe zersetzen muss.
- ein Virus die Zellen nur infizieren kann, wenn diese drohen, in einen anaeroben Zustand zukommen?
- freie Radikale nur das beschädigen, was schon schwach und für den Körper schädlich sein könnte?
- infektiöse Bakterien die körpereigene Entsorgungsmaßnahme sind, um ein überfordertes Immunsystem zu unterstützen?

Wie schon im vorangegangenen Abschnitt erwähnt, bringt uns die Symptombekämpfung auch hier keine Heilung im eigentlichen Sinne. Behandlungsmethoden wie Chemotherapien oder Bestrahlungen sind zwar in der Lage, viele Krebszellen zu verbrennen, zu vergiften oder zu zerstören, aber immer zulasten anderer Körperteile. Sie ruinieren gesundes Gewebe und Zellen gleichermaßen, sodass viele Funktionskreisläufe gestört werden oder sogar irreparable Schäden entstehen.

Die Körperabwehr, das Stoffwechselsystem und die Heilmechanismen des Körpers versagen bei Krebs wie auch bei anderen schweren Krankheiten oft deshalb, weil geistig-energetische Ladungen zu schwer werden. Häufig ist es eine Folge von tiefgehenden emotionalen Blockaden und ein Ausdruck von Resignation oder starken emotionalen Widerständen gegen sich selbst, gegen die Gesellschaft, die Erziehung, Institutionen, Menschen oder gegen das Leben an sich.

Hier ein paar Fragen, die Sie sich als Inspiration stellen können:

- Mit wem oder was bin ich im Widerstand?
- Was hat mich bis auf Knochen und Mark schockiert?
- Liebe ich mich und mein Leben?
- Was erlaube ich mir nicht, welche Aspekte lebe ich nicht?
- Was hält mich unter Dauerstress und unter Spannung?
- Welche Rolle spielen Angst, Selbstzweifel, Schock, Trauma, Wut, Hass, Misserfolg, Trauer und Minderwert in meinem Leben?

- Wozu braucht mein Körper diese harten Verteidigungsmaßnahmen?
- Welche vernichtende Meinung habe ich über mich oder andere?
- Gegen wen oder was richtet sich mein innerer Stress?
- Was lässt mich nicht los?
- Wovor fürchte ich mich?
- Wobei bin ich hilflos oder allein?
- Ernähre ich mich hauptsächlich von sauer machenden Lebensmitteln?

Vielleicht finden Sie hilfreiche Antworten, die Ihnen zeigen, welche Baustellen und Ladungen es in Ihrem Leben gibt. Ob sie selbstzerstörerische Wirkung haben, können nur Sie selbst feststellen.

Was Ladungen genau sind, wird Ihnen im vierten Kapitel des menschlichen Bauplans beschrieben.

3.6 Der 360 Grad-Blick auf Gesundheit

Der physische Körper ist von der traditionellen Wissenschaft erforscht, gemessen und umfangreich erklärt. Was jedoch fehlt oder verloren gegangen ist, ist der holistische Blick auf das große Ganze. Somit ist erklärbar, warum die Belastungsfaktoren, wie auch die Einflussgrößen für Gesundheit und die Ursachen für Krankheit nicht klar sind.

Viele stellen zwar inzwischen die Frage nach der Ursache ihrer Beschwerden, doch den wenigsten gelingt es, darauf eine wahre Antwort zu finden, und die allerwenigsten können mit den Antworten etwas anfangen. Die Mehrheit geht davon aus, dass Krankheiten durch die Genkonstellation oder durch äußere Umstände entstehen. Außerdem werden üblicherweise ungesunde Ernährung, die Umweltbedingungen, Bewegungs- und Schlafmangel als die vier Hauptursachen für Krankheiten benannt. Ich stimme dem zu, aber Sie werden sehr bald selbst feststellen, dass sie NICHT die Hauptursachen für Krankheiten sind. Schauen wir uns an, was die Voraussetzungen für gesunde Zell- bzw.

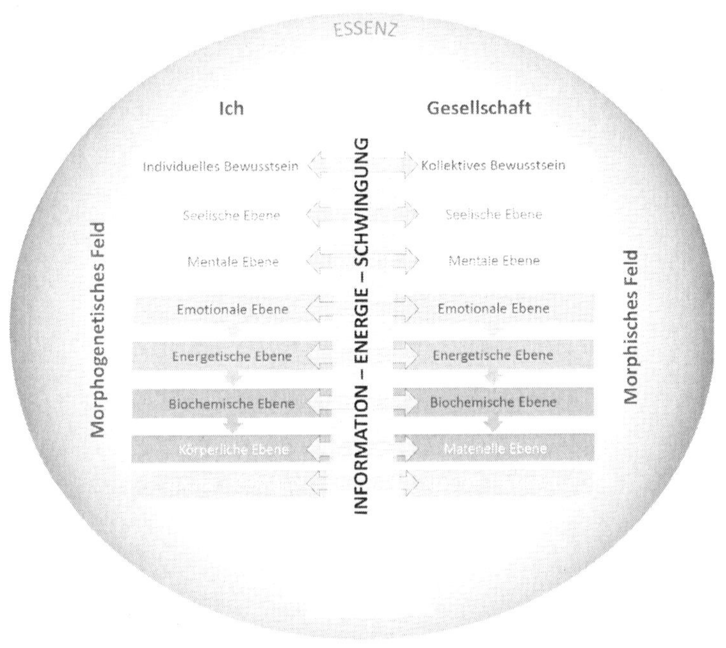

Abbildung 3: Lebensebenen und Einflussmöglichkeiten

Gewebsflüssigkeiten sowie optimale Zellspannungen sind, finden wir gänzlich andere Einflussfaktoren. Diese sind vielfältiger, als Sie sich vorstellen können. Sie sind aus den folgenden sichtbaren und nicht sichtbaren Ebenen gebaut und stehen in permanenter Wechselwirkung (über Informationen, Energien und Schwingungen) zueinander. Unser Körper kann auf JEDER der dargestellten Lebensebenen krank und gesund werden.

Die Einflussfaktoren lassen sich in zwei grobe Kategorien (siehe Abb. 3) einteilen: das morphogenetische Feld (links) und das morphische Feld (rechts). Alle Ebenen sind Bestandteil des einen Ganzen, das ich hier als Essenz bezeichne. Die Ebenen existieren parallel in ihrer jeweiligen Schwingungsfrequenz. Und dennoch ist alles, was in einer Ebene enthalten ist, auch auf allen anderen Ebenen zu finden. Aus geistig-energetischer Betrachtung (außerhalb von 3D) ist die Essenz unsere Versorgungsebene. Ohne die starken Interaktionen und Wechselwirkung hätten wir eine optimale Anbindung sowie eine perfekte, lückenlose Grundversorgung an gesunder Information, Energie und Schwingungsfrequenz. Im Grunde gibt es keine räumliche Abgrenzung der Ebenen, sondern nur energetisch unterschiedliche Verdichtungsstufen. Da jede Ebene eine andere Schwingungsfrequenz trägt und sie auf dem Weg zur körperlichen Ebene abnimmt, werden Informationen komprimiert und Energien gebunden. Mit dem Ergebnis, dass die Ur-Schwingung und Ur-Information von der Essenz bis zur körperlichen Ebene, je nach Einflussfaktoren, unterschiedlich stark durch sie hindurchdringen.

Das morphogenetische Feld und das morphische Feld

Rupert Sheldrake hat diese zwei Begriffe geprägt.[12] Er belegte mit seinen Experimenten, dass die beiden Felder interagieren und Informationsträger für unsere gesamte physische Welt und Lebensebenen sind. Die Felder liegen im Spektrum der höheren Farb-Licht-Frequenzen und sind daher für unser Auge nicht wahrnehmbar. Für Menschen mit feineren Wahrnehmungen hingegen schon.

Das **morphogenetische Feld** umfasst das gesamte Energiefeld unseres physischen Körpers. Es ist auch bekannt als Aura oder Matrix. Im kommenden Kapitel stelle ich es Ihnen ausführlich vor.

Das **morphische Feld** ist die Summe der Umgebungsfelder und ist in unzählige Matrixsegmente unterteilt. Da diese Felder ebenfalls als Matrix bezeichnet wird, trägt das Wort nicht unbedingt zum Verständnis bei. Zur Unterscheidung bezeichne ich das morphogenetische Feld bzw. die menschliche Aura als Körpermatrix.

Der Mensch mit seiner individuellen Körpermatrix ist umgeben von den sogenannten Umgebungsfeldern. Gleichzeitig ist jede Matrix ihrerseits wieder in diverse Felder und unzählige kleinere Matrizen untergliedert, die sowohl einzeln auch gemeinsam in Kommunikation treten.

---

[12] Der Biologe Rupert Sheldrake beschäftigte sich während seiner biologischen Forschungsarbeit mit der Schwingungstheorie sowie der Informationsebene. Er stellte eine revolutionäre These zur Formbildungsursache auf. Mehr Informationen dazu finden Sie in seinem Buch »Das schöpferische Universum«.

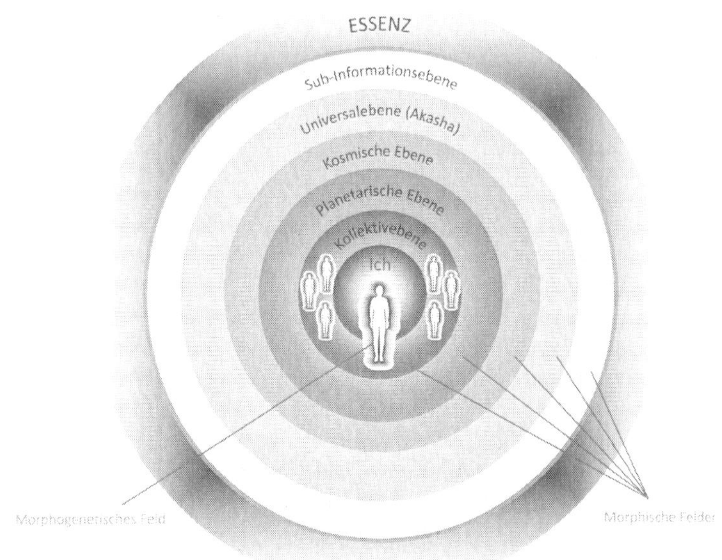

Abbildung 4: Matrizen aus morphogenetischen und morphischen Feldern

Jeder dieser Ringe außerhalb seiner Körpermatrix ist eine Matrix/Feld und bildet zusammen mit den anderen eine gigantische, komplexe Netzwerkstruktur. Diese Netzwerkverbindungen entstehen und bestehen aus Informationen und die Information braucht Energie, um übertragen zu werden. Dabei trägt jede informierte Energie eine dementsprechende Schwingungsfrequenz.

Stellen Sie sich diese Netzwerke wie riesige, filigrane und mehrdimensionale Spinnennetze vor, die über- und ineinander übergehen. Sie durchweben Flächen umspannend das Strahlungsfeld unseres Körpers, der Atmosphäre, der Erde, der Planeten, unseres Sonnensystems sowie der Galaxien. Zusammen ergeben sie ein Hologramm, das jeden Menschen ausnahmslos mit allem verbindet. Was kaum einer weiß, ist, dass wir permanent das morphische Feld informieren und bis zu einem gewissen Grad das ganze Universum beeinflussen. Aber auch umgekehrt werden wir beeinflusst. Über den Äther (Raum, Umwelt), das Zellwasser und dessen elektromagnetische Spannungen werden Informationen von einem Feld zum anderen übertragen.

Die Einflüsse des morphischen Feldes sind Informationen von örtlichen, kollektiven und globalen Ladungen:

- energetische Ladungen aus Konditionierungen und Prägungen des Massenbewusstseins und des kulturellen Kontextes (wie Freunde, Umfeld, Arbeit, Kirche, landesspezifische Erziehung, Kultur, Politik, Bildung und Wirtschaft, gesellschaftliche Werte und Rituale einer ganzen Gesellschaft)
- Erbschaften unserer eigenen Vorleben, der familiären Hinterlassenschaften, aus gespeicherten Informationen der Erfahrungen, Muster und Konditionierungen unserer Verwandtschaft – quer durch die gesamte Generationslinie
- natürliche globale Netzgitter wie die Schumann-, Hartmann-, Curry- und Benker-Gitter[13]
- diverse andere energetische Gitternetze, örtliche geopathische Belastungen (Wasseradern und Erdverwerfungen), künstlich gespeiste geopathische Störungen (durch Ley-Linien, Obelisken, Kirchen, Denkmäler etc.)
- technische Felder, elektrische und elektromagnetische Belastung durch Elektrosmog
- Fremdenergien anderer Menschen, Wesenheiten, von Implantaten, Chips, Sonden, Siegeln, Mind-Control-Programmen und sonstiger künstlicher Intelligenz oder energetischen Manipulationen

Fremdenergien können überall in unserem Körper lokalisiert sein. Sie sind nicht nur in unseren Energiekörpern, manchmal sind sie auch, je nach Art, an verschiedene Körperregionen (Organe oder Bakterien) gebunden. Ihre Artenvielfalt ist gigantisch. Sie haben Wandlungscharakter, sind flüchtig und können uns täuschen. Ich kann sie an ihrer energetischen Signatur klassifizieren.

---

[13] Deren elektromagnetische Schwingungsmuster und Intensitäten lassen sich messtechnisch mit entsprechenden Geräten exakt erfassen. Es existieren für uns Menschen Grenzwerte bei der elektromagnetischen Verträglichkeit. Diese Werte werden an vielen Stellen deutlich überschritten, besonders dann, wenn deren Überkreuzungspunkte an Orten sind, an denen wir uns am längsten aufhalten, wie im Bett oder am Arbeitsplatz.

Übersehen wir die Verschränkungen des individuellen und kollektiven Feldes, ist unser Selbstbild fremdbestimmt und wir sehen die Beeinflussungsmöglichkeiten genauso wenig wie die Heilungsoptionen. In der Fremdbestimmung sind wir Marionetten unseres Umfeldes, der Umwelt und des kollektiven Bewusstseins. Leider verschiebt sich bei den meisten Menschen das Selbstbild im Laufe des Lebens immer mehr in Richtung Fremdbild. Die Verschiebung ist oft so massiv, dass wir es nicht einmal registrieren. Blättern Sie doch einmal vor zur Abbildung 16. Sie werden staunen, was bei einem Erwachsenen vom wahren Selbst übrig geblieben ist. Die Zusammenhänge der Lebensebenen und die Wechselwirkung mit den Feldern lassen erkennen, dass Krankheitsursachen nicht immer nur auf unsere eigenen Lebenswelten aus Erfahrungen, Gedanken, Gefühlen und schlechten Lebensgewohnheiten oder Unfähigkeiten zurückzuführen sind. Im Grunde kann uns keine der Ebenen krank machen, wenn wir die Ursachen früh genug wandeln und die negativen Befindlichkeiten korrigieren. Mit einer feineren Wahrnehmung gelingt es uns zu erkennen, dass es wenig Sinn macht, sich nur mit der Oberfläche einer Lebensebene zu beschäftigen. Stattdessen dürfen wir die verlorene Wahrnehmung und Verbindung zu uns, unserer wahren Natur und zum großen Ganzen wieder herstellen. Der ALLSENSES CODE wird Sie darin unterstützen, die einzelnen Lebensebenen besser zu verstehen und schafft die Voraussetzungen, um sie auch zu beeinflussen.

Ein Beispiel:
Cindy war schon viele Therapiewege gegangen, aber keiner davon brachte den gewünschten Erfolg. Im Coaching stellten wir eine Besetzung mit Fremdenergien auf Seelenebene fest. Dies war in ihrem Fall der Grund, warum keine andere Maßnahme etwas an ihrem Gesundheitszustand änderte. Als wir das Informationsfeld auf Seelenebene bereinigten, zeigte sich sofort eine starke emotionale Entlastung. Sie musste weder weinen noch schreien. Es war ein uraltes Informationsmuster ihrer Vorfahren, das sie weder durchfühlen noch erleiden musste, und dennoch hat es ihr 30 Jahre Leiden verursacht. Cindys Selbstheilung ging anschließend deshalb so zügig, weil die Ursachen ausschließlich auf der Informationsebene lagen.

4 Der menschliche Bauplan

In diesem Kapitel befassen wir uns weniger mit dem physischen Körper, dafür aber mit den essentiellen Netzwerkverbindungen, nach denen er sich baut. Jetzt passen Sie auf! Den folgenden Hinweis werden Sie für das Verständnis des Gesundseins brauchen: Alles, auch unser Körper, setzt sich zu 99,9999999 Prozent aus diesen energetisch-informellen Komponenten zusammen. Die Biophysik bestätigt, dass wir zu mehr als 99 Prozent aus einem massenleeren Raum bestehen, der voll ist mit Schwingung und Energieströmen aus Informationen, Wellen, Wirbeln und elektromagnetischen Frequenzen.

Dadurch entsteht ein lebendiger Austausch und bildet sogenannte elektromagnetische Felder aus, die ihrerseits Atome, Moleküle und die gesamte stoffliche Materie erschaffen. Der Materieanteil beträgt allerdings nur 0,000000001 Prozent.

Unser Verstand müsste es eigentlich lächerlich finden, dieser winzigen festen Form Beachtung zu schenken. Doch das tut er nicht, weil er glaubt, das Verhältnis wäre genau andersherum. Zum einen, weil unser Körper bzw. unsere Zellen Bindekräfte besitzen, durch die die Atome, Elektronen, Neutronen und Protonen in ihrer Schwingungsart die festen Massen verteilen. Zum anderen haben wir unsere Sinneswahrnehmung ausschließlich auf diesen 3-D-Materieanteil ausgerichtet. Damit macht unser Verstand sich diesen kleinen Anteil zu seinen 100 Prozent seiner Realität. Findet die Anteilsverdrehung von 0,000000001 Prozent auf nahezu 100 Prozent statt, wird erklärbar, warum sich um das Körper- sowie um das Heilungsverständnis so grobe Irrtümer ranken und auch hartnäckig halten.

Wieso fällt uns das nicht auf? Der Bewusstseinslevel ist dafür verantwortlich, wie sich das Wahrnehmungsverhältnis aufteilt. Der Bewusstseinslevel ist durch den Grad der Verdichtung der (stofflichen und energetischen) Lebensebenen (Abbildung 3) definiert. Da aber kaum einer weder den Verdichtungsgrad noch deren Netzwerkverbindungen kennt, sorgen die alternativen Heilansätze bislang für Unverständnis. Ironischerweise geht es in der materiellen Welt, besonders in der Geschäftswelt, um fast nichts anderes als um Netzwerke. Schauen wir auf unsere private Ebene, dann bauen wir ebenfalls weitverzweigte Beziehungsnetzwerke. Die Netzwerke bestehen nicht nur aus Menschen, mit denen wir die Beziehung hegen und pflegen, sondern auch mit Menschen, mit denen wir im Unfrieden, im Konflikt oder in radikaler Ablehnung stehen. Die zwei wohl bekanntesten Netzwerke, die für fast jeden Menschen (selbst für Kinder) von großer Bedeutung sind, sind das Funknetz unserer Mobiltelefone und das Internet. Daher kennen wir die Begriffe wie Provider, Portal, Router, Zugang und Verlinkung. Hier nutzen wir ganz selbstverständlich virtuelle Beziehungsstrukturen, bei denen es um nichts anderes geht als um Austausch von Informationen. Kein Wirtschaftsunternehmen und keine einzige Organisation könnten ohne ein Netzwerk existieren. Fragen Sie einen Botaniker und er wird Ihnen bestätigen, dass die Bäume und Pilze unterirdische und oberirdische Netzwerke bauen und von ihnen abhängig sind. Ganz gleich, was wir uns anschauen, alles steht miteinander irgendwie in Verbindung. Sie können sich denken, worauf ich hinaus will?

Nach dem gleichen Grundsatz erschaffen und gestalten die Netzwerke auch unsere Gesundheit. Die körperlichen Netzwerkverbindungen sind eine Art Codesprache der selbst organisierenden Intelligenz unseres menschlichen Bauplans. Sie besteht immer aus den drei

Komponenten: Information, Energie und Schwingungsfrequenz, die ihrerseits elektromagnetische (morphische und morphogenetische) Felder ausbilden.

Dadurch, dass kaum jemand die Felder mit den Augen sehen oder sie anfassen kann, werden sie außen vorgelassen. Somit haben die meisten weder ein Verständnis noch ein Bedürfnis, darüber etwas wissen zu wollen. Fakt ist, dass sie messbar, feinstofflich, universal, natürlich und menschlich sind. Sie können aber auch künstlich erzeugt werden. Felder schicken ihre Signale und Informationen zwischen allen lebenden Organismen hin und her. Wir beeinflussen die Felder und die Felder uns, es ist stets ein Miteinander. Wenn beispielsweise der Vater überzeugt ist, dass sein Sohn ein Nichtsnutz und ein Schwächling ist, dann ist es für den Sohn sehr ungünstig und schwer, es nicht zu sein. In diesem Fall spricht man von einem Familienfeld, indem alle Familienmitglieder in einer Grundschwingung verschränkt sind. So gesehen erzeugen alle starken Gedanken und Gefühle ein gewisses Feld.

Welche Felder sind für die Selbstheilung interessant?

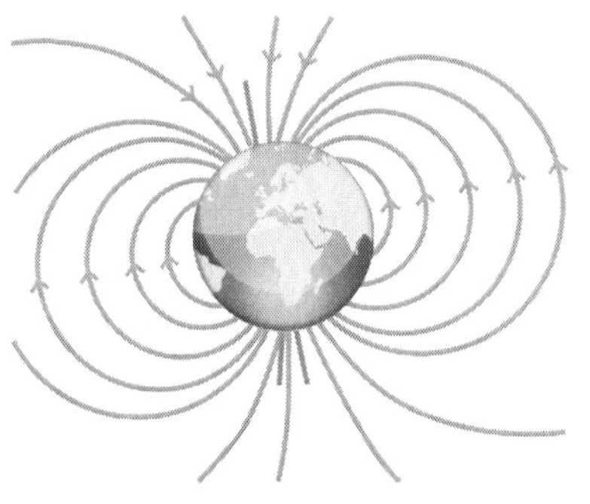

Abbildung 5: Magnetfeld

Alle Atome in unserem Körper werden von Schwingungen und Frequenzen angetrieben. Die schwingenden Atome übertragen dabei immer eine bestimmte Information, die letztlich chemische Zell-Reaktionen auslöst und beeinflusst. Das Verteilersystem im Körper ist dem der Post sehr ähnlich. So, wie der Postbote mit seinen Briefen die Informationen in die adressierten Briefkästen verteilt, so verteilen die Felder mit Hilfe von Energie die Informationen im ganzen Körper. Die Felder arbeiten nur komplexer, fehlerfrei und schneller. Es gibt verschiedene

Arten von Feldern. Das bekannteste Feld unter ihnen ist das elektromagnetische Feld.

Für uns ist die elektromagnetische Wechselwirkung von elektrischen, magnetischen und Wirbelfeldern interessant. Sie sind nicht nur für die alltäglichen Phänomene wie Licht und Strom wichtig, sondern sind bestimmend für den Aufbau und die Eigenschaften unseres physischen Körpers. Sie umspannen und verschränken alle Schichten der Erde, des Kosmos und gehen weit darüber hinaus.

Jeder menschliche Körper, jedes Organ und jede Zelle erzeugt selbst ein elektromagnetisches Feld, das in sich Wellen-, Wirbel- und Spiralformen bildet. Wir finden dies überall in der Natur, von der kleinsten Muschel über Pflanzen, von unseren Zellkernen bis hin zu den Galaxien. Auch die Planeten unseres Sonnensystems bestehen aus elektrischen, magnetischen und elektromagnetischen Wirbeln. Sie erzeugen Skalarwellen und sogenannte Torsionsfelder.[14] Die wichtigsten physischen Körper-Fließ-Ströme bewegen sich spiralförmig und gewährleisten die unmittelbare Verbindung der Zellen untereinander. Nicht nur durch unsere Adern fließt das Blut in Spiralen. Auch die Nervenbahnen sind Skalarwellenleiter für Wirbelinformationen.[15] Im Unterschied dazu sagt die Quantenphysik, dass Felder nicht nur auf Elektrizität beruhen. Weil sie weiß, dass Informationsübertragung auch anders möglich ist, nämlich über Bewusstseinsfelder. Es gibt viele Versuche, in denen nachgewiesen wurde, dass Informationen so schnell sein können, dass sie gelesen werden können, noch bevor sie abgeschickt werden. Diese Dynamik verstehen wir erst, wenn uns die quantenphysikalischen Phänomene von Schwingungen und Informationen vertrauter sind bzw. wir mit Bewusstseinsfeldern persönliche Erfahrung machen.

---

[14] Bildlich können Sie sich ein Torsionsfeld in Form einer unendlichen Ansammlung kleiner Wirbel vorstellen. Jeder dieser Wirbel ist kleiner als ein Elementarteilchen. Die Physiker nennen sie Quantenwirbel. Solche Wirbel sind es, die den gesamten Raum des Universums, einschließlich vieler Dimensionsebenen, mit Realität ausfüllen.

[15] Wilhelm Reich, Arzt, Psychoanalytiker, Forscher und Wissenschaftler, hat viel zu diesen Erkenntnissen beigetragen.

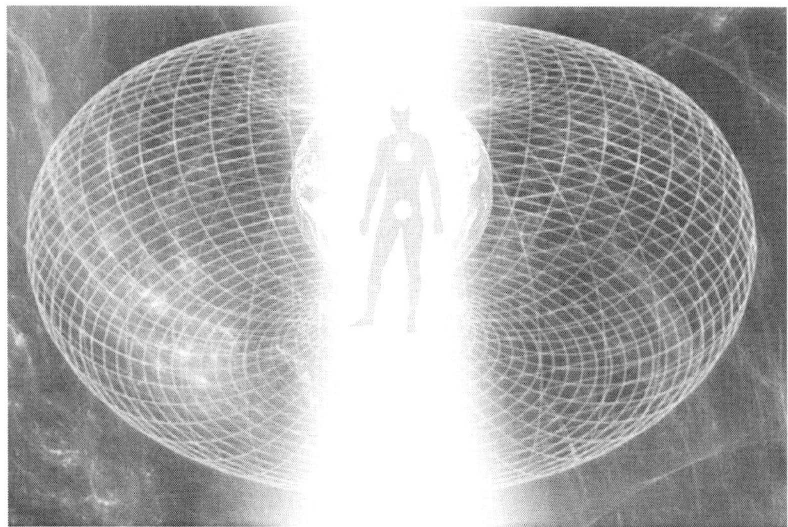

Abbildung 6: Vereinfachte Felderstruktur

Die stärkste elektrische Schwingung im Körper hat unser Gehirn. Die stärkste magnetische Feldschwingung im Körper hat unser Herz. Die stärksten Wirbelfelder entstehen im Becken. Die Trinität (entspricht der Zahl 3) spielt in Mythen, Legenden, Märchen, Erzählungen, Ritualformen, Heilgebeten und Einweihungen eine große Rolle. Nicht ohne Grund finden wir unzählige dieser Dreierkonstellationen.[16] Es gibt sie ebenso in allen Energiekörpern, in den kosmisch-galaktischen Gefilden und in allen Regionen, Organen und Systemen.

Mit den Schlüsseln 6 bis 8 des ALLSENSES CODES zapfen Sie die elektromagnetischen Wirbel an, um Ihre Felder mit der gesunden Information aufzuladen. Sie nutzen dabei die kraftvolle Trinität, der drei Energieverteilerzentren Ihres Körpers (Kopf, Herz und Becken).

Die elektrischen und magnetischen Impulse versorgen uns mit zwei gegenläufigen Fließströmen und Wirbeln. Diese gegenseitigen Ausgleichsflüsse verbinden ständig die materielle mit der nicht materiellen

---

[16] Weitere Trinitäten sind z. B.: Geburt, Leben und Tod – Raum, Zeit, Materie – fest, flüssig, gasförmig – Wurzel, Stamm, Krone – Sonne, Mond, Sterne – Körper, Geist, Seele – Denken, Fühlen, Handeln – Vater, Sohn, Heiliger Geist. Auch alle Funktionssysteme im Körper basieren auf Trinitäten, wie: Leber, Galle, Augen – Herz, Dünndarm, Zunge – Milz, Pancreas, Magen usw..

Welt. Unsere Zellen sind immer mittendrin. Erzeugen diese Impulse eine gleichschwingende Trinität, entsteht ein kohärentes Frequenzfeld. Dieses Feld ist für die Selbstheilung essentiell. Was die Kohärenz ist und wie wir sie erreichen, wird Ihnen gleich erklärt.

Dabei interagieren wir nicht vordergründig mit Energie, sondern mit Information. Verändern wir die Information, verändert sich der formgebende Code in unseren Zellen. Verändert sich der Code, wandelt sich die Zellkommunikation. Wandelt sich die Zellkommunikation, verändert sich das Feld und umgekehrt. Energie fungiert dabei nur als Übermittler (durch Annehmen, Weiterleiten und Abgeben) von Informationen. In unseren Zellen sind die Felder wie Musik und die Informationen sind die Noten, nach denen die Zellen tanzen, sich formatieren und sich bauen. Verändern wir die Musik, tanzen die Zellen anders. Unsere Zellen benötigen immer eine Rhythmus-, Muster- bzw. Informationsvorgabe und einen Raum (Übertragungsweg) für ihre Kommunikation.

4.1 Körpermatrix – die menschlichen Codierungen

| *Die Körpermatrix ist die Festplatte unseres Gehirns.*

Die Körpermatrix erzeugt das schon erwähnte morphogenetische Feld, von dem unser physischer Körper abhängig ist. Die Körpermatrix aktiviert, koordiniert, orchestriert ALLE Körperprozesse, -funktionen und Stoffwechselvorgänge. Mehr noch: Alle Körperzellen bauen und richten sich nach ihr aus. Sie bestimmt das, was uns persönlich im Moment ausmacht. Sie ist das, worauf sich die Selbstheilung vornehmlich bezieht.

Die Körpermatrix ist für mich unser eigentliches Gehirn. Sie verschaltet unser Gehirn neuronal auf eine bestimmte Weise und steckt den Rahmen unserer Bewusstseinswelt ab. Ohne sie hätten wir die Wahrnehmungen für die uns bekannte Realität nicht – eben weil sie unser Erinnerungs- und Informationsspeicher ist, der darüber hinaus auch sendet und empfängt. Seine elektromagnetische Funktionsweise macht die Körpermatrix zu DER Sammelstelle unserer eigenen oder übernommenen positiven wie negativen Erlebnisse, Konditionierungen und

Prägungen. Sämtlicher Lebenslernstoff und alle starken mentalen oder emotionalen Erfahrungen sind hier seit Jahrtausenden als Information deponiert und codiert. Alle darin enthaltenen Informationen werden von Generation zu Generation weitergegeben. Das Gravierende ist, dass wir aus diesem Informationsspeicher unser Selbst- und Weltbild generieren. Sie ist damit das komplexeste interne und externe Kommunikationsnetzwerk, das uns mit den Umgebungsfeldern (morphischen Feldern) verbindet. Über Resonanz werden Informationen sehr dynamisch von einem Feld zum anderen ausgetauscht, ohne dass wir davon etwas mitbekommen.

Sie kennen vielleicht eine Situation, in der Sie beispielsweise einem Menschen zum ersten Mal begegnet sind und schon von Weitem eine gewisse Nähe gespürt oder sofort ein Gefühl von Vertrautheit gehabt haben. In diesem Fall haben die beiden Energiefelder miteinander kommuniziert und Resonanzübereinstimmungen signalisiert, bevor Sie mit Ihrem Gegenüber ein Wort gewechselt haben. Ich bin mir sicher, Sie haben auch schon einmal einen Raum betreten, indem Sie sich sofort unwohl gefühlt haben. Auch hier hat Ihre Körpermatrix das Feld schneller gelesen als Ihr Gehirn. Den Felderdialog und den Felder-Informationsaustausch kann niemand verhindern aber den Informationsgehalt sehr wohl.

Die Wirkung der Körpermatrix ist vergleichbar mit einer 360-Grad Satellitenschüssel. Ihre Reichweite ist riesig. Sie umspannt unseren gesamten physischen Körper von den kleinsten, feinsten bis zur größten, dichtesten Ebene. Es wird oft fälschlicherweise gesagt, dass die Körpermatrix wenige Meter ins morphische Feld hineinreicht. Tatsächlich ist sie von Natur aus unendlich in der Ausdehnung.

In den Abbildungen 7 und 8 scheint es, als würden die Matrixebenen wie Zwiebelschichten übereinanderliegen. Aufgrund der Frequenzunterschiede kommt es uns vor, als gäbe es abgegrenzte Bereiche, Schichten, Abstufungen oder Ebenen. Vielmehr ist jede Matrixebene eine ausgedehnte Form unseres Selbst, das sich über unzählige Dimensionsebenen

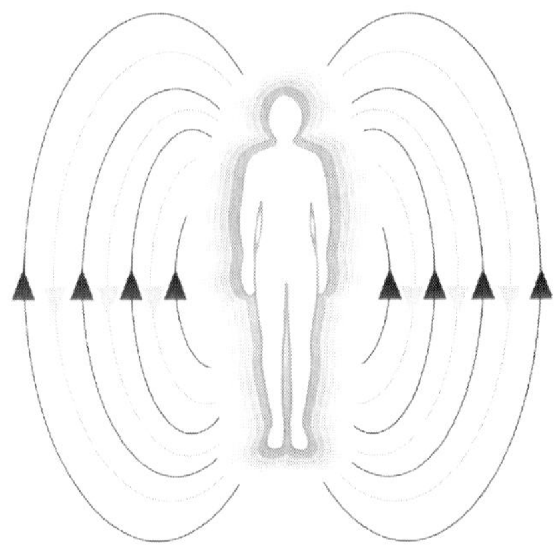

Abbildung 7: Körpermatrix von vorn

erstreckt.[17] Zur besseren Erklärbarkeit werde ich sie im Einzelnen als Ebenen benennen.

Die Schwingungsfrequenz ist am Außenring (Essenz) am höchsten. Sie nimmt ab, je näher wir der Mitte kommen und ist in Innenring am niedrigsten. Je niedriger die Schwingung, je fester wird etwas. Was sich »unterhalb« der Ätherebene in Form, Substanz und Struktur verdichtet, macht unsere physische Materie aus. Die Ätherebene ist auch die Schnittstelle, an der sich unsere Körpermatrix verdichtet und den bekannten physischen Körper ausbildet.

Je langsamer etwas schwingt, desto realer kommt es uns vor, weil wir unsere fünf Sinne auf die Wahrnehmung der langsamen Schwingung trainiert haben. Mit den herkömmlichen Sinneswahrnehmungen sind wir gleichzeitig in einem niedrigschwingenden Bewusstseinszustand. Das bedeutet, dass wir nicht mehr als die physisch-materielle Ebene wahrnehmen können. Das ist weder positiv noch negativ gemeint. Interessant ist es für diejenigen, die ihre Materialisierungskraft für die Selbstheilung einsetzen wollen. Um mit dem Bewusstsein aus der Verdichtung herauszukommen, brauchen wir den Zugang zu anderen Wahrnehmungen bzw. zu anderen Dimensionsebenen. Denn die äußere

---

[17] Viele Kosmologen, Wissenschaftler und Forscher gehen von mehr als drei Dimensionen aus, die sich über unsere raumzeitliche Dimension erstrecken. Sie umfassen das uns bekannte physische Universum als auch multiple Universen.

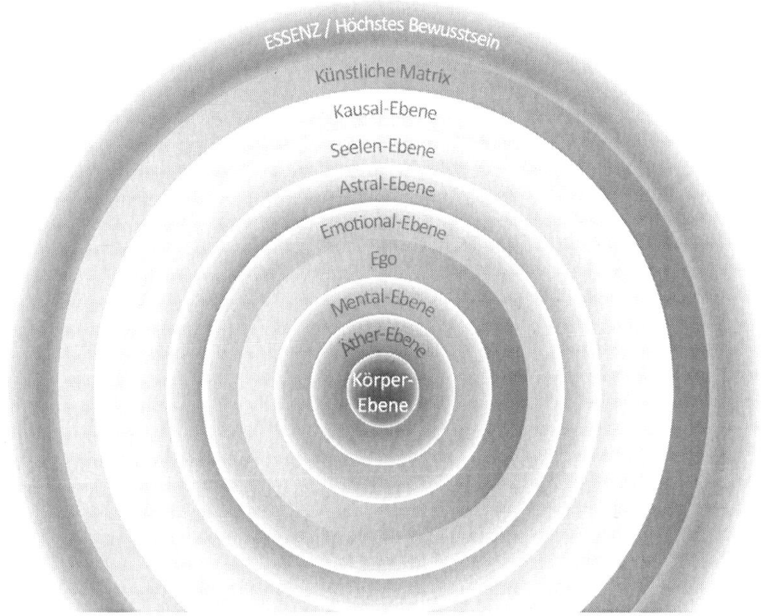

Abbildung 8: Körpermatrix von oben

Bewusstseinsebene (Essenz) ist die Ebene, aus der wir die Information zur Selbstheilung des Körpers beziehen. Tatsächlich ist sie nicht außerhalb von uns. Ihre Durchdringungskraft ist mit einer zweidimensionalen Darstellung nicht ansatzweise zu erklären.

Wie ist das zu erreichen? Ganz einfach: Indem wir unsere Schwingung erhöhen, können wir unser Bewusstsein ausdehnen. Der ALLSENSES CODE bereitet Sie darauf vor, dass Ihnen dies möglich ist. Der Zugang zur Essenz-Information braucht die höchste Schwingungsfrequenz und dies ist durch die Anwendung der 9. Schlüssel erfahrbar.

Die einzelnen Ebenen der Körpermatrix werden auch Energiekörper, Aurafelder, Energiefelder, Hierarchien, Sphären oder Energieebenen genannt. Auch hier existieren wieder viele Begriffe für ein und dasselbe. Die geläufigsten Ebenen wurden Ihnen schon vorgestellt. Es sind, ausgehend vom physischen Körper: **Äther-, Mental-, Emotions- und Seelen-Ebene.** Jede Ebene ist für sich ein eigenes Informationsnetzwerk und hat ihre eigene Frequenz. Obwohl jede Ebene und jedes Netzwerk für sich autark ist, trägt sie eine ganz individuelle Ladungssignatur. Auch hier durchdringt jede Ebene die darunter und darüber liegende mit unzähligen Informationen. Keine Ebene existiert ohne die andere, und zusammen ergeben sie wieder das bereits erwähnte holistische Gemeinschaftssystem. Daher können Sie sich sicher sein, dass die Schwingung in der Körpermatrix die gleiche ist, wie in jeder Zelle und jedem einzelnen Gen.

Die Körpermatrix hat eine Art gas-, wasserförmige, wolkenähnliche, lichtvolle, farbige oder kristalline »Form«, die bei näherer Betrachtung wieder aus Wirbeln, Wellen und Strömen besteht. Für mich sieht die Körpermatrix aus wie ein wirbelndes, gegenläufig rotierendes Energiefeld, das unterschiedliche Rotationsgeschwindigkeiten aufweist. Durch die gegenläufig rotierenden Energiefelder entsteht ein elektromagnetisches Energie- und Informationsübertragungsfeld auf quantenphysikalischer Ebene und wirkt somit als Resonanzfeld. Einige nennen es die MerKaBa.[18]

Die Körpermatrizen der Menschen unterscheiden sich nur in ihren individuellen elektrischen und magnetischen Ladungen. Darin stecken die Erfolgsenergie für ein glückliches Leben und auch die Ursache zur Symptomentwicklung. Somit trägt jede Ebene der Körpermatrix sowohl gesunde als auch krankmachende Informationen in sich. Sie hat in jedem Fall das Potenzial, biochemische, strukturelle, rhythmische oder psychische Veränderungen im Körper auszulösen – selbst akute Verletzungen. Einfach deshalb, weil jede Ebene gleichermaßen unsere Zellflüssigkeiten und Zellschwingung verändern, verstopfen, fehlinformieren, vergiften oder anderweitig die Regeneration oder die Zellteilung stören kann.

Je ausgeglichener und homogener die Ebenen sind, desto freier fließt die Lebensenergie durch uns und umso gesünder ist der Mensch. Je nach Intensität und Quantität an negativen Ladungen (aus schwächenden mentalen und emotionalen Dramen, Traumen, Glaubensprogrammen,

---

[18] Ich habe erfahren, dass viele Lehrer die MerKaBa unterschiedlich beschreiben. Aus meiner Sicht beinhaltet sie im Wesentlichen drei energetische Formen, von denen es unendlich viele in der Körpermatrix gibt: Die des Torus, die der Spiralgalaxie und die des Sterntetraeders. Damit zu interagieren hält uns beschränkt innerhalb der Astralebene und behindert den Essenzzugang.

Konditionierungen, Mustern etc.) deformieren und verschieben sich die Ebenen. (siehe Abbildung 14) Es zeigen sich die wildesten Formationen, bei denen die Ebenen fragmentiert, verzerrt, überwuchert, trüb, verdunkelt, verfärbt, besetzt oder anders stark verändert sind. Die Körpermatrix kann Wunden, Ausstülpungen, Verschiebungen, Verletzungen, oft auch Risse oder Wucherungen aufweisen, wie wir sie vom physischen Körper kennen. Jede Verletzung kann Fremdenergien diversester Art Zutritt gewähren. Dazu zählen unter anderem auch Bakterien, Viren, Parasiten oder Pilze. Das bedeutet, je gravierender die Deformation, desto stärker wird die Informationsweiterleitung und Zellschwingung auf Zellebene behindert und durcheinandergebracht und es treten früher oder später gesundheitliche Störungen, Krankheit oder unangenehme Ereignisse auf.

Leider tragen die meisten Menschen viel Ballast an negativen Ladungen in allen Ebenen. Wenn Sie die Körpermatrix sehen könnten, würden Sie sich wundern, unter welch unglaublicher Last die Menschheit leidet. Mit Sicherheit würden Sie auch einige Dinge anders machen.[19]

Dadurch, dass ich die Matrix mithilfe meiner Intuition, dem Hellsehen und Hellfühlen wahrnehme, kann ich bei meinen Klienten die energetischen und physischen Befindlichkeiten, Rhythmen oder Störungen darin ablesen.[20] Für Skeptiker benutze ich eine Kamera (GDV), mit der die energetischen Felder des Körpers bildlich sichtbar sind. Anhand der Photonenabstrahlung wird evident, ob und wo es ein Zuviel oder Zuwenig an Energie gibt. Es zeigt die allgemeine Regulationsfähigkeit des Körpers an und weist auf den Verlust von Zellspannung oder auf Verschiebungen im Zellmilieu hin.

Die Messungen haben zwei gravierende Vorteile. Zum einen ist eine Disbalance im Zellgewebe früher feststellbar – oft weit bevor ein

---

[19] Die Körpermatrix verändert sich sogar gravierend durch Essen, Alkohol, Fernsehen und jede Form von Körperkontakt.

[20] Wer hellsichtig oder hellfühlig ist, erkennt, wodurch das natürliche Fließen und rhythmische Pulsieren in irgendeiner Form negativ beeinflusst ist, und weiß, dass die bislang angewandten Technologien nicht das gesamte Strahlenspektrum abbilden und auch nur einen kleinen Ausschnitt von dem darstellen, was die Matrix tatsächlich ist.

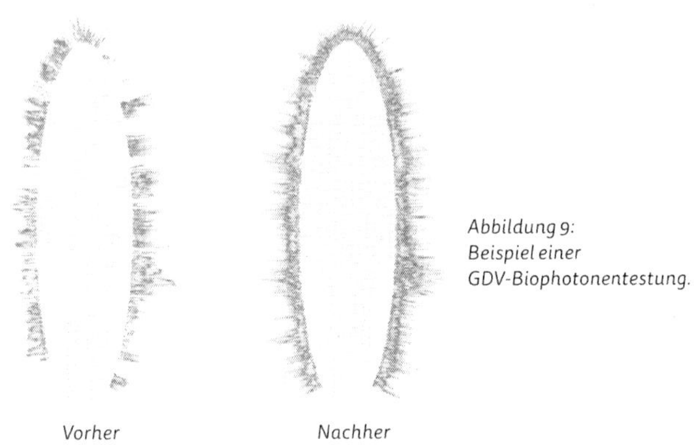

Abbildung 9: Beispiel einer GDV-Biophotonentestung.

Symptom oder eine Krankheit ausbricht, und zum anderen dient sie als Indikator für einen Therapieerfolg. In der folgenden Abbildung links ist die Photonenstrahlung einer Klientin mit hormonellen Störungen vor einer Behandlung zu sehen. Ihre Aura zeigte eine löchrige Struktur. Das war der Hinweis darauf, dass nicht nur ihr endokrines System geschwächt war, sondern der Körper noch andere Baustellen hatte. Dabei handelte es sich um zwei emotionale Ladungen: Ein Trauma durch den Tod eines nahestehenden Verwandten und eine daraus entwickelte Ablehnung ihrer Weiblichkeit.

Das rechte Bild wurde bereits nach der ersten Behandlung aufgenommen. Es zeigt, wie sich die Energiedichte veränderte und sich ihre Energiekörper deutlich harmonisierten. Über drei Behandlungszyklen konnten die Ladungen gewandelt und die energetischen Felder ausgeglichen werden.

Sie müssen nicht hellsichtig sein, um die Signatur der Körpermatrix zu sehen. Mit Achtsamkeit für die eigenen Befindlichkeiten und Bewusstheit für die Gefühle kann jeder herausfinden, wie es um einen bestellt ist. Die Beschaffenheit einer lang anhaltenden energetischen Signatur können wir früher oder später auch am physischen Körper erkennen. Denn alles überträgt sich auf ihn. Er zeigt es an der Oberfläche in vielfältiger Weise an, durch Physiognomie, Körper- und Geisteshaltung, Steifheit, Verkrampfungen, Bewegungseinschränkungen oder Symptome aller Art. Je älter ein Mensch ist, desto sichtbarer haben sich die Ladungen schon in Erscheinung gebracht. Am stärksten sind sie im Gesicht eines Menschen ablesbar, wie z. B. Haut- und Haarstruktur, Verfärbungen,

Pigmentstörungen, Leberflecke, Pusteln oder Dellen. Wir könnten uns jede Auffälligkeit einzeln vornehmen und würden dazu eine energetische, mentale, seelische oder emotionale Entsprechung in den Feldern wie auf Zellebene finden. Es gibt dazu jede Menge Literatur, die Ihnen als Richtungsweiser helfen kann, falls Sie sich dafür interessieren. [21]

Hervorheben möchte ich eine Matrix-Ebene: den **Ätherkörper.** Er wird auch Energie- oder Vitalkörper genannt. Er ist ein zentrales Bindeglied und Vermittler zwischen den physischen und energetischen Ebenen. Er besitzt sowohl physikalische als auch energetische (astrale) Eigenschaften und ist dennoch keines von beiden bzw. eine Mischung von beidem. Er dient unserem physischen Körper als Blaupause – als Originalvorlage. Gibt es Verletzungen, Abspaltungen oder Verunreinigungen in der Äther-Ebene, hat das gravierende Konsequenzen für die Verbindung mit den anderen Körperebenen und für unsere DNS. Die Selbstregulation nach dem 5-Regel-Mechanismus ist für den Körper nicht mehr möglich, wenn mehr als die Hälfte der natürlichen Blaupause beschädigt ist. Keine Heilmethode ist langfristig erfolgreich, wenn das nicht behoben wird. Das ist bei fast allen als unheilbar deklarierten Krankheiten und Süchten der Fall. Daher braucht es definitiv eine Reparatur dieser ätherischen Blaupause, ansonsten bleiben alle Heilversuche nutzlos. Daher spielt die Identifizierung der Beschaffenheit des Ätherkörpers in meiner Praxis eine absolute Priorität. Die Beschaffenheit des Ätherkörpers ist für die DNA und die Stammzellen essenziell.

---

[21] Lesen Sie dazu z. B. »Krankheiten als Weg« von Thorwald Dethlefsen, »Was will mir mein Körper sagen« von Robert Betz oder »Krankheit als Symbol« von Rüdiger Dahlke.

Von besonderer Bedeutung ist die Korrektur des Ätherkörpers für die Stammzellen. Erst wenn er gesunde Informationen bereithält, können unsere anderen Körpermoleküle und -atome die gesunden Informationen daraus abrufen. Die Stammzellen sind zum Glück subatomare, frequenzgebundene Partikel und bleiben für alles Mögliche offen, sodass beim Teilungsprozess differenzierte Zellen entstehen. Selbst im späteren Verlauf hat die daraus geformte Zelle bei ihrer Zellteilung immer noch Zugriff auf die Stammzellen und ihre Codes, weil sie ihrerseits die Informationen mit dem Ätherkörper abgleicht. Der Informationsabgleich ist nichts anderes als unsere Zellkommunikation und ist ohne die ätherischen Felder gar nicht möglich.

4.2 Was sind Ladungen?

> *Dein Leben reflektiert nicht das, was du willst, sondern nur deine eigenen Ladungen.*

Jetzt ist der Begriff Ladungen schon so oft gefallen, dass ich genauer darauf eingehen möchte. Ladungen sorgen, wie es der Name schon sagt, tatsächlich für Aufladung. Dafür sind Elektronen verantwortlich. Sie sind DIE Informationsträger und können sich alles merken, was wir stark emotional denken oder fühlen. Sie unterscheiden nicht zwischen positiven und negativen Informationen oder Energien, sie übertragen einfach ihre Information. Bereits in der zweiten Hälfte des vergangenen Jahrhunderts hat der französische Physiker Jean Emile Charon die Theorie aufgestellt, dass die Elektronen unsterblich sind und eine Art Gedächtnis besitzen. Dieses Gedächtnis oder der Speicherplatz befindet sich in der gesamten Körpermatrix und in jeder Zelle unseres Körpers. Normalerweise sind die Elektronen frei und könnten alle möglichen Informationen mitsichtragen. Aber innerhalb der morphischen Felder bekommen sie eine positive oder negative Aufladung, sobald Emotionen beteiligt sind. Die Aufladung der Elektronen geschieht durch unzählige Erfahrungen, Landes- oder Familienprägungen, Konditionierungen, Befürchtungen, Einstellungen, Meinungen, Bewertungen, Überzeugungen,

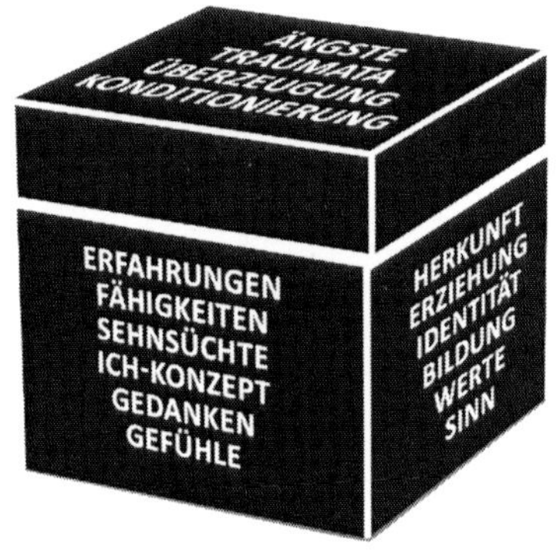

Abbildung. 10: Ladungsdepot des Unterbewusstseins

Interpretationen, Werte, Traumen und Ängste. In den Fachkreisen wird all das als das Unbewusste bezeichnet und diktiert sämtliche Denk-, Fühl- und Verhaltensweisen. In diesem Kontext sind die Aufladungen weit mehr als das.

Stellen Sie sich die Aufladungen wie eine Box vor. Sie schützt jene Programme, die in der Tiefe der kollektiven Psyche, in archetypischen Identifikationen, durch vergangene Zeitalter hindurch angelegt sind. Sie gibt den gesamten Wahrnehmungsradius unserer Erfahrungswelt vor. Dadurch, dass die Ladungen der Box Feldstrukturen haben, haben sie eine magnetische Wirkung. Wir ziehen zuverlässig nach dem Resonanzprinzip die Dinge, Ereignisse und Menschen in unser Leben, die in uns angelegt sind. Aber nicht nach dem klassisch-physikalischen Prinzip, bei dem der elektrische Magnet jeweils entgegengesetzt geladene Teilchen oder Ereignisse anzieht, sondern genau umgekehrt. Hier zieht Gleiches Gleiches an und Ungleiches stößt sich ab. Jede Ladung erzielt über ihr eigenes Umfeld hinaus treffsichere Wirkung, entweder durch Anziehung oder Abstoßung. Aber immer gemäß der Inhalte unserer Box, so dass wir nur das anziehen, was unseren Ladungen entspricht. Wir unterliegen außerdem einer Dichotomie: Einerseits werden alte Erfahrungen unerledigt als Programme in uns gebunkert und andererseits werden sie zu einer Ladung, mit der wir die Inhalte der Programme unbewusst nach außen projizieren.

Somit sind die Depotinhalte Resonanzboden für noch mehr von dem, was eigentlich im Verborgenen bleiben sollte. Dies zeigt sich beispielsweise darin, dass wir uns immer auf die gleichen Partner oder die gleichen Chef-Angestelltenverhältnisse einlassen und unser Umfeld unbewusst als Projektionsfläche benutzen.

Jede Ladung erzeugt ein elektromagnetisch-gleichpolig arbeitendes, sich selbst erhaltendes Rückkopplungsfeld. So dass wir uns in unserem

Denken, Fühlen und Handeln, trotz größter Bemühungen, bemerkenswerter Disziplin und starkem Willen vorrangig an die Vorgaben unserer Box-Ladungen halten. Nehmen wir an, jemand hat einen großen Gefühlsmagneten von Traurigkeit. Dann wird dieser Mensch Situationen oder Umstände schaffen, die ihn traurig machen. Oder wenn Sie als dominierende Gefühlsmuster Unzufriedenheit, Minderwert oder Verlustangst programmiert haben, so werden Ihnen unweigerlich Situationen im Leben begegnen, durch die Sie diese Qualitäten wieder und wieder erleben. Sodass sich die Eigenschwingung bestätigt.

Die Box-Ladungen prüfen alle eingehenden Informationen auf ihre Plausibilität und Übereinstimmung. Anhand der Prüfergebnisse wird eingeordnet, sortiert oder abgelehnt. Außerdem werden durch sie alle unsere Reaktions- und Handlungsimpulse ausgelöst. Sie ist, wie auch der Rest des Körpers, mit einer Meldefunktion ausgestattet, die Störungen anzeigt. Die Meldefunktion springt wie ein Wachhund automatisch immer an, wenn etwas im Außen nicht den Ladungsinhalten entspricht (z. B. bei fremden Realitäten oder anderen Blickwinkeln).

Ein Beispiel aus meiner Praxis, als ich noch Yoga-Einzelstunden gab, verdeutlicht, was passiert, wenn zwei ungleiche Weltbilder aufeinandertreffen. Eine damalige Klientin wurde regelrecht böse, als ich ihr aufgrund ihres Schulterproblems ein energetisches Coaching anbot. Sie reagierte enorm misstrauisch auf unser Gespräch über Heilungsmöglichkeiten. Sie klagte mich der Scharlatanerie an und empfand meine Ideen als esoterisches Hirngespinst. Sie verlangte ihre Trainingsgebühren zurück und wollte nie wieder etwas mit mir zu tun haben. Ihre verankerten Lebenskonzepte riefen ihren Wachhund sofort zur Verteidigung. Sie begegnete mir mit großer Abwertung. Sie versuchte, die Höflichkeit zu wahren, aber in ihren anschuldigenden Worten war eine so scharfe Hassfrequenz zu spüren, dass es mir die Sprache verschlug.

Derartige Reaktionen, ausgelöst durch die Aufladungen der Depots, geschehen leider in unserem Leben regelmäßig. Denn die Programme und Ladungen entscheiden immer darüber, wie und warum wir die Welt gleich oder unterschiedlich wahrnehmen, obwohl wir alle in derselben

Welt unterwegs sind. Sie selektieren aus dem ganzen Spektrum des Wahrnehmbaren nur die ladungsspezifischen Wahrnehmungen. Auf diese Weise leben die meisten Menschen, ohne es zu merken, permanent in einer Realität, die ihnen ihre Programme und Ladungen vorgeben. Es liegt demnach in der Natur des Menschen, dass wir uns im Tagesbewusstsein immer nur an die Informationen klammern, die in unserer Box gespeichert sind – auch wenn sie unwahr sind. Alles, was nicht diesen Programmen entspricht, wird von den meisten als fremd, falsch, unangenehm oder schlecht eingestuft. Bei der Konfrontation mit einer anderen Wahrheit wird leider unweigerlich eine automatisierte Verteidigungswelle ausgelöst, mitunter fast bis aufs Messer. Das ist wirklich fatal und erzeugt Kriege, Hunger, Leid, Einsamkeit und Krankheit.

Was haben äußere Gegebenheiten mit unserem Körper zu tun?

Der Zellbiologe Bruce Lipton hat schon vor 40 Jahren herausgefunden, dass Gene tatsächlich von ihrer Umgebung kontrolliert werden. Aus seiner Sicht wird die Zell-Umgebung vom Feld bestimmt und dieses wiederum von den unbewussten Box-Programmen. Er sagt, dass die Zellmembran wie ein Gehirn funktioniert. Die Membran ist die Schnittstelle zwischen der externen und internen Zell-Umgebung. Sie liest die Umfeldbedingungen aus und passt die Zelle entsprechend an. Damit auch jeder glauben kann, dass die Mechanismen der Box-Ladungen einen wesentlichen Anteil an der Zell-Umgebung haben, empfehle ich, sich den Aufbau unserer Zellen anzuschauen.

Körpereigene Antennen

Jede Zelle ist von mikrofeinen Antennen auf ihrer Oberfläche umhüllt,ähnlich wie die Härchen auf unserer Haut. Unsere Antennen sind die wichtigsten Signal- und Informationsverarbeitungsstellen. Eine Wechselwirkung bei Resonanzübereinstimmung ist unvermeidlich. Durch Resonanz kommt es zu einem Energieaustausch aufgrund eines Elektronenflusses und einer elektromagnetischen Kopplung.

Elektrizität und Magnetkraft treten immer gemeinsam auf, da das eine nicht ohne das andere sein kann. Verändert man das eine, verändert sich das andere. Daher können wir immer von »Befeldung« sprechen, denn der physische Körper wird von diesen Feldern bestimmt. Über die Antennen bewegen diese Kräfte unsere Zellen oder nutzen sie zur Kommunikation und Weiterleitung von biochemischen, elektrischen, elektrochemischen, magnetischen und elektromagnetischen Signalen. In einem Gemeinschaftsverband von 50 bis 80 Billionen Zellen kann dennoch jede Zelle individuell ihre Informationen decodieren und für sich übersetzen.

Der wesentliche Punkt ist, dass zwar Dutzende von Krankheiten auf Defekte der Antennen zurückzuführen sind, jedoch die meisten Krankheiten aufgrund von negativen Aufladungen entstehen. Negative Ladungen enthalten das gesamte Spektrum unverarbeiteter intensiver, ungelöster Konflikte, Traumen, Schuldkomplexe oder anderen schmerzlichen Erfahrungen und Erlebnissen (aus Ängsten, Kummer, Frust, Enttäuschung, Sorgen, widrigen Umständen, unerfüllten Erwartungen und vorgelebten Dissonanzen von unseren Erziehungspersonen). Diese bestehen aus unseren individuellen biografischen Leiden und mentalen, emotionalen und seelischen Verletzungen aus dem hiesigen Leben, aus unseren Vorleben und aus der Ahnenlinie.

Jeder Mensch hat auf seinen Zellen ein anderes Set von Antennen mit unterschiedlichen Ladungen. Die Ladungen heften sich an die Antennen und können sie damit regelrecht umpolen. Sie sind wie ein generationsübergreifender Mehrkomponentenkleber, der uns vererbt wird und den wir wiederum an unsere Nachfahren weitergeben.

Die Ladungen kleben an den Zellantennen und hinterlassen ihre informellen Prägungen nicht nur an den DNS-Strängen, sondern in der gesamten Körpermatrix. Daher sind sie für Energietherapeuten wahrnehmbar. Jeder Muskel, Knochen und jede Faser unseres Körpers ist somit Träger von Ladungen, weil alles ein zelluläres Gedächtnis hat. Auf die Frage: »Wo sitzt unser Unbewusstes bzw. unsere Box?« kann es demnach nur eine Antwort geben: in der Körpermatrix als auch in jeder Zelle.

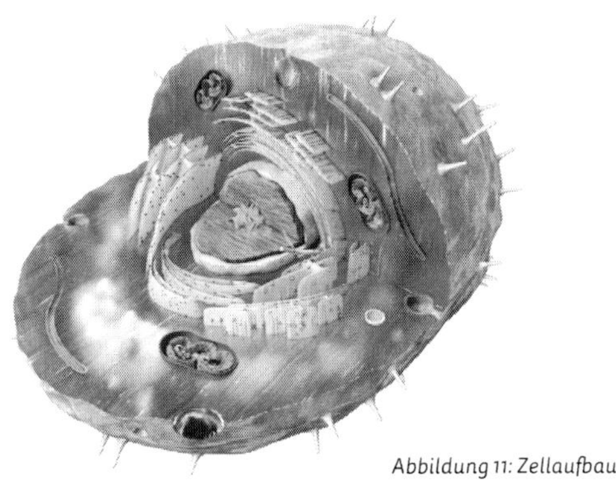

Abbildung 11: Zellaufbau mit Antennen

Auswirkungen

Haben Sie sich schon einmal gefragt, warum es so schwer ist, ungesunde Gewohnheiten abzulegen, Vorhaben umzusetzen oder etwas zu verändern? Oftmals fehlt es uns nicht am Willen. Können wir unserem Willen nicht folgen, sind die Ladungen zu mächtig. Sie sind auch der Grund, warum wir Süchte nach mehr Arbeit, Verdienst, Essen, Konsum, Besitz oder Sonstigem nicht so ohne Weiteres loswerden. Sie erklären, warum jemand übergewichtig ist, obwohl er nicht viel isst. Oder jemand keinen Erfolg hat, obwohl er super fleißig ist. Oder alles Erdenkliche an Gesundheitsmaßnahmen unternimmt und dennoch nicht gesund wird.

Besonders negative emotionale Ladungen können so heftig ausfallen, dass sie Säure produzieren, hormonelle Blockaden bauen, Zellen und Blut verklumpen oder Starre im Bindegewebe auslösen. Die Ladungen können eine gefährliche Energie sein, die uns oft das Gegenteil von dem liefern, was wir eigentlich vom Leben wünschen. Negative Ladungen haben unendlich viele Gesichter und bleiben so lange bestehen, bis sie neutralisiert werden. Sie werden leider viel zu selten in den Behandlungsmethoden berücksichtigt. Solange wir nicht bis zu den Ladungs-Depots vordringen, können wir nur schwerlich Erfolg oder Heilung schaffen. Jeder Versuch, es von außen zu bewerkstelligen, wird kaum Chancen auf nachhaltige Veränderungen haben.

Drei der stärksten Ladungen sind Ängste, Traumen und Konditionierungen. Auf die ersten beiden gehen wir später noch ein.

Die Konditionierung und der Glaube

| *Wir sind das, was wir glauben zu sein.*

Oft wird gesagt, es fehle den Menschen am Glauben. Es ist meines Erachtens genau andersherum. Wir haben zu viele hinderliche Glaubenskonstrukte, sodass wir oft nichts Neues glauben können. Oft wird ein kollektiver Glaube zu einer individuell definierten Wahrheit. Und weil der Glaube ein Teil unserer Ladungsdepots ist, denken und glauben wir gemäß dem Resonanzprinzip. Erfahren wir unsere Welt nach unserem Glauben, liefern wir uns die gesamten Erfahrungen und die Beweise für die Richtigkeit des eigenen Glaubens gleich mit. Der Kreis ist geschlossen. Wir sitzen in der eigenen Falle.

Dabei ist das, was wir über uns und das Leben im Allgemeinen glauben, zum größten Teil konstruiert und nicht die Wahrheit. Es sind die von klein auf gehörten und gefühlten Botschaften, Drohungen, Erklärungen oder Argumente aus unserem Umfeld, wie: »Träume nicht vor dich hin; das kannst du nicht; dafür bist du zu klein oder zu dumm; aus dir wird nie etwas werden; du wirst es nie zu etwas bringen; du muss dich zusammenreißen; die anderen sind besser; tue etwas Nützliches; du musst in der Schule gut sein, sonst wirst du nichts; du musst dich in den Medien informieren; mit einem Studium hast du bessere Chancen; suche dir einen anständigen Beruf, mit dem du viel Geld verdienst; nur mit Anstrengung erreichst du was; mach' keine Schwierigkeiten; denk an deine Zukunft; Geld wächst nicht auf den Bäumen; das Leben ist hart und ungerecht« usw.

Wenn wir diese oder ähnliche Sätze wieder und wieder gehört haben, werden sie zu Überzeugungen und damit zur Programmvorlage unseres Lebens. Man nennt sie Konditionierung. Die Wahrscheinlichkeit, dass wir unsere Realität daraus gestalten, liegt bei mehr als 99 Prozent. Denn das Leben geschieht immer nach unserem Glauben, Überzeugungen und Konditionierungen. Das kann sehr nützlich sein oder uns zur Marionette machen. Das ist nicht als Vorwurf gemeint, sondern lediglich ein

Aufruf, nicht mehr alles zu glauben, was Sie hören, sehen oder über sich und andere zu denken glauben.

Ulrich Warnke bezeichnet uns als wissensgläubig, weil wir immer nur das glauben, was wir beweisen bzw. messen können. Er sagt, dass unser Bildungsstand eine unglaublich verdrehte Glaubensrichtung ist, in der wir nicht wahrhaben wollen, dass wir oft einem falschen Glauben unterliegen, der uns den Zugang zu einer anderen Realität verbaut.[23]

Die verdrehte Auffassung unserer Wahrnehmung spiegelt sich im Ausdruck: »Ich glaube nur, was ich sehe.« Im Grunde ist es genau andersherum: Ich sehe (erfahre) nur das, was ich aufgrund meiner Programme und Ladungen glaube. Bleiben wir bei dem Standpunkt, dass wir nur das glauben, was wir sehen, bleibt auch Selbstheilung im Regal der Absurditäten und wir sehen uns weiterhin abhängig von einer scheinbar einzigen Realität. Vielleicht kennen Sie auch Menschen, die glauben, an einer unheilbaren oder chronischen Krankheit zu leiden. Diese Menschen betrachten Heilung gewöhnlich als illusorisch oder als »zu schön, um wahr zu sein«. Sie werden höchstwahrscheinlich sagen, dass sie an Genesung nicht glauben können, da Sie Gesundheit schon seit Ewigkeiten nicht mehr erlebt haben, obwohl sie alles Mögliche unternommen haben. Aber, wenn sie es nicht glauben können, wie soll deren Organismus Genesungskräfte mobilisieren?

Gedanken realisieren sich, wenn Glauben, Überzeugungen und das dazugehörige Gefühl stark genug sind. Den meisten ist das bekannt, doch kaum einer ist sich bewusst, wie groß die menschliche Materialisierungskraft ist, die dahintersteckt. Das wohl bekannteste Beispiel belegt, wie mächtig unsere Gedankenkraft ist: Ein Mann war ungewollt in einer Kühlkammer gefangen. Am nächsten Morgen wurde er erfroren aufgefunden – mit allen Symptomen eines Erfrierungstodes, obwohl die Kühlkammer gar nicht eingeschaltet war. Viele Tests wurden diesbezüglich gemacht und alle belegten die unfassbar große Gedankenkraft. Hier noch einige Beispiele, bei denen die Probanden etwas Bestimmtes

---

[23] Ulrich Warnke: Die geheime Macht der Psyche, S. 126

erwarteten und dabei extrem schnell biochemische Reaktionen im Gehirn erzeugten:

- Koffeinfreier Kaffee trieb Puls und Blutdruck in die Höhe, weil sie dachten, es wäre Koffein darin.
- Tonicwater löste wackelige Knie und alkoholbedingte Fehler bei einem Merktest aus, obwohl kein Alkohol enthalten war.
- Vorgetäuschte Operationen mit mehreren Probanden an bestimmten Körperteilen (z. B. Herz und Knie) brachten dieselbe positive Wirkung wie echte operative Eingriffe.[24]

Asthmatiker, die glaubten, Allergene einzuatmen, bekamen Atemprobleme. Patienten mit schwachen Immunzellen nahmen Placebos ein und bildeten verstärkt neue Immunzellen.

Aus der Placebo – wie aus der Nocebo – Forschung ließen sich ebenfalls unzählige Testergebnisse aufzählen, die alle eindeutig bestätigen, welches schöpferische Potenzial unsere Gefühle und Gedanken haben. Ich wiederhole noch einmal: Das Potenzial ist genau dann am größten, wenn Gedanken und Gefühle (Glaube, Erwartungen, Vorstellungen etc.) im Gleichklang sind. Aus dieser Synchronizität wird Realität erzeugt, und dabei muss beides noch nicht einmal kausal miteinander verknüpft sein. Man nennt dieses Phänomen Kohärenz.

Kohärenz ist ein Anzeichen dafür, inwiefern ein System in Einklang schwingt sowie neue potenzielle Information aufnehmen und mit der jeweiligen aktuellen Information abgleichen kann. Die Wirkung der Kohärenz ist punktgenau und phänomenal stark. Die Kohärenz veranlasst unseren Körper dazu, diverse Botenstoffe sowie elektrische Reize zu empfangen und auszusenden. Sie trägt das Potenzial für einen transformativen Prozess und wird oft als Heilungsimpuls verstanden. Für mich ist Kohärenz auch das, was ist, wenn der 5-R-Mechanismus

---

[24] Bruce Mosley, einer der führenden Spezialisten für orthopädische Sportmedizin (am Houston Veterans Affairs Medical Center in Texas), legte eine klinische Fallstudie über seine Erfahrungen mit diesen Placebo-Effekten bei vorgetäuschten Operationen vor. Online Quelle: http://www.spiegel.de/spiegel/print/d-41583134.html, Zugriffsdatum 10.02.2017

abgeschlossen ist. Wenn sozusagen keine Regulation mehr stattfindet, weil der gesunde Zustand schon erreicht ist. Dies ist zwar der Idealzustand, aber dennoch ist und bleibt Regulation ein natürlicher Prozess des normalen Lebens.

Kaum jemand hat im Visier, dass Kohärenz auch eine negative Wirkung haben kann. Sie funktioniert unerheblich, ob die Gedanken und Gefühle positiv oder negativ im Gleichklang sind. Das bedeutet, dass wir mit Kohärenz Regenerations-, Wachstums- oder Verjüngungshormone in den Umlauf bringen können oder genau das Gegenteil.

Eine positiv ausgerichtete Kohärenz ermöglicht, dass alle nötigen Informations- und Regulationsprozesse der natürlichen Ordnung folgen. Durch den erzeugten positiven Gleichklang gesundet das Zellbewusstsein. Ohne positive Kohärenz ist unser Energiefeld als auch die Zellenergie schwach. Dadurch ist unser Körper in seinen natürlichen Regulations- und Heilungsprozessen gestört und kann sich von schwereren Krankheiten nicht erholen.

Positive Kohärenz bewirkt eine Frequenzerhöhung. Wir erreichen eine Rhythmusanpassung der Herz-, Gehirn- und DNS-Schwingung. Sie hat eine Schlüsselrolle in der Selbstheilung, weil sie – richtig angewandt – uns den Zugang zur Essenz ermöglicht. Wir dürfen begreifen, dass wir mit der positiven Kohärenz die Kraft haben, jedes Störfeld oder Disbalancen zu korrigieren sowie negative Ladungen umzuschreiben. Mithilfe des ALLSENSES CODES werden Sie zu den Ebenen Ihrer gespeicherten Programme geführt, die bislang die Kohärenz kontaminiert haben.

Wollen Sie wissen, was in Ihrer Box ist?

Dann schauen Sie auf Ihre täglichen Routinen. Alle Ihre Gewohnheiten und üblichen Stressoren – ohne Ausnahme – reflektieren Ihre Ladungsdepots. Bitte achten Sie darauf, dass Sie nicht Ihre Gewohnheiten mit Ihren Bedürfnissen verwechseln. Oft haben uns unsere Alltagsroutinen voll im Griff. Mehr noch: Sie lullen uns derart ein, dass wir Gewohnheiten und Bedürfnisse oft nicht voneinander unterscheiden können.

Selbst diejenigen, die auf der Suche nach Erleuchtung sind, unterliegen dem Resonanzprinzip ihrer Box-Ladungen. Sie lernen zwar, neue Gewohnheiten zu etablieren, aber klären oft nicht die damit verknüpften negativen Programme. So kann es sein, dass sie beispielsweise in der Meditation glückselige Momente erleben, aber im realen Leben doch alles beim Altem bleibt, weil das Prinzip der »reinen Präsenz im gegenwärtigen Jetzt« nicht verstanden oder gelebt wird.

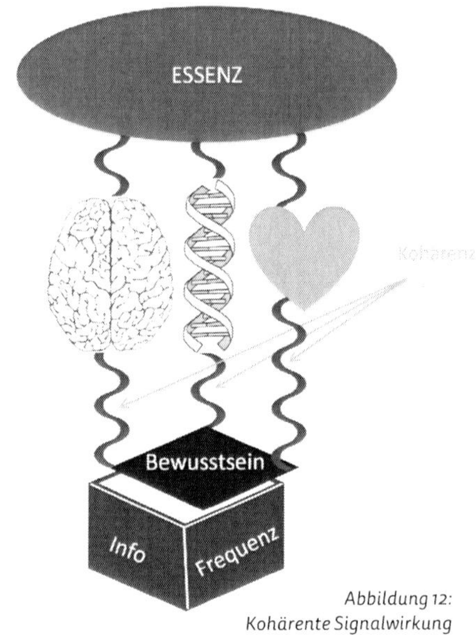

Abbildung 12: Kohärente Signalwirkung

Einige sagen, dass die negativen Energien stärker seien als die positiven, weil sie uns radikal aus der Bahn werfen können. Doch das stimmt so nicht ganz. Denn nur aufgrund unserer Ladungen erfahren wir die Wucht von negativen Ereignissen als schwerwiegender.

Die Box-Ladungen an sich wollen uns nichts Böses und hindern uns dennoch an unserer Entwicklung. Sie sind auch nicht dafür da, um uns aus der Balance zu bringen, sondern, um uns auf das aufmerksam zu machen, was es an Themen zu heilen oder zu erlösen gibt. Deshalb ist die Auflösung negativer Ladungen für die Selbstheilung unabdingbar und das Kernelement im ALLSENSES CODE.

Warum sind Ladungen mit herkömmlichen mentalen Techniken schwer aufzulösen?

- Die Ladungen agieren unabhängig von unserer Verstandesebene.
- Sie arbeiten schneller als unser Willenszentrum.

- Sie sind holografisch mit unserem gesamten physischen Körper (Gehirn, Zellen, DNS) und der gesamten Körpermatrix verbunden. Mit einem Feld aber im Besonderen: mit dem Egokörper.

4.3 Schmerz- und Egokörper

Das Ego meint jeder zu kennen. Die meisten machen es maßgeblich dafür verantwortlich, ein falsches Ich zur Lebensgrundlage zu machen. Aus diesem Grund ist im Laufe der Zeit in einigen Kreisen die Meinung entstanden, dass wir unser Ego bekämpfen und auf jeden Fall loswerden müssen. Es sind unendlich viele Regeln aufgestellt und psychologische Modelle entwickelt worden, mit denen man das Ego aufzulösen versucht. Werden dabei die Mechanismen unsere Box-Ladungen übersehen, wird es zu einem unbefriedigenden Unterfangen, denn sie sind es, die das Ego am Leben erhalten. Unser gesamte Lebensweise, das Denken, Fühlen und Handeln wird davon geführt, so dass wir schwerlich etwas Neues glauben, fühlen oder etablieren können.

Auf diesem Ego-Gebiet tummeln sich viele Missverständnisse, daher werde ich es Ihnen aus meiner energetischen Perspektive etwas anders beschreiben. Doch vorher schauen wir noch, was es mit dem Schmerzkörper auf sich hat. Eckhard Tolle hat in diesem Zusammenhang viel über den Schmerzkörper veröffentlicht.[25] Er macht den Schmerzköper ebenso dafür verantwortlich, dass wir in einem falschen Selbstbild festhängen und unsere eigenen Schmerzgeschichten kreieren.

Der Schmerz- und Egokörper heißen Körper, weil sie innerhalb unserer Körpermatrix angesiedelt sind und mit jeder physischen und nicht stofflichen Ebene verbunden sind. In der Regel finden wir sie zwischen Mental- und Emotionalkörper. Beide Körper bilden ein eigenes Feld mit ganz individuell energetischen Ladungen aus. Es sind die Felder mit der kraftvollsten negativen Wirkung, weil sie alle negativen Ladungen an

---

[25] Eckhard Tolle: Die Natur des Schmerzkörpers 1; YouTube-Video: https://youtu.be/Sb_YCOkbh8A, Zugriffsdatum: 15.7.2017

sich binden und verstärken. Sie sind allerdings von einer fremdartigen Struktur, die der künstlichen Matrix entspricht.[26]

Die künstliche Matrix ist DIE Trennungsebene, wie ein breiter imprägnierter Gürtel zwischen der Essenz und unserem individuellen Bewusstsein. An ihm perlt die Quellenenergie oder das sogenannte Wasser des Lebens ab und erlaubt das Durchdringen von Fremdprogrammen. Sie bespielen uns permanent, lenken uns von den wesentlichen Dingen ab und können sogar körpereigene Frequenzen verändern. Die künstliche Matrix erzeugt ein Feld, das manipulativ das Bewusstsein der gesamten Menschheit steuert oder besser gesagt, es klein und begrenzt hält. Wieso ich sie als künstlich wahrnehme, kann ich Ihnen heute nicht beantworten. Vielleicht ist sie auch nur ein selbst geschaffenes Menschheitsprogramm und irgendwann wandelbar?

Auf jeden Fall beschert es uns, je nach eigenen Ladungsdepots, vielerlei Unruhen innerhalb und außerhalb von uns. Es forciert aufgrund des dualen Charakters, dass sich Trennung und Abspaltung aufrechterhalten. Es sorgt dafür, dass wir zum Nichtstun und zur Trägheit tendieren.

Schauen wir uns um, so ist auffällig, dass der Fluss des bewussten Lebens längst nicht mehr in den Ozean der Fülle mündet. Nunmehr schwimmt die Mehrheit in einem fast stehenden Fluss des unbewussten Wiederholens in einem längst versumpften Teich, in dem der stärkste, schnellste und beste Wiederholer/Nachmacher zum Helden gefeiert wird. In dieser armseligen Versumpfung beherrschen uns konditionierte Lügen und Selbstbetrug. Das Wasser ist so trüb und vergiftet, dass nur die absolut Starken überleben. Aus diesem Blickwinkel hatte Charles Darwin wirklich Recht mit seiner Überlebenstheorie und hat die verrücktesten Verteidigungs- und Lebensformen des eigenen Reviers gefestigt. Heute sind es die Bankkonten, das Haus, das Auto, der Gartenzaun, die Leberpastete und Schönheitsoperationen.

---

26 Die künstliche Matrix liegt mit seinem Frequenzband über allen anderen Matrizen. Sie schwingt von allen Matrizen am höchsten und ist damit der Taktgeber für die untergeordneten Matrizen. Sie ist das erste Feld nach der Essenz. Von ihr gehen elektromagnetische Frequenzen aus, die Matrixstrukturen überhaupt erst ermöglichen und die Polarität aufrechterhalten. Nur die Essenz schwingt höher und ist nicht von ihr beeinflussbar.

Verstehen wir die Zusammenhänge von Schmerz- und Egokörper, können wir vielleicht etwas aufatmen und schöpfen Vertrauen darin, dass wir wieder zur Krone der Schöpfung werden können. Indem wir uns wieder verbunden fühlen mit uns selbst, dem Leben, der Natur als auch mit der Erde. In dieser Verbundenheit kommen wir raus aus der falschen Simulation (Illusion), dem Selbstmitleid und der Selbstbestrafung und schließlich auch aus den uns umgebenden Matrizen.

Was ist der Unterschied von Schmerz- und Egokörper?
Sie entstehen zwar ähnlich, aktivieren sich jedoch komplett anders.

Der Schmerzkörper

Der Schmerzkörper sorgt zuverlässig für unangenehme emotionale Symptome (z. B. Schmerzen, Zerstörungswut, Zorn, Hass, Kummer, Drama, Missgunst, Neid, Überempfindlichkeit, Gewalt ...). Er ist ein magnetisches Feld, das sich aus der Seelenfrequenz bedient. Die Seele ist eine individualisierte Wesenheit, die mit Bewusstsein und Information die Körperintelligenz an einen Ort bindet. Die Seele ist ein Konstrukt, das an ein oder mehrere Individuen gekoppelt sein kann. Sie bindet unser Bewusstsein und unsere Körperintelligenz an eine eingespielte Information innerhalb dieser Raum-Zeit-Sphäre. Wie ich später noch unter 5.7. (Abbildung 20) erklären werde, sorgen die Seelen dafür, dass sich das Bewusstsein nach dem physischen Tod nicht vollständig aus der Sphäre lösen kann und es kommt zur energetischen Vermüllung der Matrix und zu dem, was wir Inkarnation nennen. Reinkarnation ist nur ein Informations-Download früherer Erfahrungen, die oftmals nichts mit dem Menschen selbst zu tun haben. Eine sog. wiedergeborene Seele ist nur aufgrund von Resonanz von emotional-mentalen Ladungen der Vorfahren geprägt. Auf diese Weise werden Denk-Programme und Verhaltensmuster übertragen. Somit ist der Schmerzkörper sowohl ein individuelles Programm aus eigenen Erfahrungen als auch eine Fremdbespielung mit Informationen aus dem Kollektiv, die nichts mit uns zu tun haben können.

Der Schmerzkörper entspringt bei unserer embryonalen Entwicklung aus dem Sinusknoten unseres Herzens. Jeder Mensch ist mit diesem magnetischen Impuls ausgestattet, der den Schmerzkörper automatisch aktiviert, sobald der Mensch negative Emotionen in Form von mentalen, emotionalen oder seelischen Verletzungen aufnimmt. Dies geschieht bei den meisten oder bringen das typische Egoverhalten verstärkt zum Ausdruck. Die aufgeprägten Konditionierungen werden zum starren Meinungsbild. Zur Vereinfachung spreche ich jetzt nur noch vom Egofeld, gemeint sind aber immer Schmerz- und Egokörper.

In dieser Verschmelzung hat sich das künstliche Egofeld zwischen die natürlichen Trinitäten geschoben. Daraus resultieren Bewusstseinsbeschränkungen und Schwingungsfrequenzabfall. Dies löst eine Kaskade an mentalen und emotionalen Verdrehungen wie Störimpulsen aus. Unsere Verbindungen mit der Essenz, dem magnetischen Feld der Erde und dem elektrischen Feld der Sonne werden ebenfalls geschwächt. Diese neue Trinität erlaubt keinen gesunden Energiefluss zwischen Kopf, Herz und Becken.

Das Egofeld überlagert die Informationen der Essenz. Die Überlagerung bremst mit seiner starren, dunklen Energieschicht die freie Schwingungsübermittlung aus der uns nährenden Trinität. Sie polarisiert die Information der Lebensenergie. Aus einer einst neutralen Schwingung, wie beispielsweise der bedingungslose Liebe, wird eine Form der Liebe, aus der Leid und Abhängigkeit entstehen.

An der Ausprägung und Stärke des Egofeldes zeigt sich adäquat das Egoverhalten. Je größer das Feld ist, desto größer ist der Graben zwischen unserer Essenz und unserem wahren authentischen Sein. Der Lebensausdruck wird weniger von der Ur-Information unserer Essenz bestimmt als von den Aufladungen des Egofeldes. Wir verwickeln uns in eine Ich-Identifikation, die nichts mehr mit der Urform unseres wahren Selbst zu tun hat. Wir pflegen zum Teil widerwillig oder unbewusst die gleichen Gewohnheiten und wiederholen die Bequemlichkeiten von gestern. Schlimmstenfalls können wir unsere weltanschauliche Komfortzone nicht mehr verlassen und wehren alle Veränderungen ab, insbesondere Impulse zur Selbsterkenntnis oder geistig-spirituellen Entwicklung. Dadurch fühlen sich die Menschen in ihrer eigenen Haut unwohl oder fremd. Dies ist auch mehr als verständlich, denn schließlich stecken sie nicht in ihrer eigenen Haut. Die Haut ist hier als Metapher ihrer Box gemeint.

Weitere Folgen sind:

- Wir sitzen unmerklich unzähligen Irrtümern auf.
- Die Wahrnehmungen reduzieren sich auf einen minimierten Realitätsausschnitt.
- Wir haben die Tendenz, unsere Lebenskonzepte und Lebensweisen auf Machtstreben, Ohnmacht, Machtmissbrauch oder übertriebene Kontrolle auszurichten.
- Wir konkurrieren untereinander, halten es für richtig, uns anzupassen, für Diplomatie zu lügen oder für Cleverness uns zu verbiegen.

Das Egofeld ist wie ein Parasit, der sich von niedrigen Schwingungen nährt. Es sendet die Impulse, die es zum Überleben braucht, und erfüllt siegessicher seinen Job: Unterminierung der Bewusstheit und Senkung der Schwingungsfrequenz. Ist unsere Schwingung auf dem niedrigen Level angekommen, wird der Mensch die äußere bzw. materielle Welt stets spannender finden als den Blick nach innen. Obwohl er fast ausschließlich nach dem inneren Box-Depot reagiert/lebt. An der Peripherie spielt das Leben der anderen, der bunten und lauten horizontalen Welt. Daran will er partizipieren. Dort wickelt die Dualität mit ihren Verwirrspielchen jeden in eine Scheinrealität, der nicht bewusst lebt. Eine Scheinrealität, die uns glauben lässt, dass an der Peripherie die Musik des Lebens spielt. Wir verfolgen blind die gleichen primitiven Triebe und hedonistischen Gefühle der Masse (des kollektiven Feldes). Alles andere wird als absurd angesehen. Wir verlieren unsere Präsenz und können dadurch nicht aus unserem eigenen Zentrum heraus entscheiden und handeln. Der Preis ist, dass wir nach einer vorgegebenen Umfeld-Matrix-Musik tanzen müssen. Am schwierigsten ist es für jene Menschen, die sich nicht so richtig dazugehörig fühlen. Da ihnen aber oft die Bewusstheit fehlt, verlieren sie sich im Kampf mit der Verlockung »mitzutanzen« und finden nie Erfüllung oder anhaltende Glücksgefühle. Denn sobald wir nach einer fremden Musik tanzen, büßen wir unseren eigenen Rhythmus ein. Genau das ist es, was viele Menschen unbewusst fühlen. Sie haben nicht mehr das Gefühl, dass das Leben ein Tanz ist. Das geht oder bringen das typische Egoverhalten verstärkt zum Ausdruck. Die aufgeprägten Konditionierungen werden zum starren Meinungsbild. Zur Vereinfachung spreche ich jetzt nur noch vom Egofeld, gemeint sind aber immer Schmerz- und Egokörper.

In dieser Verschmelzung hat sich das künstliche Egofeld zwischen die natürlichen Trinitäten geschoben. Daraus resultieren Bewusstseinsbeschränkungen und Schwingungsfrequenzabfall. Dies löst eine Kaskade an mentalen und emotionalen Verdrehungen wie Störimpulsen aus. Unsere Verbindungen mit der Essenz, dem magnetischen Feld der Erde und dem elektrischen Feld der Sonne werden ebenfalls geschwächt. Diese neue Trinität erlaubt keinen gesunden Energiefluss zwischen Kopf, Herz und Becken.

Das Egofeld überlagert die Informationen der Essenz. Die Überlagerung bremst mit seiner starren, dunklen Energieschicht die freie Schwingungsübermittlung aus der uns nährenden Trinität. Sie polarisiert die Information der Lebensenergie. Aus einer einst neutralen Schwingung, wie beispielsweise der bedingungslose Liebe, wird eine Form der Liebe, aus der Leid und Abhängigkeit entstehen.

An der Ausprägung und Stärke des Egofeldes zeigt sich adäquat das Egoverhalten. Je größer das Feld ist, desto größer ist der Graben zwischen unserer Essenz und unserem wahren authentischen Sein. Der Lebensausdruck wird weniger von der Ur-Information unserer Essenz bestimmt als von den Aufladungen des Egofeldes. Wir verwickeln uns in eine Ich-Identifikation, die nichts mehr mit der Urform unseres wahren Selbst zu tun hat. Wir pflegen zum Teil widerwillig oder unbewusst die gleichen Gewohnheiten und wiederholen die Bequemlichkeiten von gestern. Schlimmstenfalls können wir unsere weltanschauliche Komfortzone nicht mehr verlassen und wehren alle Veränderungen ab, insbesondere Impulse zur Selbsterkenntnis oder geistig-spirituellen Entwicklung. Dadurch fühlen sich die Menschen in ihrer eigenen Haut unwohl oder fremd. Dies ist auch mehr als verständlich, denn schließlich stecken sie nicht in ihrer eigenen Haut. Die Haut ist hier als Metapher ihrer Box gemeint.

Weitere Folgen sind:

- Wir sitzen unmerklich unzähligen Irrtümern auf.
- Die Wahrnehmungen reduzieren sich auf einen minimierten Realitätsausschnitt.
- Wir haben die Tendenz, unsere Lebenskonzepte und Lebensweisen auf Machtstreben, Ohnmacht, Machtmissbrauch oder übertriebene Kontrolle auszurichten.
- Wir konkurrieren untereinander, halten es für richtig, uns anzupassen, für Diplomatie zu lügen oder für Cleverness uns zu verbiegen.

Das Egofeld ist wie ein Parasit, der sich von niedrigen Schwingungen nährt. Es sendet die Impulse, die es zum Überleben braucht, und erfüllt siegessicher seinen Job: Unterminierung der Bewusstheit und Senkung der Schwingungsfrequenz. Ist unsere Schwingung auf dem niedrigen Level angekommen, wird der Mensch die äußere bzw. materielle Welt stets spannender finden als den Blick nach innen. Obwohl er fast ausschließlich nach dem inneren Box-Depot reagiert/lebt. An der Peripherie spielt das Leben der anderen, der bunten und lauten horizontalen Welt. Daran will er partizipieren. Dort wickelt die Dualität mit ihren Verwirrspielchen jeden in eine Scheinrealität, der nicht bewusst lebt. Eine Scheinrealität, die uns glauben lässt, dass an der Peripherie die Musik des Lebens spielt. Wir verfolgen blind die gleichen primitiven Triebe und hedonistischen Gefühle der Masse (des kollektiven Feldes). Alles andere wird als absurd angesehen. Wir verlieren unsere Präsenz und können dadurch nicht aus unserem eigenen Zentrum heraus entscheiden und handeln. Der Preis ist, dass wir nach einer vorgegebenen Umfeld-Matrix-Musik tanzen müssen. Am schwierigsten ist es für jene Menschen, die sich nicht so richtig dazugehörig fühlen. Da ihnen aber oft die Bewusstheit fehlt, verlieren sie sich im Kampf mit der Verlockung »mitzutanzen« und finden nie Erfüllung oder anhaltende Glücksgefühle. Denn sobald wir nach einer fremden Musik tanzen, büßen wir unseren eigenen Rhythmus ein. Genau das ist es, was viele Menschen unbewusst fühlen. Sie haben nicht mehr das Gefühl, dass das Leben ein Tanz ist. Das geht ja auch nicht, wenn man nur noch im Rhythmus der Masse agiert und reagiert. Wenn Sie nicht mehr im Massenrhythmus tanzen wollen – Glückwunsch! Jetzt wäre es an der Zeit, in Ihre Präsenz zu kommen. Damit Sie Ihren inneren Rhythmus finden, um Ihr Leben wieder selbst orchestrieren, dirigieren und tanzen zu können.

Ein Beispiel:

Während einer Sitzung mit Jenny, in der wir das Egofeld von seinen gesammelten Ladungen befreiten, stellte sich heraus, dass es Verankerungen in den Milzchakren hatte. Diese waren wiederum fehlprogrammiert, sodass sie nicht ihrer Berufung folgen konnte. Sie wusste zwar, was ihr Herzensbusiness ist und hatte auch sehr gute Ideen, wie sie sich darin verwirklichen wollte aber sie konnte nichts davon im Ansatz realisieren. Stattdessen hatte sie ein Perpetuum mobile kreiert, dass ihren beruflicher Erfolg seit 25 Jahren permanent sabotierte. Sie erkannte es daran, wie sie immer an der gleichen Stelle mit Rückzug und Selbstzweifel reagierte und in Handlungsstarre verfiel. Als wir die Fehlprogramme in ihrem Egofeld gelöscht und Verankerungen aus den Milzchakren entkoppelt hatten, platzierten sich die beiden Milzchakren, die rechts und links vom Kopf lagen, wieder zurück in die senkrechte Chakrareihe. Der Egokörper wurde zusehends schmaler, weicher und wieder durchlässig. Ihr beruflicher Durchbruch hat nicht lange danach auf sich warten lassen.

4.4 Wie wir Selbstheilung realisieren

| *Bewusstheit ist die wahre Macht zur Selbstheilung.*

Die Selbstheilung legt ihren Fokus nicht darauf, die Krankheit zu eliminieren. Sie besteht im Wesentlichen aus drei Bausteinen: Es wird in erster Linie die Schwingungsfrequenz angehoben, danach wird festgestellt, auf welcher Lebens- bzw. in welcher Matrixebene die Ursache der Störung liegt. Anschließend wird die Informationsstörung (Faktoren, die regulationseinschränkend sind) korrigiert.

Damit wir diese Bausteine umsetzen können, braucht es die Verbindung zur Essenz. Die Verbindung ist der Moment, in dem wir unsere wahre Größe und Macht verstehen, weil wir zur Essenz geworden sind. Es ist auch jener Moment, in dem wir spüren, dass die Lebensenergie unerschöpflich ist. Wir brauchen nichts mehr für die Selbstheilung zu tun, weil sie von allein geschieht. Unsere Zellen rufen die Ur-Information der Essenz ab, die den Originalbauplan für einen gesunden Körper enthält. Unser Ätherkörper übernimmt das für uns.

Die Frage ist nur, inwieweit sich das gesundheitliche Problem schon manifestiert hat und auf welcher Matrixebene jemand im Moment überhaupt regulieren kann. Denn nicht immer wollen die Betroffenen wirklich Heilung. Es mag kurios klingen, aber in meinen Coachings erlebe ich gelegentlich, wie Heilung auf unbewusster Ebene nicht gewollt ist, weil ein bestimmtes Box-Programm rigoros sabotiert. So verspricht die Erfahrung, krank zu sein, für diese Betroffenen mehr Vorteile als Nachteile. Manche finden das Einlassen auf sich selbst unangenehmer als die Krankheit selbst. Bei einer Klientin waren Todeserfahrungen mit einer Ladung aus einer Verurteilung und einer Hinrichtung (aus vergangenen Zeitaltern) mit Heilung gekoppelt. Bei ihr wurde durch dieses untbewusste Trauma jeder Heilungsversuch geschwächt. Eine weitere Kuriosität begegnet mir aufgrund von Bewusstseins- und Vertrauensmangel: Klienten, die Heilung erfahren haben, aber aus Angst ihre (stark schädigende) Medikamentendosis nicht reduzieren und erst recht nicht absetzen. Diese Menschen können ihre Heilung weder realisieren noch glauben. Diese Menschen reaktivieren nach einer Heilsitzung ihre Krankheit oder Störung selbst, weil sie die gleichen Angstmuster bedienen. Ich sage nicht, dass man seine Medikamente absetzen soll. Denn absetzen kann sie nur derjenige, der zu Bewusstsein gekommen ist und eine andere Option für möglich hält. Es ist völlig legitim, Hilfsmittel und Unterstützung von außen zu gebrauchen, solange sie uns unterstützen und nicht zusätzlich durch Nebenwirkungen krank oder abhängig machen. Die dritte Kuriosität ist, dass viele Menschen in den alternativen Heilungsmethoden die Lösung suchen. Zwar können ihre Methoden hilfreich und auch heilsam sein. Aber solange uns diese Methoden genauso in der Abhängigkeit und Ohnmacht halten und an der Bewusstwerdung hindern, kommen wir unserem Potenzial kein Stück näher. So brauchen wir auf ewig Ärzte, Heilpraktiker oder Gurus, die uns sagen, was zu tun ist. Mit dem ALLSENSES CODE werden Sie Ihr eigener Heiler.

Ein Beispiel:
Silvia kam mit einer langen Krankheitsgeschichte zu mir. Sie litt schon lange an ihren kaputten Knien und fehlender Schilddrüse. Sie fühlte sich lebensmüde und war frustriert von der regelmäßigen Einnahme der Medikamente und Schmerzmittel. Sie unterzog sich seinerzeit außerdem einer Bestrahlungstherapie, weil bei ihr Brustkrebs diagnostiziert wurde. Im Gespräch kamen wir schnell auf den Punkt. Unter ihren körperlichen Symptomen und ihrer Verzweiflung lagen ihre Ängste. Die größte davon war, nicht gesehen zu werden. Außerdem – bzw. dadurch – fühlte sie sich nie wertgeschätzt, geliebt und verstanden. Sie sagte, sie wurde von ihren Eltern von Anfang an abgelehnt. Deshalb entwickelte sie auch kein Gefühl für den eigenen Wert. Sie erinnerte sich, dass sie als Kind bereits sehr häufig krank war und zum Arzt gehen musste. Da die Ärzte seinerzeit keine Gründe dafür fanden, hielt man sie für eine Simulantin. Sie wurde später zur Anpasserin und machte es allen recht, nur nicht sich selbst. Als der Frauenarzt sie eines Tages mit der Diagnose Brustkrebs konfrontierte, brach die Welt kurzzeitig zusammen. Als wir über ihre Krebserkrankung sprachen, realisierte sie, dass sich ihr Umfeld veränderte, sobald sie ihre Brustkrebsdiagnose mit anderen teilte. Ihr wurde plötzlich Aufmerksamkeit geschenkt. Alte Freunde und Bekannte, sogar fremde Menschen, sprachen ihr Mitgefühl aus und trösteten sie liebevoll. Während sie mir das sagte, sah ich, wie ihre Augen zu funkeln begannen. Ihre innere Haltung richtete sich förmlich auf. Sie sprach von ihrem Krebs wie von einer vermissten Schwester, die sie endlich gefunden hatte. Sie war unbewusst froh, endlich eine richtige Krankheit zu haben. Der Krebs als Folge ihrer angestauten Gefühle und der nach innen geweinten Verzweiflung hatte einen unbewussten Nutzen. Als ihr das klar wurde, brachen die Dämme an zurückgehaltenen Tränen und viele Verkrampfungen konnten sich lösen. Sie war überrascht, was sie alles in ihrem Leben ausgeblendet

und unterdrückt hatte. Lebensfreude und Hoffnung zeigten sich wieder. Als wir die emotionalen Ladungen (noch aus diversen anderen Ursachen) in den Bronchien auflösten, konnte Silvia den Weg der Selbstheilung nun lebensbejahend gehen. Zusammen mit einer Ärztin machte Silvia parallel ihr Gewebe frei von Giften und Säuren, sodass sie sich seit vier Jahren gesünder und vitaler fühlt als je zuvor.

An diesem Beispiel ist zu sehen, dass es viele Gründe gibt, die unsere Heilung verhindern. Im Wesentlichen zeigen uns die Symptome, dass wir uns von uns selbst entfernt haben. Die Entfernung ist immer eine gewaltige Trennung, die uns regelrecht verdichtet, verschließt, taub und krankmacht. Wir dürfen wieder anerkennen, dass Symptome die Bemühungen des Körpers sind, sich selbst zu reinigen und zu heilen.

Sind Ihre Störungen aus Ihrem Leben, durch Ihre Lebensweise und Erfahrungen entstanden, so können Sie sich mit der Anwendung des ALLSENSES CODES dessen bewusst werden und dadurch Ihren körperlichen Umbauprozess unterstützen und stabilisieren.

Das Besondere des Selbstheilungsansatzes ist, dass er auf der Ursachen- und Informationsebene zeitlich sogar VOR einem Erstereignis oder Auslöser ansetzt. Von Relevanz sind immer auch die energetischen Ladungen der ursprünglichen und nachfolgenden Ereignisse. Denn es bleibt ja selten bei einer negativen Ladung und einem negativen Ereignis, das gespeichert wurde. Der Heilungserfolg misst sich demnach immer daran, wie hoch die Frequenzen sind und ob alle negativen Ladungen entfernt wurden. Erst durch Ursachen- und Ladungsklärung kann der Körper seinen 5-R-Mechanismus natürlicherweise fortsetzen, wenn der Energiefluss zwischen den stofflichen Körperebenen und -systemen mit den energetischen Ebenen (Feldern der Matrix) wieder störungsfrei ist. Im ALLSENSES CODE lernen Sie, die Selbstheilungsmechanismen zu unterstützen.

Einer der wesentlichsten Schlüssel hierbei ist die Herstellung einer Gleichschwingung von DNS, Herz und Gehirn, die sogenannte Kohärenz. Je harmonischer, ausgewogener und kohärenter unsere Hirn- und

Herzwellen sind, desto mehr steigen unser Energielevel sowie unsere Steuerkraft. Die Gleichschwingung (siehe Abbildung 12) unterliegt einer Trinität mit einer Dreifachwirkung:

- Sie bekommen Zugang zu sich selbst,
- zu den Informationen Ihrer Box-Depots und
- zur Essenz.

Die Dreifachwirkung ermöglicht Ihnen, die Ur-Informationen aus dem Quantenfeld uneingeschränkt zu nutzen. Das ist das höchste Potenzial für Wandlung von kranken Informationen und Ladungen im Körper. Dadurch muss sich die physische Struktur bis auf Zellebene anpassen. Kohärenz wird durch die Änderung unseres Seinszustands erreicht und umgekehrt.

Was ist ein Seinszustand?

Ein Seinszustand ist der innere Zustand und am ehesten mit einer Gemütsverfassung zu vergleichen. Er bildet sich auf neurologisch-elektrischer Ebene durch unsere Gedanken und auf biochemisch-magnetischer Ebene aus unseren Gefühlen. Sind beispielsweise unsere Gedanken negativ oder im Widerspruch zu unseren Gefühlen, dann gilt das auch für unseren Seinszustand: Er ist negativ oder widersprüchlich. Folgen wir diesen Erklärungen, so könnten wir annehmen, dass sich der Seinszustand permanent durch unsere Gedanken und Gefühle verändert. Unter gesunden Umständen ist das auch der Fall. Aber die meisten Menschen verharren in ihren negativen Seinszuständen. Warum? Weil sie nicht bemerken, wohin sie ihre ganze Aufmerksamkeit richten und wertvolle Energie vergeuden. Warum? Weil ihnen nicht bewusst ist, dass sie Sklave ihrer Ladungen geworden sind.

Nehmen wir an, Sie wollen, dass Ihre Schmerzen aus dem linken Knie weggehen. Sie denken und fühlen den ganzen Tag in Ihr schmerzendes Knie. Sie richten Ihren Fokus immer wieder auf diesen Missstand, den

Schmerz. Der Fokus ist wie ein Brennglas oder ein Verstärker. Die Realität spiegelt Ihnen das wider, was Sie sind: im Schmerz. Achten Sie daher auf den Moment, wenn sich Ihre Aufmerksamkeit mit Ihren Emotionen immer wieder auf die vorhandene Störung, das Symptom, den Schmerz, die Krankheit oder den Mangel verschiebt und das Ungewollte verstärkt.

Aber noch einmal: Jeder hat das Potenzial und die Wahl, in jeden beliebigen Seinszustand zu wechseln, bei jeder Krankheit. Weil Krankheit nichts anderes ist als ein Seinszustand, genauso wie Gesundheit, Erfolg oder Glück. Der Einzige, der über unseren Zustand entscheidet, sind WIR SELBST. Ich weiß, das hört sich merkwürdig an. Vor allem dann, wenn Ihr Verstand an einer ärztlichen Diagnose hängt und diese glaubt. Dann wird aus dem Glauben Ihre Realität und Ihr Symptom (Knieschmerz) signalisiert, dass ein Defekt vorliegt. Bitte verwechseln Sie dieses Glaubensprinzip nicht mit dem sogenannten positiven Denken. Denn sobald der physische Körper extreme Missstände hat, sollten wir uns parallel auch darum kümmern.

Ab dem sechsten Kapitel sammeln Sie wieder Erfahrungen, Ihre Aufmerksamkeit bewusst auszurichten, um letztlich den Seinszustand wechseln zu können. Sie werden lernen, wie Sie Ihr Denken und Fühlen auf eine heilsame Wellenlänge bringen. Denn Kohärenz ist etwas, was nur durch uns selbst in Erfahrung gebracht werden kann. Es erfordert keine erneuten Angst- oder Leidwiederholungen im klassischen Sinne. Wir müssen nicht die alte, giftige emotionale Suppe Ihrer Traumata auf den Tisch bringen und wohlmöglich auslöffeln. Nein, das wäre Re-Traumatisierung. Selbstheilung ist auch kein Hängenbleiben in alten Dramen oder Schmerzen, sondern ein spielerisches Hindurchwandern. Selbstheilung erfordert pures Einlassen und bringt Ihnen die Erkenntnis, dass Bewusstsein die Parameter verändern kann, die den Körper krankgemacht haben. Mit Bewusstsein wechseln Sie in einen neuen Seinszustand. In diesem Seinszustand re-informieren Sie Ihren Körper, damit er in sein gesundes Gleichgewicht umschalten kann. Die Re-Information geschieht über das bewusste Zurückholen der gesunden

Ur-Information. Das ist der entscheidende Unterschied zu jeder anderen Selbstheilungsmethode. Dies geschieht auf geistig-emotionalem Weg und ist die am wenigsten schmerzhafte Art des Gehirnumbaus oder der Zellerneuerung.

Die Wissenschaft der Neuroplastizität sagt, dass unser Gehirn nicht für den Rest unseres Lebens unabänderlich verkabelt ist. Unser Gehirn passt sich an die Art und Weise an, wie wir es benutzen. Es kann sich mit seinen Synapsen, Nervenzellen, Tentakeln ab-, auf- oder umbauen. Je nachdem, wie unser Gehirn gebaut ist, nehmen wir die Realität wahr. Je nach unserer Wahrnehmung und Interpretation werden die entsprechenden Signale an unsere Zellen gesandt. Je nach Realitätswahrnehmungen und ihrer Interpretation, senden wir entsprechende Signale an unsere Zellen. Die Empfehlung, Sudoku zu spielen, um das Gehirn wach und lebendig zu halten ist gut, trägt aber letztlich nicht dazu bei, unsere Gehirnverkabelungen zu ändern. Der ALLSENSES CODE widmet sich den alten Kabeln und fordert das Gehirn heraus, sich auf neue Weise umzubauen. Das nennt sich Realitätsgestaltung.

4.5 Was sind Ur-Informationen?

Donald Walsh gab in einem Interview eine sehr schöne Erklärung. Er sagte: »Die Ur-Information eines gesunden Organismus kommt aus der Stammzelle. Und die Stammzelle ist göttlich. Das Göttliche wiederum ist die Stammzelle des ganzen Universums.«[27] Das Göttliche bezieht er nicht auf einen religiösen Kontext, sondern meint damit die Quelle des alles bestimmenden Lebensrhythmus. Die sogenannte Essenz von allem was ist. Einige nennen es Lebensenergie, reines Bewusstsein, All-Einheitsbewusstsein, Omen, Orgon, Urquelle, Feng-Shui, Od, Höheres Selbst, Heiliger Geist oder göttliche Matrix. Es gibt weit mehr als 50

---

[27] Aus dem geführten Interview von Laura Seiler, veröffentlicht am 23.01.2018: https://youtu.be/O_u-6SCsQkg

Begriffe für ein und dasselbe. Das sorgt für Methodentrennung, Verwirrung oder Unverständnis. Allen Ideen liegt zugrunde, dass es eine machtvolle Ursubstanz gibt, dem sich nichts Irdisches entziehen kann, weil sie alles durchdringt, permanent Leben erschafft, zerstört und erneuert – ohne sich dabei zu erschöpfen.

Die Essenz nenne ich Bedingungslose Liebe. Sie ist Träger jedweder Information, daher wird sie als Ur-Information bezeichnet. Ihr Charakteristikum ist insofern einzigartig, weil sie frei von elektromagnetischer Ladung ist. Sie ist das Lebendige, durch das die alles durchdringende Kraft der primären Lebensenergie frei, rein, kreativ und bedingungslos pulsiert. Die Essenz vergleiche ich gern mit einer Leinwand, die für unsere physischen Augen leer zu sein scheint, weil sie sich unserer 3-D-Wahrnehmung völlig entzieht. Allerdings wird mit einem ausgedehnten Bewusstsein diese scheinbare Leere ein unendlicher Raum an Möglichkeiten. Unsere menschliche Zelle ist jener Möglichkeitsraum, voll von Informationen und Schwingungen, die sich jederzeit verändern können.

Unser Seinszustand entscheidet darüber, welche Informationen bei uns (in der Zelle) ankommen und unser Bewusstsein, was wir davon wahrnehmen bzw. was nicht. Selbstheilung, wie ich sie verstehe, ist das Spiel im Möglichkeitsraum, in dem JEDER die Regeln und Konditionen für sich selbst bestimmt vorgibt und lebt.

Die Essenz ist omnipräsent, unendlich, ewiglich und grenzenlos. Aus ihr gehen alle Bestandteile unserer Galaxie und Lebensformen hervor. In ihr gibt es nichts Starres. Sie ist das Formlose und Unsichtbare unendlicher Dimensionen und Möglichkeiten. Sie ist die pure Bedingungslosigkeit. Die Bedingungslosigkeit ist die höchste Form der Liebe. Für die meisten ist der Begriff »Bedingungslose Liebe« irreführend, weil man davon ausgeht, dass sie eine ausschließlich positive Kraft ist. Wir können sie zu einem Seinszustand machen, indem wir eins mit ihr sind. In diesem Zustand des Seins ist alles enthalten, selbst der negative Gegenpol. Die Bedingungslose Liebe ist eine absolut freie Energieform, die nichts mit dem allgemeinen Verständnis von Dualität oder Polarität zu tun hat. Die freie Energie ist nur durch uns entweder eine positive Kraft und aufbauende Macht oder aber eine negative Kraft mit zerstörerischem Charakter. Wir Menschen geben ihr die Richtung, wir geben ihr den Plus- oder den Minuspol. Sind wir unzufrieden oder frustriert, dann wird in uns diese Energie zu einer negativen Kraft geformt. Sind wir in Frieden und Freude, dann ist das unser Seinszustand, der Energie bekommt. Es liegt also an uns, welchen Zustand die Frequenz der Bedingungslosen Liebe verstärkt. Wir bestimmen damit das alles entscheidende energetische Feld.

Stellen Sie sich die Zusammenhänge und Einflussmöglichkeiten durch ein vereinfachtes Segelbild in etwa so vor: Nehmen wir an, die Lebensenergie ist der Wind beim Segeln, der in unserem Beispiel einfach ausreichend zur Verfügung steht. Die Windrichtung gibt die Information vor. Das Segelboot ist unser Körper. Unsere Wahrnehmungen sind die Segel und unser Bewusstsein ist der Steuermann. Das Segelboot hat das Potenzial, auf dem Wasser überall hinzusegeln. Es braucht dafür unbedingt die Fähigkeit des Steuermannes. Dem Boot ist es gleichgültig, wohin es segelt. Es segelt einfach, dafür ist es gebaut. Auch dem Wind ist es egal, aus welcher Richtung er bläst. Das Problem ist, dass der Steuermann nicht weiß, dass er Steuermann ist. Was nützt einem unbewussten Steuermann das schönste Boot und der beste Wind, wenn er nicht weiß, dass er das ganze Geschehen steuert? Wenn er auch noch übersieht, dass es Segel gibt, die nur verpackt um den Mast gewickelt sind, ist es verständlich, dass er sich den widrigen Bedingungen nicht gewachsen fühlt. Er wird vergeblich versuchen, die Kontrolle über das Boot zu gewinnen, und feststellen müssen, dass der Wind willkürlich mal von links oder rechts kommt. So glaubt er, dass der Wind dafür verantwortlich ist, wenn das Boot in die falsche Richtung schippert. Er hat die Befürchtung, bei Sturm in Lebensgefahr zu geraten. Er wird frustriert sein, wenn er keine Hilfe findet und glaubt, die anderen hätten bessere Boote, Motoren oder günstigere Wetterbedingungen. Seine Angst wird gegenwärtig sein. Vielleicht zieht er es auch bei Sturm vor, über Bord zu gehen, weil ihm alles zu anstrengend ist. Doch irgendwann wird auch das Schwimmen zur Tortur. Oder er lässt das Boot absichtlich stehen, weil er lebensmüde geworden ist. Oder er – wie die meisten Menschen – bleibt auf Glück hoffend, im Boot sitzen und wartet ab, bis der Sturm vorüber ist. Und er hofft, dass ein schönes Ufer oder Rettung vorbeikommt. Oder aber er nutzt nach und nach seine kognitive Intelligenz und baut tolle Ruder, mit denen er nun endlich gegen den Wind kämpfen kann. Seine Segelreise pendelt zwischen Freude und Last, doch am Ende fühlt er sich müde und verbraucht.

Jede Entscheidung des Steuermanns erfüllt ihren Sinn und Zweck. Ideal ist ein bewusster Steuermann, der weiß, dass er mit seinem Bewusstsein die Entscheidung trifft, den Sinn und Zweck zu erfüllen. Die Lebensenergie ist nur der Verstärker der eigenen Entscheidungskraft bzw. dessen, was an Gedanken und Gefühlen in uns ist. Haben wir das erkannt, kann das Leben sehr leicht gehen. Die Lebensenergie enthält zwar auch die Ur-Information der Essenz. Doch unser Bewusstsein entscheidet, ob wir diese abrufen können und in welcher »Form«.

Wir können durch die Verbindung mit der Essenz alle negativen Ladungen unserer Körpermatrix klären und Musterkreisläufe deprogrammieren. Mit den letzten vier Schlüsseln des ALLSENSES CODES bekommen Sie konkrete Spielvorschläge, wie Sie Ihrer Körpermatrix ein Informations-Update verpassen. Damit befähigen Sie sich selbst, wieder an der unerschöpflichen Lebensenergie zu partizipieren, und können im Alltag neue Erfahrungen machen.

In meiner Beratungs- und Seminararbeit erlebe ich, dass es oft nur kleiner Korrekturen bedarf, nur winziger Informationsimpulse aus der Essenz, und die unbewussten Ladungen können sich verabschieden. Also ist der Selbstheilungsansatz die Verbindung mit der Essenz.

Er bietet uns drei große Vorteile:[28]

1. Es ist gleichgültig, wie bunt oder düster Ihre Lebensgeschichte ist oder war und welche katastrophalen Erfahrungen Sie schon gemacht haben. Jeder kann JETZT mit seiner Selbstheilungsreise starten, wenn es nichts zu verlieren gibt – außer Krankheiten, Angst, Ohnmacht, Wertlosigkeit und Sorgen.
2. Wir brauchen keine Hilfsmittel oder Medikamente, auch keine Geräte, Ersatzstoffe, Nahrungsergänzungsmittel, Kräuter, Tropfen, Sprays, Medaillons, Kristalle, Anhänger oder Sonstiges. Alles was wir dafür brauchen, kommt aus und durch uns selbst.
3. Selbstheilung kann schnell gehen. Energetische Frequenzen lassen sich leichter verändern als physische Materie. Das erleichtert die Herangehensweise enorm und kann unsere Konstitution über Nacht verbessern. Verändern wir die Information und damit die energetische Struktur, bauen sich die darüber und darunter liegenden Ebenen um.

4.6 Lebensnahrung und Informationsübertragung

Unser physischer Körper nutzt für seine vielfältigen Entstehungs- und Abbauprozesse diverse Versorgungs-, Entsorgungs-, Organisations- und Kommunikationssysteme. Über sie werden Stoffe, Informationen, Energien und Schwingungsfrequenzen in die Lebensebenen (siehe Abbildung 3) sowie in alle Zellen übertragen. Das, was übertragen wird, bezeichne ich als Lebensnahrung. Die kann lebensfördernd oder schädlich sein.

Bei Lebensnahrung denken die meisten an physische Nahrung. Doch die ist nur ein kleiner Teil (etwa 5 bis 20 Prozent) von dem, was uns

---

[28] Vorausgesetzt, die physischen Parameter sind nicht völlig aus dem Ruder gelaufen. Diese parallel prüfen und korrigieren zu lassen, ist in jedem Fall von Vorteil.

tatsächlich nährt. Selbstverständlich können wir durch schlechte Ernährung unseren Körper krankmachen und ihn auch durch eine Veränderung der Ernährungsweise wieder heilen. In diesem Kapitel schauen wir mehr auf die Zusammenspiele dreier Quellen: **stoffliche, fein- und nicht stoffliche Lebensnahrung.**

Die stoffliche Lebensnahrung kommt aus der Nahrung (Proteine, Fette, Vitamine, Mineralien, Spurenelemente, Enzyme) und Wasser. Zur feinstofflichen Lebensnahrung zählen z. B. Sauerstoff, Sonnenenergie und sonstige Umweltbedingungen. Die nicht stoffliche Lebensnahrung und die damit verbundenen Lebensenergien stammen aus der Ur-Information der Essenz. Sie beliefert hauptsächlich unsere Energiekörper unserer Körpermatrix (Aura).

Alle drei genannten Komponenten liefern die notwendigen Informationen für unseren Körper. Informationen kreieren und organisieren zusammen mit Energie das Leben, die Räume und seine Funktionsabläufe – und damit auch eine große kreative Bandbreite an Möglichkeiten für oder gegen Gesundheit. Sie können sowohl das unbegrenzte Informationsreservoir als auch die größte Blockade sein. Die Selbstheilungsmethode verfolgt daher das Ziel, die negativen, aus der Ordnung geratenen Informationen in positive, natürliche und gesunde Information zu verwandeln.

Wie leitet der Körper die Information weiter? An der Informationsweiterleitung sind alle Lebensebenen beteiligt. Sie stehen untereinander in Wechselwirkung. Unser physischer Körper ist nur eine Ebene davon und hat dafür verschiedene Übertragungswege. Es sind (mindestens) sieben Kommunikationsnetzwerke, die zusammen ein holistisches Ganzes (eine Matrix) ergeben. Holistisch bedeutet, dass keins von ihnen getrennt voneinander existiert. Diese Betrachtung dieser Kommunikationsnetzwerke dient Ihnen dazu, den Blick auf das große Ganze zu werfen, um die Bedeutung des ALLSENSES CODES zu begreifen. Weil Heilung nicht aus Einzelbausteinen bestehen kann.

Unsere sieben Kommunikationsnetzwerke

Die sieben Netzwerke informieren alle Zellen, Körpersysteme und die gesamten Funktionskreisläufe. Jede Information aus einem der Netzwerke zeigt gleichzeitig Auswirkungen in anderen Systemen und Netzwerken. Die Netzwerkfunktionen im Gesamtkörpersystem und über den Körper hinaus haben autonomen Charakter. Was aber nicht heißt, dass sie unbeeinflussbar sind. Wie gut die Kommunikationsnetzwerke funktionieren, ist von der Reinheit des gesamten Netzwerkes (Körpermatrix) abhängig. Eine Netzwerkstörung hat immer Auswirkungen auf andere Netzwerke. Grundsätzlich gilt: Je größer die Verschmutzung, desto länger sind Übertragungszeiten und desto fehlerhafter die Informationen.

Jedes der sieben Netzwerke kommuniziert unterschiedlich schnell und zeigt das Wunderwerk auf, dass wir Menschen sind:

1. Zu den langsamsten Kommunikationswegen gehören die mechanisch-biophysischen Übertragungen. An ihnen sind die Stoffwechselsysteme beteiligt (Lymphe, Blut, Verdauung). Sie sind die Verteiler von biochemischen Substanzen (z. B. Proteine, Vitamine, Mineralien, Fettsäuren, Enzyme, auch neurochemische Botenstoffe u. v. m.). Sie haben eine Übertragungsleistung von Sekunden bis Stunden.
2. Das endokrine System kann sowohl stoffliche (Hormone) als auch nicht stoffliche Informationen weiterleiten. Es hat viele Übertragungsmöglichkeiten und damit unterschiedlich schnelle Übertragungszeiten. Viele Hormone haben allerdings eine Schneckengeschwindigkeit von 100 Metern in der Stunde.
3. Etwas schneller sind die elektrochemischen und elektromagnetischen Prozesse unseres autonomen Herznervensystems. Das limbische System hat eine schnelle Reaktions- und Übertragungsgeschwindigkeit und kann Gefühlsregungen innerhalb von einem Bruchteil einer Sekunde weiterleiten.

4. Dreimal schneller ist unser Bindegwebe-Verteilernetz (Faszien) mit einer Übertragungsrate in Schallgeschwindigkeit (ca. 300 m/s). Das Bindegewebe ist durch den hohen Anteil an kristallinen Strukturen (Wasser und Salze) wie ein Halbleiter für Energie und Information. Es empfängt die Informationen nicht nur über die stofflichen Leiterbahnen, sondern als Schwingungen (z. B. aus dem limbischen System und erst viel später aus dem Nervensystem).
5. Noch eine Million Mal schneller ist das elektrische Biophotonen-Übertragungssystem, es arbeitet in Lichtgeschwindigkeit (300.000 km/s). Photonen nehmen wir von außen auf (z. B. über Nahrung, Atmung und vieles mehr). Die DNS ist mit ihrer Helixstruktur eine Antenne für die Biophotonen.
6. Die Matrix bedient sich vieler Übertragungswege. Hinzu kommen elektromagnetische Wellen, elektrische Ströme, Schwingungen, Wirbel und Skalarwellen. Alle sind aufs Engste mit den Biophotonen in Kontakt. Die Matrix bildet mit ihren Energiefeldern die Brücke zwischen den ersten fünf Kommunikationswegen und dem siebten. Daher sind die Energie- und Informationsübertragungszeiten relativ zu sehen.
7. Die Essenz ist ein Bewusstseinsraum, der die höchste energetische Amplitude hat und die Ur-Information in sich trägt. Mithilfe eines erweiterten Bewusstseinszustandes bringen wir uns in die Verbindung mit der Ur-Information der Essenz. Damit erreichen wir die schnellste Übertragungsrate, die es gibt, nämlich ohne jegliche Verzögerung. Es gibt quasi gar keine Übertragungszeit. Auch keine klassischen Übertragungswege, wie z. B. über Kanäle oder Leiterbahnen. Die Amplitude ist so hoch, dass man sie nicht mehr mit herkömmlichen Mikrovolt-Messgeräten erfassen kann. Mit der dort vorhandenen Information und Schwingung ist Heilung und jegliche Störungskorrektur möglich.

Die Reichweite, die Bewegung und die Geschwindigkeitsunterschiede sind massiv. Die meisten Menschen glauben – wenn überhaupt –, sie hätten nur auf das erste Netzwerk Einfluss und richten ihren Fokus bei Krankheit sehr stark oder fast ausschließlich auf die Auswahl ihres Essens. Dadurch haben Ernährungsberater Hochkonjunktur. Die Medien spiegeln die große Nachfrage nach Ernährungstipps wider, weil man annimmt, dass Nahrungsmittel für Gesundheit und Energie die größte Stellschraube sind. Aus meiner Erfahrung stimmt das aber nicht. Denn Information ist nicht immer an Materie gebunden, sondern arbeitet im sogenannten Feld. Dass die Feldinformationen die weitaus größten und schnellsten Übertragungswege sind, hat Ihnen die Aufzählung verdeutlicht.

Die Biophotonen nehmen eine Sonderstellung ein. Zum einen, weil sie an sehr schneller Informationsübertragung beteiligt sind, und zum anderen, weil die Zellkommunikation auch entfernungslos geschehen kann. Die Voraussetzung sind kohärente Wellen im Körper. Zu kohärenten Wellen würde die Physik Phasengleichheit sagen. Bezogen auf unsere Gesundheit bedeutet es, dass die Zellkommunikation umso besser funktioniert, je kohärenter ein Feld ist, und dass damit das gesamte Körpersystem in Ordnung ist.

Mithilfe der Schlüssel des ALLSENSES CODES lernen Sie, diese Kohärenz herzustellen und damit alle Netzwerke zu beeinflussen, indem Sie sich des schnellsten Übertragungsweges bedienen: die Verbindung mit Ihrer Essenz. Das ist das Kernelement des ALLSENSES CODES.

4.7 Lebensenergie

| *Das Leben ist permanente Energieverschiebung.*

Woher die Lebensenergie kommt, darüber sind sich die Spezialisten nicht ganz im Klaren. In meiner mehrdimensionalen Wahrnehmung ist sie unmittelbar mit der Essenz verbunden. Alle Universen und Dimensionen bestehen aus ein und derselben Energie/Essenz. Sie ist Ausdruck eines gigantischen Bewusstseins und einer selbst organisierenden

Intelligenz. Sie ist nicht von dieser Welt und dennoch existiert nichts ohne sie. Aus Sicht der dritten Dimension könnte man sagen, dass sie selbst keine Schwingung besitzt. Erst wenn sie auf die erste Plasmasphäre trifft, spaltet sie sich in zwei konträre, polare Felder auf. Jedes polare Feld wiederum teilt sich, je nach Informationen, in Sphären oder Ebenen auf und bildet Systeme und Subsysteme (siehe Abbildung 8)[29] – im großen Ganzen ebenso wie innerhalb unseres Körpers.

Die gleiche Lebensenergie fließt auch durch uns hindurch. Sie pulsiert und schwingt in jedem Atom, Molekül, im Zellgewebe und jedem Organ, ohne Ausnahme. Dabei modulieren wir sie und prägen ihr durch unsere Gedanken und Gefühle Informationen auf. Jede Körperregion hat eine ganz spezifische Schwingung, genauso wie jedes Organ. Daraus bildet sich die entsprechende Form und Struktur. Selbst jedes Wort, jedes Gefühl, jeder Gedanke erzeugt eine ganz bestimmte Vibration und entwickelt Schwingungsmuster. Wir sind also umgeben von Energien und bewegen uns von Moment zu Moment in einer ganz bestimmten Schwingung.

Ein physikalisches Gesetz besagt, dass die verfügbare Gesamtenergie an Lebensenergie immer konstant ist. Sie kann weder erzeugt, limitiert oder vernichtet werden. Durch die Energie werden Elektronen bewegt. Die Elektronen tragen unterschiedliche Informationen mit sich und bewirken damit Unterschiedliches. Je nachdem, welche Information die Elektronen in unseren Zellen in Umlauf bringen, können sie unseren Energiezustand erhöhen oder senken. Sie können uns buchstäblich auf eine höhere Frequenzebene katapultieren oder auf eine niedrigere.

Unsere Unwissenheit darüber erklärt, warum wir am Ende eines anstrengenden Tages oder bei einer Krankheit das Gefühl haben, energieleer zu sein. Wir beschreiben die Lebensenergie wie eine Batterie, die sich irgendwann erschöpft. Wenn wir Kinder mit alten oder sterbenden Menschen vergleichen, erscheint es uns, als würde der Lebensenergiestrom mit einer bestimmten Voltzahl in einer vorgegebenen Menge zur

---

[29] Zu den Feldern und Schichten zählen alle Sphären, die unsere Erdoberfläche umgeben, z. B. Troposphäre, Stratosphäre, Mesosphäre, Thermosphäre, Exosphäre, Magnetosphäre.

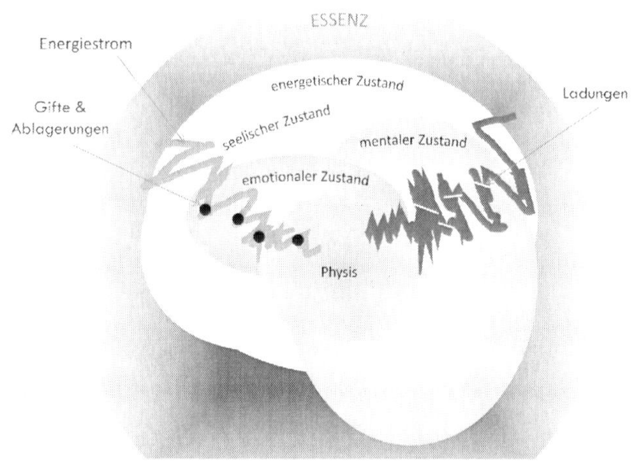

Abbildung 14: Energie-Umverteilung innerhalb der Körpermatrix

Geburt angeschaltet werden, sich während eines Lebens verbrauchen und am Ende des Lebens erlöschen. Auffällig ist, dass immer jüngere Menschen ein Energiedefizit empfinden. Das Gefühl eines Energiedefizits hat jedoch weniger mit der Energiemenge zu tun als vielmehr mit der Qualität der Energie. Diese wird von der Information bestimmt, die sie trägt. Somit können wir sagen, dass Krankheit ein Informationsproblem ist, nicht ein Energieproblem. Ist die Information gestört und das Energieempfinden niedrig, dann kann es sein, dass der Körper gerade interne Zellreinigungsprozesse oder Reparaturarbeiten vollzieht, um die natürliche Ordnung wiederherzustellen. Somit ist Energiemangel nur eine oberflächliche Symptomatik.

Aus rein energetischer Sicht entstehen Energiedefizite auch dadurch, dass Lebensenergie an Dualitätsprogramme gebunden ist. Das heißt, wir polarisieren sie, indem wir nach dem Gut/Schlecht- oder Schwarz/Weiß-Prinzip denken, fühlen und handeln. Wir gewichten nach positiv oder negativ, nach Harmonie oder Disharmonie. Wir geben unbewusst der Energie, die immerwährend da ist, eine Information, eine Eigenschaft und damit eine Richtung.

Abbildung 14 zeigt, wie sich die Felder der Körpermatrix verschieben oder verzerren, wenn die Energie-Umverteilung nicht korrigiert wird.

Das Ergebnis ist, dass die Zellkommunikation bzw. der Informationsfluss fehlgeleitet oder unterbrochen werden. Die Zellen zeigen das auf physischer Ebene mit Deformation oder Wucherungen jeglicher Art an.

Fühlen Sie sich krank, schlapp und energielos, deutet das darauf hin, dass die Energie-Umverteilung zwischen der Essenz, den einzelnen Feldern und dem physischen Körper behindert ist. Das heißt, wir schneiden uns von der Energieversorgung aus der Essenz ab. Ursächlich durch Ladungen sowie Gifte und Ablagerungen. Eine gestörte Umverteilung kann aber auch bei langanhaltenden Extremsituationen entstehen oder durch negative Einseitigkeiten (z. B. aus Widerständen, Stress, Lebensweisen, ungünstigen Bewegungs- oder Ernährungsmustern).

Jede Umverteilung bindet unsere Lebensenergie und der Energiestrom kann nicht mehr frei fließen. Somit erzeugt ein Feld Überschuss und ein anderes Feld Mangel. Treibt jemand z. B. extrem viel Sport, dann ist die Energie stark im physischen Körper vorhanden. Wenn jemand den ganzen Tag angestrengt denkt, zieht man die Energie aus dem Mentalkörper. Damit bläht sich der Mentalkörper auf und der Emotionalkörper wird schwächer. Die Fähigkeit des Fühlens sinkt. Burnout ist ein typisches Beispiel einer extrem einseitig mentalen Verlagerung. Die Betroffenen verlieren das Gefühl für sich selbst. Das autonome Nervensystem gerät aus dem gesunden Takt und kann die gesamte Regulationsfähigkeit des Körpers beeinträchtigen.

Geben wir unseren Emotionen zu viel Energie, sinkt die mentale Leistungsfähigkeit oder das Selbstbewusstsein. Wenn es irgendwo dauerhaft Störquellen gibt (z. B. Übersäuerung, Entzündungsherde, Verkrampfungen etc.), nimmt sich der Körper für die Regulationsarbeit die Energie irgendwo anders her. Es kann beispielsweise eine Beleidigung wie ein Tornado durch die Körpermatrix fegen und den Energiefluss an einer Stelle stauen. Dauerstress, Mangelerscheinungen, Selbstzerstörungsmaßnahmen, Ängste und krankmachende Abhängigkeiten erzeugen so starke Ungleichgewichte, dass die Staudämme immer größer werden. Hinzu kommen innere Belastungen aus diversen Toxinen und Schadstoffen. Manchmal lösen sich diese Staus von allein wieder auf, sehr häufig jedoch nicht.

Auf die Verschiebung reagiert unser Körper anfangs immer mit Energiemangelgefühlen, Unwohlsein, emotionalen Verstimmungen, Steifheit, Müdigkeit oder Verkrampfung. Bleibt die Verschiebung oder Störung von Energie und Information, folgen die körperlichen Symptome.

Lebensenergie hat fünf Grundeigenschaften:

1. Sie will frei fließen.
2. Die Energie ist grundsätzlich dort, wo wir mit unserer Aufmerksamkeit verweilen, ob uns das bewusst ist oder nicht.
3. Sie steht uns in dem Maße zur Verfügung, wie wir unseren physischen und geistigen Körper benutzen und darauf konditioniert haben.
4. Sie verteilt sich oder bewegt sich adäquat zu unserem Bewusstseinslevel.
5. Sie steht mit der Essenz in Verbindung.

Im Idealfall – also bei Gesundheit – ist sie ein frei fließender Energiestrom, der überall im Körper unterwegs ist – je nachdem, welche Körpersysteme gerade aktiv sind. In unserem Körpersystem gibt es immer an der einen oder anderen Stelle einen Überfluss oder einen Mangel an Energie. Das Ungleichgewicht gehört zur Natur allen Lebens. Aber eben immer in einer freien Regulation.

5 Die Miss-Verständnisse von Heilung

Wir können in der Welt nur das sehen, was wir sind.

In diesem Kapitel schauen wir uns einige Annahmen an, die von der Wahrheit abgekommen oder verdreht sind. Dennoch kann niemand so genau sagen, was DIE Wahrheit denn wirklich ist. Es gibt unendlich viele Wahrheiten. Je vielfältiger unsere Erfahrungen sind, desto mehr Wahrheiten werden sichtbar.

Eine Wahrheit entspricht immer unseren eigenen Denk- und Glaubensmodellen, einige nennen es sogar Wissen (Indigowissen, Schöpferwissen oder ähnliches). Dabei lässt sich die Wahrheit nicht definieren, im Gegenteil: Sie ist immer relativ. Im späteren Verlauf gehe ich noch genauer darauf ein, woher die Denk- und Glaubensmodelle kommen könnten.

Was ist, wenn wir feststellen, dass alles nur eine Täuschung ist? Was wäre, wenn wir eine Welt vorgesetzt bekommen, die nur durch unsere Reaktionen und Beschäftigungen so ist wie sie ist? Was wäre, wenn alles genau anders herum ist? Für die meisten ist das nicht denkbar. Warum? Weil weder der Verstand noch das übliche Tagesbewusstsein darüber hinaus denken können. Die Intuition reicht auf diesem Gebiet schon weiter. Aber die wird von dem meisten nicht genutzt.

Vielleicht ist Ihnen schon aufgefallen, dass wir alles verwechseln: Wir wollen entspannen – aber geben immer mehr Gas. Wir wollen uns entwickeln – aber verwickeln und verstricken uns stattdessen in alles Mögliche. Wir wollen frei sein – aber schaffen immer mehr Abhängigkeiten. Wir wollen miteinander reden – ohne miteinander emotional zu kommunizieren. Wir lieben die Natur – ohne mit ihr in Kontakt zu gehen. Wir wollen Gutes für uns tun und finden dennoch die unglaublichsten Wege, uns davon abzuhalten. Wir wollen Probleme lösen – aber wählen unbewusst Schwierigkeiten, an denen wir wachsen wollen. Wir verwechseln innere Unruhe mit äußerer Beschleunigung; Entspannung mit Schlaffheit; Verantwortung mit Gut-sein-Müssen; Hingabe mit Willenlosigkeit; Neutralität mit Gleichgültigkeit; Selbstbewusstsein mit Egogehabe; Selbstvertrauen mit Naivität; Weinen mit Schwäche und Stärke mit Muskeln. Wir glauben, dass wir viel tun müssen, um etwas zu erreichen. Doch all das sind Bestrebungen an der Oberfläche unseres Lebens. Und je mehr wir an der Oberfläche unseres Lebens bleiben, desto mehr vernachlässigen wir uns. Würden wir Verantwortung für uns übernehmen, bräuchten wir auch das Vertrauen nicht abzugeben – aber die Arztpraxen sind überfüllt. Wären wir uns unserer eigenen Defizite bewusst, müssten wir nicht Mangel leiden – aber wir haben alle nicht genug. Wir erlauben uns keine Bewusstseinsschritte, weil wir Angst haben, das Bewusstsein zu verlieren, dabei würden wir das Sein realisieren. Es ließen sich jede Menge weiterer Verdrehungen aufzählen, die alle zeigen, dass wir den Durchblick verloren haben.

Wieso haben wir den Durchblick verloren?

Wir benutzen für den Durchblick nur den Intellekt. So auch bei der Analyse unserer gesundheitlichen Themen und deren Lösungen. Wir eichen unser Denken, unsere Sprache und Syntax auf ein rationales Weltbild und gleichen es nach unseren Box-Inhalten, dem Ego und den alten trennenden Überzeugungen an.

Die intellektuelle Entwicklung wird schon bei Kleinkindern gefördert und bevorzugt. Wir werden nur mit Aufmerksamkeit belohnt, wenn wir

106

den Fokus mit unserem gesamten Tun nach außen richten. Intuition und Selbstwahrnehmung spielen eine untergeordnete bis gar keine Rolle in unserer herkömmlichen Entwicklung. Im Gegenzug sind wir überstimuliert und überflutet von äußeren Eindrücken aus Informationen, Bildern, Signalen, Impulsen und Frequenzen. Da die äußeren Eindrücke nicht mit unserer Essenz übereinstimmen, entstehen ungute Gefühle, die irgendwann zum Alltagsgefühl mutieren. Übrig bleibt ein Leben in einer ewig unbewussten Wiederholungsschleife von standardisierten Meinungen, Einstellungen, Konditionierungen und Gewohnheiten unserer Box.
Leider bleibt auch die Annahme bestehen, dass uns das Leben einfach so widerfährt. Einige meinen, das Leben sei vorherbestimmt. Andere gehen noch weiter und sehen im Schicksal das von Gott zugeteilte Los. Wieder andere gehen davon aus, dass wir durch unsere Handlungen in früheren Leben dieses Leben verursacht haben. So wollen sie erklären, dass Gesundheit und Selbstheilung nicht oder nur bedingt steuerbar sind. Einige glauben, sie müssten einen Lebens- oder Seelenplan finden, dann würden sie auch gesund werden. Doch das glauben sie nur, weil sie sich so weit von ihrem wahren Sein entfernt haben, dass sie der Meinung sind, ihr wahres Glück hinge von einem noch nicht entdeckten, übergeordneten Plan ab. Viele spirituelle Richtungen erzählen uns, dass es unabdingbar ist, diesen Plan zu ergründen und zu erfüllen. Andere Menschen glauben, dass die Seele einen bestimmten Weg gewählt hat, den wir nur finden und gehen müssen. Sie hoffen, durch Reinkarnationsreisen den Schlüssel zu ihren Talenten und Fähigkeiten in der Vergangenheit zu finden. Reisen in frühere Leben können durchaus interessant sein, aber eben nur für Menschen, die inkarniert (als Seele wiedergeboren) sind. Inkarnationen sind seit einigen Jahrzehnten deutlich weniger geworden. Das liegt zum einen daran, dass die Matrixsegmente, in denen die Seelen einst hängen geblieben sind, nicht mehr die gleiche Magnetkraft haben und zum anderen, dass die DNS einiger Menschen andere Ladung tragen. Dies beschreibe ich unter 5.7. eingehender.

5.1 Realitätensalat

> *Realität ist der Raum, den wir mit unserer Schwingungsfrequenz und unserem Bewusstsein informiert befüllen.*

Früher sagte man, dass die Realität aus Geist und Materie gewebt sei. Heute weiß man, dass die Welt flexible Realitäten hat und das Bewusstsein die Grundlage ist. Bedeutet es, dass die Fäden, an denen unsere Gesundheit hängt, auch vom Bewusstsein abhängig sind? Ich würde sagen: JA!

Aber wer kann das verstehen, wenn sich noch nicht einmal die Wissenschaftler, Physiker, Psychologen, Philosophen, Quantenphilosophen, Esoteriker und Forschungseinrichtungen, die sich seit Ewigkeiten mit dem Bewusstsein auseinandersetzen, darüber einig sind, was es ist? Jeder verwendet unterschiedliche Definitions- und Interpretationsmodelle. So kommt es nicht von ungefähr, dass wir uns in erbärmlichen zwei- oder dreidimensionalen, undurchsichtigen Erklärungsversuchen über »Bewusstsein« verheddern und der Realitätsbegriff für allerlei Missverständnisse sorgt. Einige werden auch mit meinen Beschreibungen nicht zufrieden sein, während sich vielleicht andere von den Erklärungen überfordert fühlen. Gleichgültig vor welchem Hintergrund wir Bewusstsein oder Realität beschreiben, wir können immer nur eine Reflexion dessen wiedergeben, was unserer jeweiligen Bewusstseinsebene entspricht. Der Einzige, der ein griffiges Modell braucht, ist unser Verstand. Er wird mit dem ALLSENSES CODE ohnehin aufgefordert, ein »Stretching« hinzulegen, damit er die Lebensbühne für neue Denk- und Realitätsmodelle frei macht. Bis dahin wird der Verstand versuchen, in diesem Wirrwarr nach Existenzberechtigung für sein Tageslimit an Bewusstsein zu suchen. Dies ist kein leichtes Unterfangen, denn das Verhältnis von Bewusstsein zu Unterbewusstsein ist ähnlich in der Schieflage wie das Verhältnis von Materie zu Nichtmaterie und von Wahrnehmung zu Wirklichkeit.

Im Grunde ist unsere gesamte Realität nur eine Simulation aus den Sinneswahrnehmungen bzw. das Ergebnis einer individuellen Berechnung unseres Gehirns. In die Berechnung fließen mehrere Komponenten mit ein: Vorrangig sind es diese drei:

- die über unsere Körpermatrix aufgenommenen Schwingungen und Informationen
- die über unsere fünf Sinne entschlüsselten Informationen und
- unsere eigenen Programme.

Unser Gehirn (mit seiner kristallinen Struktur) bildet, wandelt und leitet diese in wellenförmigen Schwingungen bzw. in elektrische Signale in den gesamten Körper. Es steht damit konstant mit der Körpermatrix in Kontakt. Das Gehirn sorgt dafür, dass wir eine simulierte dreidimensionale Realität außerhalb von uns wahrnehmen. In unserer eigenen Simulation zu leben, ist vergleichbar mit einem virtuellen Spiel, bei dem die Software in der Steinzeit stehen geblieben ist. Unser Gehirn hat eine sehr geringe Rechenleistung, es verarbeitet von den Bits an Informationsvolumen, mit dem wir ständig konfrontiert sind, nur einen mickrigen Bruchteil. Dieser liegt weit unter einem Prozent vom Gesamtvolumen. Trotzdem halten wir das, was wir sehen bzw. zu sehen meinen, für die Realität. Die zwei Gründe hatte ich bereits genannt: Wir sind auf einem niedrigen Bewusstseinszustand und auf unsere fünf Sinneswahrnehmung konditioniert. Wir sind überwiegend auf unsere visuelle Wahrnehmungen trainiert. Der dritte Grund könnte die Ursache von all dem sein: Unser Körper- bzw. Zellcode ist auf diese dreidimensionale Schwingungsrealität verschlüsselt bzw. codiert. Dadurch spüren wir nicht, dass wir andere Wahrnehmungen ausschalten. Selbst blinde Menschen sind darauf konditioniert, dass wir die Augen zum Sehen benötigen. Unterbewusst, also unterschwellig oder: Jenseits der Schwelle unseres üblichen Bewusstseins nehmen wir erheblich mehr wahr. Dass das Sehen ohne Augen mittlerweile möglich ist, habe ich mir selbst bewiesen. Dazu gibt es bereits einige Kurse, in denen man das erlernen kann. Viele Menschen haben sich dadurch ihr Leben unglaublich bereichert.

Die Frage ist also: Was »übersehen« wir, wenn unser Körper krank geworden ist? Dass wir die Kapazität unserer Wahrnehmungsfähigkeit und unseres Bewusstseins nicht nutzen.

Der Psychiater David R. Hawkins zeigt uns das Defizit des Bewusstseins anhand der Ergebnisse seines durchgeführten Forschungsprojektes. Hawkins ordnete den menschlichen Zuständen (wie Emotionen, Wahrnehmungen, Einstellungen, Weltanschauungen und Überzeugungen) eine physikalische Größe zu. Seine Messgröße ist die Hertz-Frequenz. Aus den Ergebnissen entwickelte er eine »Skala des Bewusstseins«.[30] Sein Skalenbereich reicht von 0 bis 1.000 Hertz. Null Hertz bedeuten Tod und 1.000 Hertz entsprechen einem Zustand, der Erleuchtung genannt wird. Er hat außerdem festgestellt, dass es so etwas wie einen Schwellenwert gibt, der nicht unterschritten werden darf, wenn wir unser Leben aktiv gestalten wollen. Dieser Schwellenwert liegt bei 200 Hertz. Er sagt, dass unser Körper für gesunde Funktions- und Regulationsprozesse einen Frequenzbereich von mehr als 200 Hertz braucht. Sinkt der Frequenzbereich unter 200 Hertz, hat das negative, krankmachende Auswirkungen auf unseren Körper. Hawkins' Messungen zufolge können wir in diesem Frequenzbereich unser Leben weder produktiv, kreativ, gestalterisch noch sinnstiftend leben und erst recht nicht selbstbestimmt meistern. Dann reicht der Wahrnehmungsradius gerade noch bis zur Fernbedienung, Zigarette, Bierflasche oder Chipstüte. Es ist unmöglich, uns für etwas anderes zu motivieren. Schlimmer noch: Wir werden handlungsunfähig und manipulierbar. Selbstheilung ist damit unmöglich. Das Erschreckendste an seiner Untersuchung ist sein Gesamtergebnis: Etwa 85 Prozent der Menschen befinden sich tendenziell während ihres Tages auf dieser Skala unter 200 Hertz. Dort finden wir alle negativen Gefühle, wie z. B. Angst, Stolz, Wut, Hass, Kummer, Neid usw. Das erklärt, warum unsere Wahrnehmungen

---

[30] David R. Hawkins beschreibt diese Skala in seinem Buch »Die Ebenen des Bewusstseins« ausführlich. VAK-Verlag, Erscheinungsdatum 2010. Er nennt sie »Karte des Bewusstseins« (S. 62). Die Studie ist zwar schon mehr als 20 Jahre alt, würde aber in der heutigen Zeit mit Sicherheit ähnliche Ergebnisse liefern.

rudimentär werden mussten und liefert den Grund, wieso wir in den meisten Ländern eine Scham-, Schuld- und Suchtkultur etabliert haben. Eine rudimentäre Wahrnehmung erlaubt kein weites Bewusstsein. Um in die Selbstheilung zu kommen, braucht es mindestens 700 Hertz. Oberhalb von 700 Hertz liegt der Wendepunkt, der Selbstheilung als dauerhafte Veränderungen ermöglicht.

Ein interessanter Ansatz für Bewusstseinsabstufungen stammt aus der Neurowissenschaft sowie der Gehirn- und Bewusstseinsforschung. Dort werden Bewusstseinszustände anhand von Gehirnwellenfrequenzen unterschieden.[31] Sie werden in fünf Wellenbereiche unterteilt: Beta-, Alpha-, Theta-, Delta- und Gamma-Wellen. In unserem 24-Stunden-Rhythmus gehen wir durch alle Wellenbereiche und jede Gehirnwellenfrequenz erlaubt eine andere Wahrnehmung. Tagsüber halten wir uns in der Regel im Beta-Wellen-Frequenzbereich auf.

Das ist die niedrigste Bewusstseinsstufe bei uns Menschen, in der sämtliche Tagesaktivitäten vom Unterbewusstsein gesteuert werden. Sie ist gekennzeichnet von einem niedrigen Grad an Wahrnehmung, aber von einem hohen Maß an Intellekt (sofern er trainiert ist). Entspannen wir uns, schwingt das Gehirn langsamer und kommt in den Alpha-Wellen-Bereich.[32] Vielen Menschen gelingt es allerdings nicht, in einen Alpha-Zustand zu kommen, weil sie sich nicht richtig entspannen können. Sie brauchen abends Fernsehen, Sex oder Alkohol dafür. Doch auf Dauer ist das keine Lösung. Es leert die Nebennieren, senkt die Lebensenergie und macht den Wahrnehmungsbereich noch kleiner. Was schließen wir daraus: Das Bewusstsein lässt sich ohne Wahrnehmungen nicht erhöhen. Und ohne Wahrnehmung ist die Wahrscheinlichkeit groß, dass wir an unserer Authentizität vorbeileben und auch nicht wissen,

---

[31] Sehr differenziert lässt sich messen, wie im Gehirn Milliarden von Nervenzellen mithilfe von schwachen elektrischen Impulsen miteinander in unterschiedlichen Frequenzzyklen kommunizieren.

[32] Die Beta-Wellen-Frequenz entspricht dem sogenannten Tagesbewusstsein oder Wachbewusstsein. Bezogen auf das körperliche und Verstandes-Wachsein mag das stimmen. Doch von wahrhaftiger Wachheit fehlt jede Spur.

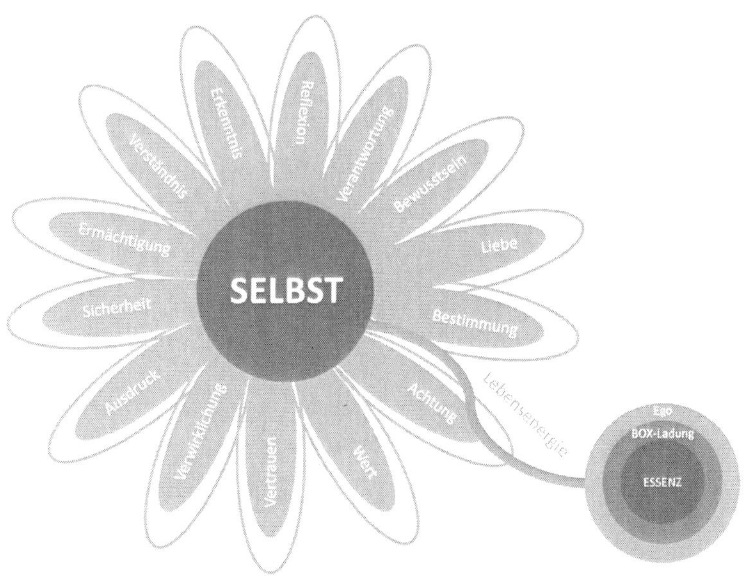

Abbildung 15: Selbst-Blüte unserer Authentizität

was wir wirklich wollen. Dies erklärt, warum so viele Menschen massenkonform unzufrieden sind und leiden. Sie tun, was einem vorgeschrieben wird, was man zu lesen, zu denken und zu essen hat, welche Interessen man hat, welchen Beruf man aussucht oder welche Partei man wählt. Diese Menschen wollen und können zum Teil nicht mehr selbst nachdenken. Sie haben ihre privaten Interessen auf »leichte Kost« verlagert, weil sie ihr Leben als schon anstrengend genug empfinden. Oder liegt es vielleicht doch daran, dass ihr Selbstbewusstsein auf der Strecke geblieben ist? Schauen wir uns den Ausdruck unseres »Selbst« genauer an, stellen wir fest, dass es an seiner Facettenvielfalt verloren hat. Da unser »Selbst« immer nur das wiedergeben kann, was in uns angelegt ist, sorgen die Box-Ladungen, Programme und Signaturen dafür, wie wir über uns und die Welt denken, wie und was wir fühlen, welche Entscheidungen wir treffen, welche Verhaltensmuster wir entwickeln und letztlich, welche Erfahrungen wir machen.

Die Essenz ist wie der Samen, aus dem wir unser facettenreiches Selbst bilden. Im Idealfall wird unser Selbst aus der Essenz gespeist und ist an Schönheit, Fülle und Vollkommenheit nicht zu übertreffen. Es kann seine Fülle im gesamten Lebensarrangement (Blütenblätter) frei ausdrücken. Die Beschaffenheit des Stiels repräsentiert die Energieleitbahnen unserer Körpermatrix. Ist die Versorgungsleitung an Lebensenergie blockiert, wird die Verbindung zwischen dem Selbst und der Essenz schwächer oder bricht ab. Zur Beeinträchtigung der Fließkraft des Lebenssaftes zwischen der Essenz und dem authentischen Sein (Blüte) kommt es hauptsächlich durch die Wirkkräfte des Egos um der Box-Ladung. Je unfreier der Durchfluss zur Essenz ist, desto geringer ist die Lebensenergie und umso weniger selbstbestimmt sind unsere Lebenserfahrungen.[33]

In der Wachstumsphase des Selbst besuchen wir alle unfreiwillig eine Schauspielschule, die sich Leben nennt. Wir verlieben uns in die Lichter und Requisiten der Bühne, die wir zu unserer Realität machen. Jeder gibt sein Bestes auf der Lebensbühne und versucht, mehr oder weniger erfolgreich, etwas darzustellen. Die Requisiten werden im Laufe unseres Lebens immer abgenutzter oder fulminanter und die Rollen immer eingeschränkter. Wir fühlen uns nur noch in den Rollen sicher, die wir studiert und geprobt haben oder auswendig kennen. Wir bewegen und amüsieren uns nur noch in dem winzigen Realitätsausschnitt der dreidimensionalen Welt, in der wir uns vor Gefühlen wie Versagensangst, Schmerz, Blamage oder Ohnmacht schützen müssen. Ohne zu merken, dass diese Welt unsere Simulation bzw. Illusion ist.

Eine Krankheit ist das sichere Zeichen, dass an dieser Illusion etwas faul ist und wir unser Selbst auf der Lebensbühne nicht mehr authentisch leben. Haben wir unseren Lebensfokus auf die bunten Requisiten, hübsch gemachten Dekorationen oder prestigeträchtigen Kostüme ausgerichtet, haben wir das Fremde zu unserem Selbst gemacht und leben nicht mehr das, was wir im Ursprung sind. Spätestens zum Schulanfang ist unser 3-D-Wahrnehmungsradius verlässlich auf die physikalische

[33] Sind Kinder sehr früh krank, dann deshalb, weil deren Essenz schon eine dicke Hornhaut (Unbewusstes) aus Altlasten an Box-Ladungen) mitgebracht bzw. geerbt hat.

Existenz von 0,000000001 Materie umgepolt. Wir streben eine Entwicklung an, in der wir hoffen, dass es die Welt und unsere Lebensbedingungen gut mit uns meinen. Wir wollen Bildung und wundern uns, wenn wir irgendwann die Welt nicht mehr verstehen. Wir blicken nach draußen und nennen es Wirklichkeit. Wir verlieren dadurch den größten Anteil unserer eigenen Existenz und damit das Bewusstsein für unsere Intuition und Verbundenheit. Die Zugänge zu anderen Bewusstseinsebenen schließen sich. Spätestens mit Beginn der Pubertät ist unser wahres Selbst überschattet mit den Box-Depots aus Fremdbildern, Kopfgeschichten und Konstrukten, die nicht unsere eigenen sind.

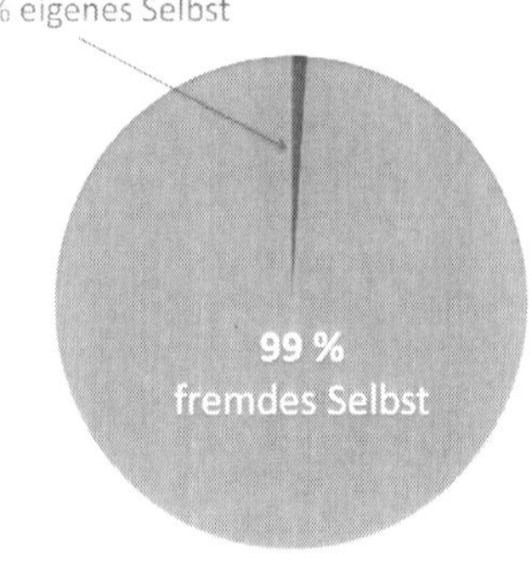

Abbildung 16: Verhältnis vom eigenen zum fremden Selbst

Dadurch leben wir weder selbstbestimmt noch sinnorientiert, sondern das Leben fremder Erwartungen und Konditionierungen. Obwohl wir intuitiv wissen, dass es im Leben um mehr geht als um Essen und Selbsterhaltung, haben wir keine Vorstellung davon, was es sein könnte. Dies liefert den Grund, warum sich viele Menschen verloren, zerrissen, falsch, verwirrt oder abhängig fühlen. Die Missverhältnisse zwischen dem fremden und dem eigenen Selbst liefern uns das Gedanken- und Gefühlsportfolio, nach dem wir unsere Realität erschaffen.

Wie kommen wir vom fremden zum eigenen Selbst?

Darauf habe ich nur eine Antwort: mit Bewusstheit. Um Bewusstheit zu erlangen, sind Beta- und Alpha-Gehirnwellen wenig hilfreich, weil im Tagesbewusstsein unsere Gegenwart von der Vergangenheit dominiert und gesteuert wird. Das Vergangene ist das Unbewusste. Damit wird die Zukunft von den Box-Depots erschaffen und kann nichts Neues kreieren. Wir kommen demzufolge mit dem Tagesbewusstsein (Denken, Spre-

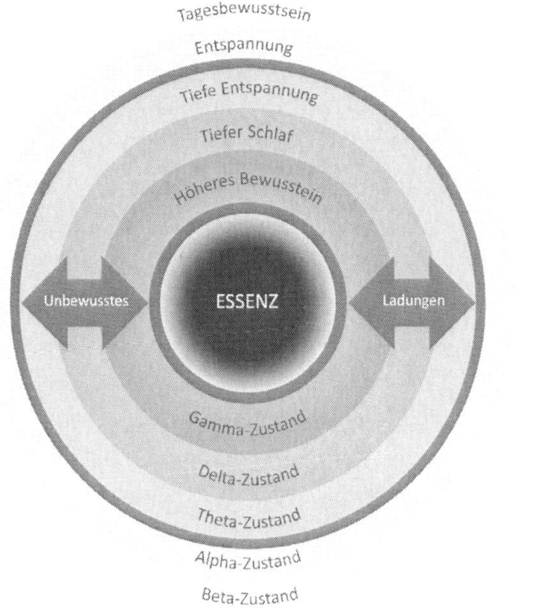

Abbildung 17: Bewusstseinsebenen und Gehirnwellenfrequenzen

chen, Planen, Tun) nicht an die Box-Ladungen heran und können unsere wahre Blütenblättervielfalt nicht sehen. Die folgende Abbildung zeigt die Bewusstseinsabstufungen unter Berücksichtigung der Gehirnwellen.

Die Abbildung 17 ist die Darstellungs-Umkehrung von Abbildung 8. Diese Umkehrung soll zum einen Ihr Gehirn herausfordern und zum anderen Ihnen verdeutlichen, dass das Oben und Unten, als auch das Außen und Innen nicht wirklich existieren. Das Tagesbewusstsein ist in diesem Fall die äußere Schicht. Es ist die niedrigste Schwingungsfrequenz, mit dem niedrigsten Bewusstseinszustand. Sie stellt die Peripherie unserer Lebensebenen dar. Wie Sie bereits wissen, werden damit unsere Wahrnehmungen nur über die fünf Sinne entschlüsselt und erzeugen eine dreidimensionale Erlebniswelt. Andere Schwingungsfrequenzen bzw. Bewusstseinsebenen sind NICHT wahrnehmbar. Gleichwohl sind es DIE Ebenen, die uns fast ausschließlich dominieren. In diesen Ebenen liegen das Unbewusste und die Box-Ladungen.

Die Mitte repräsentiert die wahre Essenz. Sie umgibt und durchdringt jede Bewusstseinsebene. Und doch können wir davon getrennt sein. Ob und inwieweit wir Zugang zur Essenz haben, hängt von unserem Bewusstseinsniveau und der Schwingung ab. Sind wir im Tagesbewusstsein bleibt alles, was zwischen den beiden inneren grauen Kreisen liegt, unerreichbar und unveränderlich. Denn das Frequenzband des Tagesbewusstseins gibt uns nur den extrem engen Wahrnehmungsbereich unserer klassischen fünf Sinne vor. Darauf stützt sich der Glaube, dass wir auf Ereignisse, Situationen und Dinge, so wie wir sie wahrnehmen, entsprechend reagieren müssten. Im Grunde ist die Welt um uns herum erst dadurch so wie sie ist, weil wir sie so modellieren, wie wir sie wahrnehmen.

Je höher oder weiter sich unser Bewusstsein ausdehnt, desto näher kommen wir unserem Ursprung.[34] Erreichen wir die Essenz, stehen wir mit unserem wahren, authentischen Selbst auf intensivste Weise in Kontakt. Essenz und Bewusstsein werden eins und der duale Realitätscharakter löst sich auf. Es verschmelzen die scheinbar getrennten Stufen und wir begreifen, dass alles Bewusstsein ist, auch unser Körper, jedes Organ und jede Zelle. Es ist der Zustand des höchsten Bewusstseins. Er wird häufig als Einheitsbewusstsein bezeichnet, oft auch als Flow, höheres Gewahrsein, Erwachen, Kundalinierweckung oder Erleuchtungserfahrung. In diesem Zustand weitet sich das Bewusstsein und das Gehirn beginnt sich neu zu vernetzen. Informationen werden anders verarbeitet. Wir bekommen den Zugang zur inneren Weisheit und die Möglichkeit, alte Ladungen umzuprogrammieren. Der Schlüssel zur inneren Weisheit als auch zur Selbstheilung liegt in der Verbindung zur Essenz. Der ALLSENSES CODE wird Sie darauf vorbereiten und Ihre Wahrnehmungen dahingehend schulen, dass Sie die fremden Anteile korrigieren können. Denn schließlich steht die Realitätsgestaltung jedem frei.

Was wäre, wenn unser physischer Körper und unser Bewusstsein nichts Getrenntes sind? Stellen Sie sich vor, Sie wüssten, wie Sie Ihre

---

[34] Kurios: Je tiefer wir uns aufs Bewusstsein einlassen, desto höher wird es. Das »Tiefer« oder »Höher« ist nicht zweidimensional gemeint und darf nicht mit »außerhalb von uns« verwechselt werden.

Zellen steuern und programmieren könnten. Ich bin mir ziemlich sicher, dass wir dann systematisch alle unser Leben umkrempeln würden. Was wäre, wenn Krankheit nur ein degeneratives Menschheitsprogramm wäre? Dann stellte sich die Frage, wer es installiert hat. Aus meiner Sicht gibt es zwei Möglichkeiten, wie sich das Realitätsfeld bestimmt: Entweder haben wir es selbst erschaffen oder es wurde ohne uns geschaffen. Die öffentlichen Meinungen zu diesen zwei Möglichkeiten sind sehr kontrovers. Einerseits wird gesagt, dass unsere Realität nur die Gestalt annehmen kann, die wir ihr geben.

Das bedeutet, dass jeder Einzelne dazu beiträgt, mit seiner eigenen Frequenz und seinem individuellen Bewusstsein, seine Körper- und Lebensrealität zu erschaffen. Da wir aber nicht allein existieren, entspringt unsere Realität diesem einzigartigen Zusammenspiel der Massen. Sie ist immer auch als Gemeinschaftswerk zu verstehen – ein Menschheitsprogramm von Milliarden von Menschen, gespeist aus ihren Box-Depots. Andererseits oder vielleicht gerade deshalb ist es unglaublich schwer, unsere individuelle Realität frei zu gestalten. Weil dieses Zusammenspiel nicht erkannt wird, machen wir einfach in gewohnter Manier weiter. Wir erdulden Fremdbestimmung, Abhängigkeit, Leid und Schmerz, weil wir es als Realität akzeptiert haben. Das erklärt, warum wir oft keine andere Entscheidung treffen oder sie nicht umsetzen können.

Die unbewussten Musterkreisläufe

Stattdessen machen wir genau das Gegenteil: Wir etablieren Routinen im Denken, Sprechen, Glauben, Fühlen und Handeln, sodass alles beim Alten bleibt. Wir ändern Dinge nur im äußersten Notfall. Manchmal noch nicht einmal dann, wenn gesundheitliche Störungen lebensgefährlich geworden sind. Wir generieren unbewusst die Zukunft ausschließlich aus den Körpermatrixprogrammen und -ladungen. Dadurch erleben wir immer die gleiche Realität, antworten mit dem gleichen Verhaltensmuster und den gleichen Reaktionen. Sind die Verhaltenswiederholungen einmal gefestigt, läuft unser Denken, Fühlen und Verhalten in einer fortlaufenden Feedback-Schleife ab. Die Körperfunktionen reagieren

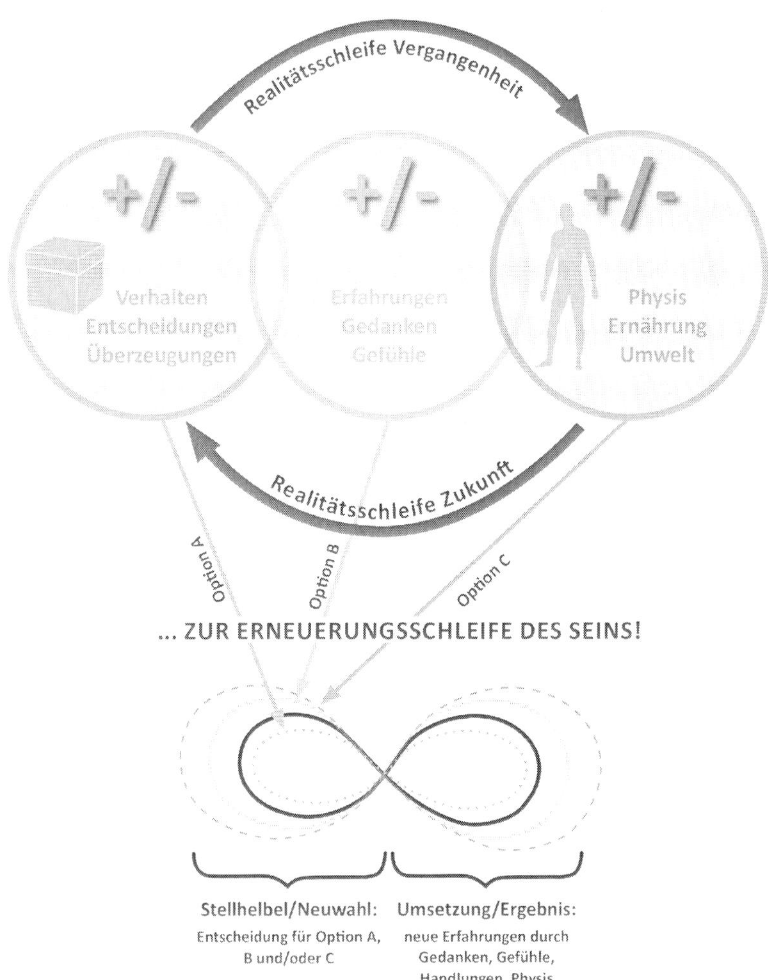

Abbildung 18:
unbewusster Musterkreislauf vs. bewusste Neuausrichtung

automatisch biochemisch, elektrisch und rhythmisch nach dieser verankerten Signatur. Somit haben das Denken, Fühlen und Verhalten IMMER eine physische Bewandtnis, die unweigerlich unsere Biologie und unsere Realität bestimmt.

Die Wissenschaft schreibt die Verbindung von Denken und Fühlen unseren neuronalen Mustern (über sogenannte Schaltkreise) im Gehirn zu. Doch die Informationen der Muster sind gleichermaßen in unserem Herzen und im gesamten Zellgefüge. Warum? Weil sie in der Körpermatrix angelegt sind. Die folgende grobe Darstellung verdeutlicht, wie wir uns ewig im Kreis drehen, in dem wir automatisch unsere Zukunft in der gleichen Weise erleben und gestalten wie in der Vergangenheit – mit nur kleinen Abweichungen. Ändern wir die Muster nicht, wird die Biologie unseres Körpers von morgen dieselbe sein. In diesem Musterkreislauf ist die Energie immer an eine entsprechende Information gebunden. Ist er negativer Natur, verhärtet er die Energiedichte der Körpermatrix und lässt unseren Körper altern und auch erkranken.

Die drei wesentlichen Fragen sind:

1. Ob wir uns dessen bewusst sind.
2. Ob der Musterkreislauf positiv oder negativ ist.
3. Ob wir ihn ändern wollen.

(s. Abbildung 18)

Ihnen stehen viele Möglichkeiten offen, um aus dem ewig gleichen Kreislauf auszusteigen. Die Komplexität ist dabei unwichtig, eher von Vorteil. Vielmehr geht es darum zu erkennen, dass die Ladungen von gestern das Jetzt unseres Seinszustandes beeinflussen. Sie können jederzeit jeden beliebigen Stellhebel (Option A, B und/oder C) wählen, um die Erneuerungsschleife zu starten. Bei dem Einen kann der Stellhebel das Verhalten sein, bei dem Anderen die Glaubensprogramme und bei dem Dritten die Ernährung. Der Vierte braucht einen integralen Ansatz aus allen Optionen.

Der Stellhebel gehört Ihnen. Sie müssen ihn nur JETZT aktiv benutzen. Das JETZT schafft den Nährboden für alle Handlungen, Geschehnisse und eröffnet uns die Chance für Veränderungen und Heilung. Die Art, wie Sie JETZT denken, fühlen und handeln, bestimmt, welche Schwingungen im Gehirn herrschen und welche Informationen im Zellgefüge verteilt werden.

Schauen Sie mal auf Ihren Alltag. Wie viel davon machen Sie wie gestern, bis ins kleinste Detail? Vielleicht sogar bis auf die Uhrzeit genau? Vielleicht lesen Sie immer die gleichen Bücher, hören die gleiche Musik, gehen die gleichen Wege, essen das Gleiche usw. Wir alle kultivieren die Wiederholungen. Wir geben dem Alltag hin und wieder einen neuen Anstrich z. B. durch eine neue Wohnung, einen neuen Job, ein neues Auto oder einen anderen Partner. Gewohnheiten geben uns Halt und machen unser Leben einfacher. Aber gleichzeitig bergen Gewohnheiten die Gefahr, dass sie unsere Wahrnehmungen abstumpfen und unser Bewusstsein einschläfern.

Wir wären alle auf einen Schlag gesünder, wenn wir aufhören würden, unsere negativen Umstände oder Zustände auszuhalten oder uns schön zu reden. Wenn wir aufhören würden, unsere negativen Gedanken und Gefühle zu ertragen oder zu erleiden. Manch einer rühmt sich für die Tapferkeit des Aushaltens und Durchhaltens einer Krankheit und misst sich mit seinen massenhaften Leidensgenossen, als wäre der Grad des Aushaltens eine sportliche Disziplin, in der es einen Pokal zu gewinnen gäbe. Je unbewusster wir sind, desto zuverlässiger liefern wir uns die Rechtfertigung dafür, dass wir Dinge wiederholen und wie wir sie wiederholen.

5.2 Aktivierung der Selbstheilungskräfte

| *Wir erleben in der Realität nur das, was wir im Inneren sind.*

Können oder müssen wir erst unsere Selbstheilungskräfte oder Schöpfermacht aktivieren? Fakt ist, dass unsere Selbstheilungskräfte unentwegt am Werk sind. Sie sind Ausdruck unserer uns innewohnenden Schöpferkraft oder Schöpfermacht. Sie entfaltet sich andauernd und ist auch fortwährend aktiv, allerdings unbewusst. Eigentlich müsste ich Ihnen an dieser Stelle gratulieren, denn Sie haben als Mitspieler der Realität all das (mit)erschaffen, was Sie Realität nennen. Ja, im Ernst, Sie sind genial. Sie verfügen nicht nur über grenzenlose Schöpferkraft, sondern sind bereits wahrer Meister darin. Bitte vergessen Sie das niemals wieder. ABER: Es gibt tatsächlich einen Haken. Solange Sie sich dessen nicht bewusst sind, kreieren und modellieren Ihre Box-Mechanismen die Realität Ihres Lebens – somit auch die Ihres physischen Körpers.

Wir dürfen begreifen, dass wir:

1. nichts aktivieren können, was schon aktiv ist.
2. die Macht und Kraft schon immer gehabt haben und auch weiterhin haben werden.
3. Lebensenergie beeinflussen und zur Selbstheilung lenken können.

Jeder von uns hat die gleiche Heilungs- und Lenkungskraft. Sie sind jene Lebensenergie, die unseren Körper erschaffen und gestalten. Das bedeutet, dass wir damit Gesundheit erhalten, aber auch genauso Krankheit entstehen lassen. Bei Krankheit haben wir den Anteil unserer Schöpferkraft umgelenkt. Wir wenden sie zum größten Teil gegen uns selbst. Es klingt pervers. Und das ist es in der Tat. Doch wenn wir aufwachen und erkennen, dass wir die Lenkungskraft zur Erzeugung sowie Aufrechterhaltung von Stress, Widerstand, Selbstzerstörung und Angst einsetzen, erfolgt in der Regel die Wende.

Aufgrund unserer Unbewusstheit sehen wir uns jedoch damit konfrontiert:

1. Wir finden keine neuen Ideen oder Alternativen.
2. Wir können keine neuen Entscheidungen treffen.
3. Oder: Wir können weder Ideen noch Entscheidungen umsetzen.

Wenn von Selbstheilung und Schöpfermacht die Rede ist, komme ich nicht umhin, über die Verdrehungen von Macht und Ohnmacht zu sprechen. Beide haben ursächlich mit der Selbstheilung zu tun, obwohl beide zwei gegensätzliche, aber vollkommen natürliche, gleich starke Aspekte und Kräfte sind, die einander bedingen. Die meisten Menschen haben mit den beiden Themen ihre Interpretationsschwierigkeiten und gehen verdreht damit um. Auf der einen Seite will niemand gern freiwillig seine Macht verlieren oder abgeben, auf der anderen Seite wollen nur wenige Menschen wirklich Macht besitzen. Dann gibt es noch diejenigen (die nicht in einer Machtposition sind), die glauben, dass es ihnen besserginge, wenn sie Macht hätten. Weil sie denken, durch Macht jemand zu sein, und sie sich einreden, durch Macht aus dem Gefühl herauszukommen, ein Niemand zu sein.

Der Drang nach Macht oder die Ablehnung von Macht kommt von Minderwertigkeitsgefühlen, der inneren Leere und dem Mangel. Diese Gefühle lösen Machtgelüste oder Ohnmachtsstarre aus, mit sehr artenreichen Auswüchsen, die wir an unserem Umgang mit Beziehungen, Status, Ansprüchen, Geld, Ansehen, Werten, Kontrolle etc. erkennen können. Die Gefühlsmuster von Machtstreben oder Ohnmacht werden über etwas oder über jemanden suchtartig kompensiert oder nicht selten sogar gewaltvoll zum Ausdruck gebracht. Viele Menschen gehen so weit, dass sie für die Befriedigung ihres Musters kämpfen, verletzen, verraten oder andere unschöne Dinge tun.

Die stärkste Klammer zwischen Ohnmacht und Macht sind Geld und Beziehungen. Aus dieser Klammer entstehen Rollen, Abhängigkeiten und Spannungsfelder für Wirtschaft, Gesellschaft, Religion, Politik sowie für unsere beruflichen und zwischenmenschlichen Beziehungen.

Wie machtvoll wir sind, hängt davon ab, was wir über Macht glauben und wie stark wir uns bewusst auf sie einlassen.

Woher kommt die (Ohn-)Machtverdrehung? Das Wörtchen »Macht« war über viele Jahrhunderte fast vollständig aus unserem Vokabular verschwunden. Heute ist das Wort leider sehr negativ besetzt. Wir haben die Macht, historisch gesehen, schon lange abgegeben. Das erkennen wir daran, wie die Menschen sprechen, entscheiden und handeln: nämlich aus einem Gefühl des Mangels, des Misstrauens, der Angst oder der Abhängigkeit heraus. Heutzutage glaubt kaum einer, Macht für sich beanspruchen zu dürfen oder zu können. Stattdessen empfinden die meisten das Gegenteil: Ohnmacht – gegenüber fast allem.

Unsere Glaubensmuster und Erfahrungen, die wir von unseren Eltern, dem Umfeld und dem kollektiven Feld sowie unserem eigenen Leben von der Geburt bis jetzt übernommen und gesammelt haben, bestimmen, wie wir mit diesem Machtpotenzial umgehen und in welche Richtung wir es lenken. Ohnmacht und Macht sind auch deshalb so massiv, weil sie an Unmengen von alten und vor allem negativen Programmen aus Zeiten von Krieg, Gewalt, Unterdrückung, Angst, Gier und Kontrolle gekoppelt sind. Macht war leider sehr lange in den Händen von gewalttätigen Menschen voller Minderwertigkeits- und Mangelprogrammen, sodass wir uns erst selbst davon überzeugen müssen, dass Macht ein Ausdruck unserer Lebensenergie und damit ein natürlicher Bestandteil unseres Lebens ist. Oft geben wir uns nicht die Macht-Erlaubnis, obwohl es geradezu lächerlich klingt. Die meisten sind in ihrer Kleinkindrolle stecken geblieben. In den Coachings entdecken wir solche unbewussten Programme sehr oft, z. B. in solchen Sätzen: »Es steht mir nicht zu, dass ...« oder »Ich muss für alles zur Verfügung stehen.« Der Verstand kann sich das nicht erklären. Doch unsere Zellen wissen sehr wohl, wovon hier die Rede ist: die gespeicherte Information aus den Box-Depots.

Machen Sie die Tür nach innen auf und Sie werden jene Macht entdecken, um das zu erleben, was unsere Box-Filter ablehnen: unerschöpfliche Lebensenergie durch pure Selbstermächtigung. Selbstermächtigung ist für den einen ein sich schwulstig oder fremd anmutender Begriff und für den anderen ein beflügelndes Wort, das eine Erinnerungswelle auslöst. Ganz gleichgültig, wie es auf Sie wirkt: Erlauben Sie sich ein neues Denken und Fühlen aus der Idee der SelbsterMÄCHTIGung heraus. Vielleicht werden Sie eines Tages bemerken, dass Sie Ihr Leben immer machtvoller leben und selbstbestimmt agieren. Dann wird nichts auf der Welt Sie darin hindern, Ihre Macht in gesunder Weise zu offenbaren.

5.3 Unsere Gene

Die Stammzellen sind frequenzgesteuert und damit für alle Möglichkeiten des Werdens offen.

Ich wäre nicht erstaunt, wenn Sie bislang noch der Meinung sind, dass die Gene unsere Biologie zu 100 Prozent steuern. Wie oft höre ich von Menschen, die krank sind: »... es sind die Gene, ich kann nichts machen« oder »Ich habe keine Wahl, bei mir ist das erblich bedingt« oder »Die Krankheit hatte meine Oma auch schon.« Ich gebe der Wissenschaft Recht, dass wir mit einigen Prädispositionen zur Welt kommen. Doch diese fixen Größen sind mit ca. 5 Prozent marginal gegenüber dem Potenzial (von 95 Prozent), das tatsächlich beeinflussbar und wandelbar ist. Selbst wenn wir mit defekten Genen geboren wurden!

Einige Experten sagen, dass wir zum größten Teil aus Mikroben aller Art bestehen. Sie gehen davon aus, dass Mikroben nicht nur unseren Darm besiedeln, sondern uns von Kopf bis Fuß bewohnen. Wir finden sie in den Knochen, im Blut und im Gehirn. Wenn wir so viele Mitbewohner haben, stellen sich mir zwei Fragen: Wer ist eigentlich Chef im Körper? Sind wir dadurch ausschließlich fremdbestimmt? Dass wir auf diese Fragen keine genaue Antwort finden, zeigt, dass der Einfluss auf unser Genom und dessen Funktionsweise bisher nicht in voller Tragweite erfasst sind.

Der spiralförmig aufgerollte Code unserer DNS hat zwar dazu beigetragen, zu dem zu werden, was wir sind. Aber er kontrolliert weder schicksalhaft unseren Körper noch unsere Bestimmung und wer wir in

Zukunft sind. Unsere Gene sind zwar der Startpunkt im Leben, aber sie warten stets auf Anweisungen, nach denen sie walten und gestalten.

Nehmen wir allerdings unsere Ausgangsthese zur Basis, dass unsere Gene hauptsächlich Informationsträger sind, die nach bestimmten Anweisungen agieren, rückt die Beeinflussbarkeit wieder mehr ins Visier. Wir sollten besser hinterfragen, woher die Anweisungen kommen.

Die Wissenschaftler und Zellbiologen der Epigenetik bestätigen, dass die Gene entsprechend ihrer erhaltenen Informationen die Proteine bauen, abbauen und auch umbauen. Damit muss auf Zellebene nichts für den Rest unseres Lebens so bleiben wie es im Moment gerade ist. Bekommen die Gene neue Anweisungen, können sie auch Neues bauen.

Die schlechte Nachricht ist: Das Genom ist der Massendatenspeicher der gesamten Evolution der Menschheit. Die Datenbank ist die Körpermatrix und funkt an jedes Genom. Bei einer psychischen oder physischen Krankheit ist mit Sicherheit eine Art Selbstvernichtungsprogramm aktiviert, dass sich durch negative Emotionen permanent selbst antreibt.

Die gute Nachricht ist: Wir können auf die Datenbank genauso gut ein neues Programm installieren, das der Regeneration dient. Ziel des ALLSENSES CODES ist es, das Selbstvernichtungsprogramm im Genom zu erkennen oder zu wandeln.

Die Programmierbarkeit und uns innewohnenden Steuerkräfte sind teilweise schon seit mehreren Jahrzehnten bekannt. Leider landet davon nichts an den medizinischen Universitäten und Fakultäten. Stattdessen wird uns weiterhin stringent eine undurchschaubare genetische Komplexität vermittelt.

Im Biologieunterricht wird nur nebenbei oder gar nicht erwähnt, dass:

- ein Apfel und ein Wurm mehr Gene haben als wir,
- wir feinstoffliche Körper haben, die auch (genähnliche) Codierungen in sich tragen,
- die Stammzelle mit ihrem Urprogramm lebenslang vorhanden ist.

Wir wissen zwar, dass der Körper aus einer einzigen Stammzelle einen kompletten Organismus ausbildet und dabei alle denkbaren Zell- und Gewebstypen ausdifferenziert, aber mehr auch nicht. Wussten Sie, dass wir diese Stammzellen ein Leben lang behalten und darauf zugreifen können? Die Stammzellenforschung nutzt diese Intelligenz und schaut dennoch zu stark auf Form und Funktion. Sie lässt die Informationsdatenbänke und Musterverknüpfungen aus den individuellen Ladungen, Frequenzen und den über- oder untergeordneten feineren Netzstrukturen der Körpermatrix außen vor, obwohl längst unzählige Fälle bei Organtransplantationen bekannt sind, bei denen sich Eigenschaften, Fähigkeiten und auch Vorlieben des Organspenders mehr als deutlich beim Organempfänger ausgedrückt haben. Daher ist die Stammzellentherapie, die so vielversprechend klingt, auch nicht immer von Erfolg gekrönt. Denn man kann nicht auf der feinstofflichen Ebene eingreifen und sie gleichzeitig negieren. Man kann auch keinen Kuchen backen und gleichzeitig entscheiden, die Zutaten wegzulassen.

Interessant ist, dass die DNS unter anderem aus kristallinem Silizium besteht und damit ein natürlicher elektrischer Flüssigkristall-Halbleiter ist, sehr ähnlich wie Computerchips. Die Gene und die Zellen sind dabei nur die Informationsspeicher mit einer weiterleitenden Funktion. Wenn die Energie- und Informationsmedizin auf diese Informationsspeicher zugreifen kann, gibt uns das nicht die Möglichkeit zur persönlichen Transformation? Ja, das dürfen wir wörtlich nehmen: das Verändern der Form. Durch Änderung der In-Form-ation bekommen die Zellen eine andere Vorgabe und formen die Gene dementsprechend um. Die Entwicklung des ALLSENSES CODES basiert auf der Erfahrung, dass die genetische Zellebene der »informierte Raum« ist, in dem alle Gefühle ausgefochten werden. Sowohl die Kriege gegen uns und andere, als auch die glückseligen Momente. Also bekommen wir über unsere Gefühle eine Möglichkeit, die Information zu ändern.

Sollte Ihnen das als Inspiration reichen, um dem Glauben an Selbstheilung näherzukommen, würde ich mich für Sie sehr freuen. Für diejenigen, die dazu schon stärker in Resonanz stehen, kann ich nur sagen, dass uns in nächster Zeit einige interessante Veränderungen bevorstehen.

Durch die weltumspannende energetische Frequenzerhöhung werden in nächster Zeit noch viele weitere interessante Gen-Phänomene zutage gefördert. In meiner Praxis begegnen mir mittlerweile vermehrt Menschen, bei denen die Helixstrukturen und die Informationsprogramme der DNS anders sind. Auch die Chakren sind nicht das, was uns gelehrt wird. Sie sind Implantate, um uns in der Matrix zu halten. Dies rüttelt am spirituellen Weltbild und wird dir vielleicht nicht gefallen aber wir dürfen uns die gesamte energetische Anatomie von Grund auf noch mal genauer anschauen. Jeder der Hellsichtig ist UND über neutrale Wahrnehmung verfügt, wird mir das bestätigen. Dies werden sie auch in keiner der herkömmlichen Chakra-Literatur finden. Ich kann Ihnen nur soviel verraten, dass wir uns von dem sogenannten alten Wissen, dass als heilig und wahr gilt, verabschieden dürfen. Denn die energetischen Veränderungen machen auch in diesem Sektor nicht halt. Wer die sieben Chakren noch so (wie es einst gelehrt wurde), wahrnimmt, liegt deswegen nicht falsch, sondern hat einfach nur die Wahrnehmungen für das, was innerhalb der Matrix angelegt ist. Gelingt es Ihnen, außerhalb dieses Bezugsrahmens der Matrix wahrzunehmen, werden Sie feststellen, dass sich große wundervolle Veränderungen vollziehen. Wer Interesse hat, auf diesem Gebiet seine Wahrnehmungen und intuitiven Fähigkeiten auszubauen, ist bei ALLSENSES® Energiemedizin gut aufgehoben.

5.4 Keime, Mikroben, Pilze und Parasiten

Die Artenvielfalt von Mikroben, Bakterien, Pilzen und Parasiten ist riesig. Es gibt Tausende. Ihre Existenz ist noch kein Krankheitsauslöser. Im Gegenteil, sie sind an sehr vielen lebenswichtigen Umwandlungsprozessen beteiligt. Wir finden sie überall in unserer Umwelt. Auch an und in unserem Körper. Der naturwissenschaftliche Ansatz lehrt uns, dass Keime, Mikroben und Viren unsere krankmachenden Feinde sind. So wird auch mit Gegenmaßnahmen umgegangen. Antibiotika werden beispielsweise standardisiert verordnet, obwohl man weiß, dass es ein verheerendes Lebensvernichtungsmittel ist. Dass wir aber mehr Mikroben im Körper haben als Zellen, wird uns nicht erzählt. Jeder, der schon mal eine Kur mit anorganischem Schwefel gemacht hat, kann bestätigen, dass der Körper riesige Mengen an stinkenden, bakterien- und pilzhaltigen Kotmassen ausscheiden kann. Bei manch einem kommen mehrere Kilogramm am Tag zustande.

Louis Pasteur, Begründer der Mikrobiologe, befasste sich vor ca. 130 Jahren vor allem mit Bakterien, mit Gärungsvorgängen, mit Krankheiten und deren Bekämpfung. Er trug entscheidend dazu bei, die Lehrmeinung zu etablieren, dass Krankheiten durch feindliche Keime verursacht werden, die man ausschalten muss. Sein Zeitgenosse Antoine Béchamp widerlegte seine Lehre. Er bestätigte, dass vom Entstehen bis zum Vergehen Lebenskeime zum menschlichen Organismus dazugehören. Er fand heraus, dass sie es sind, die an Stoffwechselvorgängen, am Zellaufbau und -abbau maßgeblich beteiligt sind. Erst im Sterbebett konnte Pasteur gegenüber Béchamp zugeben: »Die Mikrobe ist nichts, das Milieu ist alles«. Was so viel bedeutet, dass wir nur über eine Milieuregulierung die Grundlage schaffen, dass sich »böse« Bakterien oder Keime entwickeln können. Ausschlaggebend sind dabei nicht immer die quantitativen Schwellenwerte, sondern hauptsächlich die Qualität der Mikroben. Das heißt, wir unterscheiden in gute/positive und schlechte/negative Arten.

Das gilt gleichermaßen für Pilze und Parasiten. Sie bergen ein hohes Krankheitsrisiko. Aus meiner Sicht sind sie in alle Volkskrankheiten verwickelt und oft auch der Auslöser. Sie haben aus meiner Praxiserfahrung schon seit einiger Zeit Hochkonjunktur. Der Parasitenbefall ist weiter verbreitet, als man denkt. Die Lebensräume von ihnen sind nicht nur auf den Darm beschränkt. Einige Experten glauben, dass 95 Prozent aller Menschen von Körperparasiten besiedelt sind. Bereits in den 1970er Jahren hat man darüber kritisch informiert. Viele Forscher, Biologen und Mediziner haben längst wissenschaftlich bestätigt, dass sie sich nicht willkürlich übertragen oder entwickeln.[35] Dass es dennoch ein Tabuthema ist, kann ich nicht nachvollziehen.

Parasiten (z.B. Amöben, Giardien, Bandwürmer, Fadenwürmer, Peitschenwürmer, Spulwürmer, Madenwürmer, Hakenwürmer,

---

[35] Quelle: http://www.spiegel.de/spiegel/print/d-46163429.html

Spirochäten, Cristispira, Treponema und einige mehr) sind Organismen von besonderer Intelligenz und mit speziellen künstlerischen Überlebensstrategien. Es sind nicht nur die Parasiten selbst, die dem Körper schaden, sondern auch das, was sie ausscheiden. Diese Abfallprodukte vergiften den Körper und zwingen die Ausscheidungsorgane, Überstunden zu machen. Die Verarbeitung dieser Abfälle belastet auch das Immunsystem. Wenn der Entgiftungsmechanismus überwältigt wird, werden die Nährstoffreserven bzw. Mineralstoffdepots entleert und das Immunsystem wird immer schwächer. Die Symptome fallen sehr unterschiedlich aus. Oft zeigen sich jahrelang gar keine Krankheitszeichen oder erkennbaren Merkmale. Typische Folgeschäden von Pilzen und Parasiten sind Allergien und viele der sogenannten Autoimmunerkrankungen wie Morbus Crohn, Arthritis, Borreliose, multiple Sklerose, Neurodermitis, Malaria, Krebs, Epilepsie, Trichinose und viele weitere. Bei einem anaeroben (sauerstoffarmen) Körpermilieu steigt die Ansiedlung von Bakterien und Pilzen rapide. Irgendwann sieht sich der Körper dazu gezwungen, diese Milieuverschiebung nach draußen zu bringen. Dann erzeugt er diverse Symptome wie Infekte, Entzündungen, Haarausfall, Haut- oder Fußpilz. All das tut er, um nicht an den Säuren und den abgestorbenen Teilen zu ersticken.

Die zwei bekanntesten unter den hartnäckigsten Untermietern sind der Nagelpilz und der Hefepilz Candida. Beide stehen oft mit Schwermetall- oder Säurebelastungen in Verbindung. Pilze und Pilzbakterien können aber auch genauso plötzlich auftauchen, beispielsweise nach einem akuten emotionalen Konflikt oder Schockerlebnis. Oder sie zeigen an, dass unser Körper etwas anderes damit zu eliminieren versucht. Die zwei größten Anziehungskräfte sind Stress und Zucker. Beide werden zu Säure und bilden die beste Nahrungsquelle für Parasiten, Pilze und auch Bakterien.[36] Bei günstigen Bedingungen verbreiten sie

---

[36] Weitere Informationen finden Sie unter: http://www.jim-humble-mms.de, Zugriffsdatum: 20.07.2017

sich epidemieartig im gesamten Körper. Organe, Nerven, Muskeln und Gewebe sind davon nicht ausgeschlossen.

Günstige Bedingungen

Der ideale Nährboden, damit sie sich ansiedeln, überleben und vermehren ist:

- negative, gestörte und niedrige Schwingungsfrequenz,
- schwaches Immunsystem und ein
- saures, faules und bakterienreiches Zellumfeld.

Wenn wir uns beispielsweise Fußpilz oder Warzen im Schwimmbad holen, dann nicht, weil das Schwimmbad schmutzig ist oder wir uns nicht desinfiziert haben, sondern weil unser Milieu sie einlädt. Das Gleiche gilt für Parasiten: Je passender das innere Milieu des Körpers den Lebensbedingungen von diesen Schmarotzern ist, umso wahrscheinlicher kommt der Mensch als Wirt infrage und kann von ihnen hemmungslos in Beschlag genommen werden. Sie sind unabhängig von ihrem materiellen Charakter eine Ausdrucksform einer von unserem Gehirn entschlüsselten energetischen Information. Sind wir in deren Schwingungsfrequenz, ziehen wir sie an, wie das Licht die Mücken anzieht. Sie brauchen, um angezogen zu werden, das für sie passende Umfeld, in dem ihr Überleben gesichert ist, außerdem ein Schwingungsmuster, das sehr niedrig ist. Wie damals der Arzt Claude Bernard (1813–1878) schon sagte, sind wir für sie der Magnet, weil wir ihnen die idealen Lebensbedingungen zur Verfügung stellen. Es ist nicht andersherum, wie es behauptet wird. Eine Faustregel besagt: Je niedriger der Energielevel, desto größer wird die Eintrittspforte für Parasiten, und je saurer die Umgebung, desto größer die Parasitenfamilie.

Es ist daher dringend angeraten, Pilz- und Parasitenuntersuchungen routinemäßig in Betracht zu ziehen. Allerdings gebe ich Ihnen zu bedenken, dass sie häufig schwer zu diagnostizieren sind, weil die herkömmlichen Tests auf sehr wenige Arten beschränkt sind. Alternative Diagnoseverfahren würden an dieser Stelle hervorragend die Schulmedizin ergänzen.[37] Es gibt mittlerweile sehr effiziente und natürliche Parasiten-Entgiftungsmaßnahmen. Aus meiner Erfahrung ist eine Kombination aus der Einnahme von speziellen Mitteln und einer energetischen Klärung der effektivste Weg. Du findest weiterführende Infos auf meiner Webseite: https://www.allsenses.de/produkt/was-tun-bei-pilzbefall/

Ein Beispiel:
Barbara bekam erst kreisrunden Haarausfall. Dann breitete sich der Haarausfall gleichmäßig über ihren ganzen Kopf aus. Sie ließ ihr Blut und den Urin untersuchen. Außer Mineralmangel hatte man nichts Auffälliges feststellen können. Sie wurde über mehrere Wochen homöopathisch behandelt. Parallel nahm sie diverse Nahrungsergänzungsmittel und Mineralstoffe zu sich. An ihrem Haarausfall änderte es nichts. Es folgte eine Hormondiagnostik, aber auch die lieferte keine Hinweise. In der Hoffnung, eine Erklärung zu bekommen, wurde ihr ein Trichogramm (lichtmikroskopische Haaranalyse) angefertigt. Das Ergebnis war unbefriedigend. Man teilte ihr lediglich mit, dass die Haarwurzel nicht festsitzen würde. Daraufhin rief sie mich verzweifelt an und wünschte eine Ferndiagnose. Es stellte sich heraus, dass sie einen Wurm im Dickdarm hatte. Da Barbara das Ergebnis der Ferndiagnose dennoch anzweifelte, bat ich sie, ihren Stuhl untersuchen zu lassen. Sie teilte mir mit, dass der Laborwert negativ war. Ich empfahl ihr, einen zweiten Stuhltest mit anderen Parasiten-Parametern machen zu lassen. Dieser fiel positiv aus. Danach war ihr Vertrauen gegenüber der intuitiven Diagnostik wesentlich stärker. Allerdings zogen sich die Test- und Untersuchungsverfahren über mehrere Wochen hin, sodass ihre Haare währenddessen ganz ausfielen. Aber es reichte ein energetisches Coaching und eine intensive Darmreinigungskur, um den Parasiten loszuwerden. Barbaras Haare begannen nach drei Monaten zu sprießen und kamen wieder in die ursprüngliche volle Pracht zurück.

---

[37] Alternative Untersuchungsmethoden sind z. B.: intuitive Diagnostik, Informationsmedizin, Bioresonanz, Delta-Scan, Radionik, Elektroakupunkturanalyse, Dunkelfeldmikroskopie u.v.m.

5.5 Mir fehlt etwas

Die Ärzte fragen heute noch den Patienten als Erstes: »Was fehlt Ihnen denn?« Die Annahme, dass etwas fehlt, impliziert, dass wir etwas brauchen. Wenn wir der Meinung sind, etwas zu brauchen, kommt es uns gerade recht, dass wir ein so ausgebautes Gesundheitssystem haben, das sehr oberflächlich betrachtet Recht hat, mit seiner Behauptung, jedem zu helfen, der medizinischen Rat und eine Versorgung braucht. Somit fühlt es sich für die meisten richtig an, wenn sie vom Arzt, Heilpraktiker oder Therapeuten etwas bekommen: zum Einnehmen, zum Draufschmieren, zum Draufkleben, zum Spritzen, eine Überweisung, eine Verordnung, eine Krücke, ein Rezept, ein Kristall, ein Amulett oder eine vielversprechende Therapie, die sich über Jahre erstreckt. Somit sind wir fast alle der Meinung, zu wenig zu haben und sind zu Brauchern mutiert. Wir wollen immer noch mehr: mehr Gesundheit, Geld, Erfolg, Zeit, Urlaub, Liebe, Selbstbewusstsein, Wertschätzung, Achtung, Sex, Selbstvertrauen, Sicherheit ... Wir sind komplett darauf geeicht, etwas zu benötigen, um glücklich und zufrieden zu sein. Durch unsere Unbewusstheit haben wir das Gefühl, dass immer etwas oder jemand fehlt. Dadurch machen wir uns abhängig und verstärken die Symptomatik, die eigentlich dahinterliegt: Mangel.

Mangel können wir nicht nur am Kontostand erkennen. Er zeigt sich uns in der Art, wie wir Beziehungen leben, wie wir essen und wie wir mit gefühlsmäßigen Eigenschaften wie Selbstbewusstsein, Vertrauen, Aufrichtigkeit, Akzeptanz, Toleranz, Wertschätzung, Achtung und Liebe umgehen. Mangel ist in unserer Gesellschaft zu einer subtilen Geißel geworden und für viele bittere Realität. Er entsteht aus einem Bewusstsein der absoluten Abhängigkeit, Angst und inneren Leere. Mangel ist nicht unbedingt ein Zustand, sondern eher eine Einstellung oder ein Glaubensprogramm. Eine Mangeleinstellung können wir sowohl aus eigenen Verlusterfahrungen als auch aus unerfüllten

Bedürfnissen heraus entwickeln. Aber wir können sie auch von unseren Vorfahren oder aus unserem Umfeld energetisch übernehmen.

Der Mangelkreislauf ist magnetisch. Daher können wir niemals, wenn wir im Mangel sind, etwas anderes als Mangel erzeugen oder anziehen. Sind wir im Mangel, befinden wir uns im dunklen Tal eigener Denkbegrenzung, unterdrückter Wut, Aggression, Ohnmacht, Trauer, Bitterkeit oder Stress.

Erkennen und wandeln wir nicht die Ursachen, werden wir unbewusst die damit verbunden negativen Gefühle unterdrücken, auf andere projizieren und uns ausschließlich den physisch-materiellen Lebensebenen widmen. Wir lehnen uns selbst ab und kämpfen unbewusst weiter, um uns im Leben durchzubeißen, mit dem Fünkchen an Hoffnung auf bessere Zeiten. Dadurch verlieren wir nicht nur uns aus den Augen, sondern den wahren Reichtum gleich mit. Eine Mangeleinstellung führt dazu, dass man die schönen Facetten und die Fülle des Lebens vollkommen ausblendet. Dabei ist beides allgegenwärtig, wie ein steter Strom: voller Angebote, Gelegenheiten, Möglichkeiten und Varianten. Dieses gesamte Potenzial durchströmt und umgibt uns und unser energetisches Feld pausenlos, ohne Unterbrechung. Sind wir nicht in der Fülle, dann ist dieser Fülle-Strom in uns blockiert und verstopft. Wann immer der Fülle-Strom versiegt, versiegt auch das Vertrauen und erzeugt unweigerlich Mangel. Der Mangelkreislauf ist magnetisch. Daher können wir niemals, wenn wir im Mangel sind, etwas anderes als Mangel erzeugen oder anziehen. Ein Kreislauf ohne Anfang und ohne Ende. In diesem Kreislauf denken wir unentwegt, »es fehlt etwas« und fordern dieses Etwas unbewusst von unserem Umfeld ein. Wir erwarten, dass die anderen (Partner, Kinder, Kollegen, Politiker etc.) sich so oder so verhalten. Dabei ist die Fülle nur die andere Seite der Medaille. Fülle ist der Tanz des ewigen Bewusstseins, der sich in zahllosen Möglichkeiten und Varianten ausdrückt. Je mehr wir mit der Fülle in Resonanz sind, desto mehr können wir die Fülle in allen Dingen, Ereignissen und Unternehmungen bemerken und erfahren. Viele Menschen mit Kurzatmigkeit, Asthma, Neurodermitis oder Erfolglosigkeit haben ein Thema mit Mangel.

Wissen Sie, wie wir einen Mangel noch aufladen und verstärken? Indem wir den Fokus auf das richten, was wir nicht haben. Wie oft sagen wir, was wir an Negativem haben. Viele haben vergessen, dass Worte auch elektromagnetische Felder erzeugen und das Potenzial in sich tragen zu manifestieren – man muss sie nur oft genug denken oder aussprechen. Je stärker Gefühle daran beteiligt sind, desto stärker ist deren Wirkung. Wie oft höre ich Menschen über ihre Krankheiten sprechen. Sie wählen Worte wie: »mein Magengeschwür« oder »ich habe diese und jene Krankheit«. Damit füttern sie energetisch genau das und lassen die Überzeugung, es zu haben, immer fester werden. Und wie soll dann etwas anderes sein?

Es zeigt sich aber noch eine besondere Kuriosität: Wir fühlen uns innerlich leer, obwohl wir voll sind. Wir müssten tatsächlich nichts hinzufügen, sondern eher etwas weglassen, ablegen, entgiften oder abgeben. Weil Störungen, Schmerzen, Entzündungen oder Missempfindungen zum größten Teil Ergebnisse von einem Zuviel sind: zu viel Arbeit, Stress, Essen, giftige Sabotagesuggestionen, emotionale Altlasten, energetischer Ballast, innere Konflikte, Spannungen, Medikamente, Elektrosmog, Informationen etc. Auf das Zuviel antwortet der Körper anfangs mit Müdigkeit, Erschöpfung und Trägheit, später dann mit weniger sanften Symptomen.

Hier treffen zwei Extreme aufeinander: **ein Mangel und ein Zuviel.** Durch dieses Missverhältnis dürfen wir uns beiden Aspekten widmen, sonst katapultieren sie uns direkt in die Ohnmacht. Dort angekommen glauben wir, nie und nimmer eine andere Wahl zu haben. Lassen Sie nicht zu, dass die gehörten, gelesenen, übernommenen oder selbst gestellten Diagnosen und Prognosen Ihren Körper und Ihre Zukunft bestimmen! Denn niemand kann Ihnen das, was Sie wirklich brauchen, verschreiben, geben, verkaufen oder schenken. Entscheiden Sie sich für Bewusstheit und achten Sie bewusst auf Ihre Worte!

Ein Beispiel:

Kathi hatte fortgeschrittene Osteoporose und kam mit unsäglichen Kniegelenksschmerzen in die Praxis. Sie wollte nicht mehr zu Ärzten gehen, da sie der Meinung war, von dort keine neuen Ideen/Behandlungsmethoden mehr zu bekommen. Sie war von Pontius zu Pilatus gelaufen und hatte bereits zwei Kniegelenksoperationen hinter sich. Ihren Brustkrebs hatte sie vor Jahren operieren lassen und seit dieser Zeit ging es den Knien immer schlechter. Sie brachte einen Aktenordner mit, gefüllt mit Diagnosen, Bildern und Operations- und Arztberichten. Sie probierte die verschiedensten Therapien aus, sie ließ sich von Neurologen durchchecken und auch von Gesprächstherapeuten beraten, keiner konnte ihr etwas anderes als eine erneute Operation anbieten. Schmerzmittel waren aufgrund der Nebenwirkung auch keine Option mehr. Je mehr sie unternahm, desto ohnmächtiger fühlte sie sich. Bei Kathi half die Kombination aus Schmerzpunktakupunktur und geistig-emotionaler Informationsänderung in ihrer Matrix.[38] *Ihr Schmerzpegel reduzierte sich von 10 auf 3. Mit zwei Korrekturen wurden die Speicher der Zellen des Nerven- und Muskelsystems geöffnet. Die energetischen Ladungen aus Mangel, Schuld und Minderwert aus ihrer Kindheit konnten gefunden und gewandelt werden. Diese Ladungen waren 52 Jahre alt. Kathi war zwei Jahre alt, als ihre Mutter starb. Der Verlust war für sie ein traumatisches Ereignis, das sie bis dato nicht überwunden hatte. Sie fühlte sich sogar unbewusst für den Tod der Mutter verantwortlich, weil man ihr erzählt hatte, dass bei der Geburt etwas schiefgelaufen sei, woran die Mutter zwei Jahre später starb. Kathi brauchte noch weitere acht energetische Coachings und wandte während der Zeit regelmäßig Heilmeditationen an. Sie unternahm parallel dazu Schritte, um ihre Übersäuerung abzubauen, die Gifte aus dem Körper zu befördern und ihr muskeldynamisches Gleichgewicht ihres Bewegungsapparates wiederherzustellen.*[39] *Mit zusätzlich manuell-therapeutischer Unterstützung konnte auch die Faszienverklebung im Becken aufgelöst werden. Kathi ist seitdem beschwerdefrei.*

---

38 Die Schmerzpunktakupunktur, ähnlich der Trigger Point Therapy nach Janet G. Travell, arbeitet punktuell mit den Verklebungen und Verhärtungen in den Muskeln und dem faszialen Gewebe.

39 Bei der Herstellung des muskeldynamischen Gleichgewichts helfen Ihnen Therapeuten, die nach der Schmerztherapie von Liebscher und Bracht ausgebildet sind (www.liebscher-bracht.com) oder Sie lernen die »Endlich schmerzfrei«-Selbstheilungstherapie von Antje Holzschuh (www.endlich-schmerzfrei.net).

5.6 Die Krankheit bekämpfen

Die meisten denken, dass der Körper etwas falsch macht, wenn er erkrankt ist. Weil er uns Krankheit präsentiert, kommen wir irrtümlicherweise zu dem Schluss, man müsse sie bekämpfen und beseitigen. Leider hat sich die Menschheit mehrheitlich angewöhnt, gegen alles zu kämpfen, was als schlecht oder falsch gilt. Gehen wir der Frage nach, woher diese Kategorien kommen, landen wir fast immer bei irgendeiner Glaubensrichtung, in der Regeln und Gesetze verankert wurden. Fast alle Gesetze unserer Zivilisation lassen sich darauf zurückführen.

Aus diesem Grund zieht sich das Bekämpfen als Leitsatz durch die gesamte Medizin mit ihren Therapieformen, Kliniken und Kurhäusern. Deren Maßnahmen und Medikationen sind ausschließlich darauf ausgerichtet, Krankheiten, Schmerzen und Ängste zu bekämpfen. Oder wir werden angehalten, dieses oder jenes zu vermeiden. Die meisten Bestrebungen gehen dahin, dass wir lernen sollen, mit Krankheit und Schmerz besser umzugehen. Es wird uns beigebracht, dass es besser ist, mit der Vergangenheit abzuschließen. Aber vor lauter Abschließ-, Vermeidungs-, Bewältigungs- und Bekämpfungsstrategien wird übersehen, dass hinter Krankheit und Schmerz etwas steht, was es zu heilen gilt. Beispielsweise die Toxine aus den Stoffwechselorganen, die Ladungen von unschönen Ereignissen aus der Vergangenheit oder unserer verkorksten Beziehung zu uns und zu anderen. Die bisherige Option heißt: »Die Vergangenheit können Sie nicht ändern, damit müssen Sie leben.« Die neue Option der Selbstheilung lautet: »Die Vergangenheit lässt sich sehr wohl verändern.« Nicht im Sinne der Ereignisse oder Erfahrungen, sondern die daraus entstandenen emotionalen Ladungen in der Matrix und im Zellgefüge. Bei der Ausleitung der stofflichen Gifte hilft Ihnen jeder Heilpraktiker oder ein dafür offener Arzt.

Noch ist es leider so, dass wir fast alle bei Symptomen, Störungen oder Krankheiten für den Beseitigungskampf in den Ring steigen. Je nachdem, wie stark wir gegen etwas ankämpfen, eröffnen wir ein aggressives Energieduell gegen uns selbst. Wenn Sie schon über längere Zeit krank sind, heißt das nichts anderes, als dass Sie Ihre Lebensenergie für das Duell aufopfern und irgendwann nichts davon mehr unter Kontrolle haben.

In meiner Praxis werden mir diese zwei Fragen am häufigsten gestellt:

- Was kann ich noch tun, um »das« wegzubekommen?
- Warum geht es bei mir nicht weg?

Bei der ersten Frage antworte ich mit einer Gegenfrage: Wie können wir etwas wegmachen, was wir gar nicht kennen, wahrnehmen oder was uns gar nicht bewusst ist? Die Antwort ist einfach und ernüchternd: gar nicht. Wir können nichts wegmachen, auch nicht das, vor dem wir weglaufen oder unterdrücken. Wir können versuchen, es zu bekämpfen oder zu vernichten, aber es wird sehr wahrscheinlich nicht verschwinden. Jedes Kämpfen trennt uns von uns selbst ab. Jedes Wegmachen ist ebenfalls Trennung und Abspaltung. Genau das hat uns krankgemacht. Wir können es nur wandeln, in dem wir uns bewusst darauf einlassen und wirklich in Verbindung gehen, mit dem was ist. Dieses Einlassen ist nicht auf die Symptomebene bezogen, sondern auf das, was darunter liegt. Aus diesem Grund machen meine Klienten regelmäßig die Erfahrung, dass dort, wo der Schmerz sitzt, nicht die Ursache liegt.

Selbst viele Spirituelle haben ein gespaltenes Verhältnis von krank und gesund. Sie bewerten nach gut und schlecht. Sie entwickeln Strategien, sich nur mit dem Guten, Gesunden und dem Positiven zu befassen. Auch sie bringen Krankheit mit Dunkelheit und Negativität in Verbindung und bekämpfen es entsprechend mit Licht. Einige sind deshalb zu wahren Meistern geworden, alle Krankheiten energetisch mit Licht zu überfluten. Sie sind der Meinung, dass man negative Energien mit Licht und Liebe beseitigen kann. Sie holen sich das Licht vornehmlich von oben und bauen eine Lichtsäule nach der anderen. Selbst wenn ihnen der Sumpf immer näherkommt, halten sie weiterhin an ihrer Strategie fest und streben immer verbissener nach oben ins Licht. Und wundern sich, dass es irgendwie oben immer lichtvoller wird und von unten immer mehr Dunkles nachschiebt und sie gleichzeitig den Boden unter den Füßen verlieren. Manch einer verliebt sich in diesen so lichtvoll anmutenden Strudel und bekommt trotzdem das eigene Leben nicht geregelt. Je mehr das mit Anstrengung verbunden ist, umso mehr drückt das Dunkle nach oben ins Licht. Wir kommen erst einen Schritt weiter, wenn wir die unterdrückten Aspekte nicht mehr verurteilen und sie »aufsteigen« lassen. Diese Aspekte sind eine Existenzhälfte. Verleugnen wir sie, berauben wir uns der eigenen Macht. Lehnen wir das Dunkle ab, lehnen wir uns mit ab. Denn wir bestehen aus beiden Aspekten, den lichtvollen wie den dunklen – keiner ist davon ausgeschlossen.

Die Kraft zur Heilung kommt weder von oben noch vom Licht, sondern nur aus uns selbst. Solange wir die Krankheit als unheimlich, beängstigend, böse, dämonisch, ekelerregend oder sonst wie negativ empfinden, lehnen wir sie ab. Wir bauen unbewusst Schutzschilder und Panzer im Namen des Friedens und Lichts. Die Aufrechterhaltung unserer Geschütze und Unterdrückungsversuche kostet uns die wichtigste Ressource: Energie. Das erklärt auch die zweite Frage: Warum geht es bei mir nicht weg?

Würden wir uns nicht permanent mit dem Wegmachen beschäftigen, könnten wir sehen, wie wir uns selbst unserer Lebenskräfte berauben. Aus diesem Grund sind die herkömmlichen Strategien der Beseitigungskämpfe nur wenig förderlich, weil sie uns erlauben, weiterhin in unseren alten Mustern oder einer Schonhaltung (körperlich, geistig oder emotional) zu bleiben. Die meisten glauben, dass das bewusste Einlassen alles noch schlimmer machen oder sie aus der Bahn werfen könnte. Tatsächlich werfen sie das Bekämpfen und Verdrängen in die Abspaltung aus der Bahn – und aus dem Leben. Hier gilt es, das Verständnis von Wahrheit wieder gerade zu rücken. Dazu brauchen wir geistige Klarheit. Wer hat die schon? Die meisten empfinden ihre Krankheiten oder negativen Gefühlsenergien als eine diffuse Bedrohung, die es zu bekämpfen gilt. Oft wird daraus ein Gut-gegen-Böse-Machtkampf.

Schauen Sie sich um, wie viele Menschen, Verbände, Vereine oder andere engagierte Gruppen an weltverbessernden Themen arbeiten wie: »Anti-Kriegshilfe, Anti-Drogenhilfe, Anti-Krebshilfe, Anti-Doping, Anti-Diskriminierung, Anti-Alkoholiker, Anti-Gewalt, Anti-Rassismus ...

Wie beurteilen Sie deren Umsetzungskraft? Nicht so wirklich gut, oder? Im Gegenteil, sie alle bekommen immer mehr zu tun und forcieren ihren eigenen Gegenwind durch ihre ablehnende Haltung gegen etwas. Solange diese Anti-Maßnahmen ihren Fokus auf das GEGEN etwas kämpfen müssen haben, wird daraus eine krampfhafte Endlosschleife an Dringlichkeiten. Aus energetischer Sicht verstärkt das »Kämpfen gegen etwas« den Druck und damit die Anziehung. Ist das nicht kontraproduktiv? Wir stärken und laden ALLES mit Energie auf, worauf wir unsere Aufmerksamkeit richten. Der Energie ist es gleichgültig, ob es negativ oder positiv ist. Also laden wir den Akt des »Kämpfens gegen etwas« unbewusst auf.

Der größte und auch direkteste Veränderungshebel zur Beeinflussung liegt bei uns SELBST. Seltsamerweise empfinden die meisten Menschen diese Herangehensweise am schwersten. Wird der Kampf als zu schwer empfunden, mündet er direkt in die Ohnmacht und es wird weiterhin gehofft, dass sich die Symptome oder unsere Lebensbedingungen ändern. Wir befinden uns damit in einer verdrehten Welt. In der wir, wie im Märchen, an den Frosch glauben, der irgendwann zum Prinzen wird. Oder an die gute Fee, die es im rechten Augenblick noch richten wird, so dass es auf alle Fälle ein gutes Ende nimmt. Egal an welche Märchen Sie glauben, es gibt keine Fee, kein Wunder, keine Magie oder einen lieben Gott, der es richten wird. Es sei denn, Ihr Glaube daran ist so unumstößlich, dass es so ist. Dann ist natürlich auch das möglich.

Merken Sie etwas? Die einzige Magie daran ist: Das alles so ist, wie Sie es glauben, dass es ist. Weil Sie Ihre Energie auf diesen Glauben ausrichten. Dies geschieht vollkommen automatisch, wir müssen dafür nichts tun. Oder vielleicht doch? Wenn Sie wissen, was Sie nicht mehr wollen, dann ist das noch nicht die entscheidende Erkenntnis. Entscheidend ist: Dass nur das geschieht, worauf Sie Ihre Achtsamkeit bewusst oder unbewusst richten. Sollen Wunder oder Magie geschehen, dann dürfen SIE beides zu Ihrer tatsächlichen Realität machen. Weil das so einfach ist, funktioniert es auch für die Selbstheilung.

Ein Beispiel:
Susan war neun Jahre alt und litt unter sehr häufig auftretenden Ohrinfektionen. Sie hatte in den letzten drei Jahren mehr als 10 Antibiotikakuren hinter sich. Es stellte sich heraus, dass Susan allergische Reaktionen auf diverse Lebensmittel hatte, unter anderem auch auf Milchprodukte. Das waren allerdings ihre Hauptnahrungsmittel. Innerhalb der ersten Sitzung haben wir die Themen, die hinter der Milch- und Eiweißallergie saßen, ausgeschwungen. Dabei kam heraus, dass einige der Themen mit Scham- und Schuldgefühlen belegt waren. Diese Infos wurden in der Session aufgelöst und ihr Immunsystem konnte sich umgehend beruhigen. Anschließend bekam die Mutter den Auftrag, mit Susan eine Darmkur zu machen. Ihre Symptome verschwanden und kamen seither auch nicht wieder.

5.7 Wer wir sind

Die menschliche und kosmische Entstehungsgeschichte lässt noch viele Fragen offen. Offensichtlich ist, dass wir gerade dabei sind, die Zeit der großen Scheuklappen, Irrtümer oder Illusionen zu beenden. Dies geschieht nicht durch spirituelle und quantenphysikalische Forschungen, sondern die Menschen selbst tun es. Umgangssprachlich nennt man dieses Phänomen: *Neue Kinder.* Vielleicht sind Ihnen die neuen Kinder unter anderen Begriffen geläufig wie Hochsensible, Indigo-, Sternen-, Diamant-, Regenbogen- oder Drachenkinder. Wobei hier nicht nur Kinder gemeint sind, sondern Erwachsene ebenso. Sie sind es, die uns dabei helfen, unserem wahren Ursprung näherzukommen. Sie offenbaren uns, über welche schöpferische, intelligente Kraft wir verfügen und dass wir aus einem dimensions- und formlosen Bewusstseinsfeld stammen.

Die neuen Kinder helfen uns, das zu werden, was sie und wir schon sind: Wesen der Einheit in der Dualität. Wenn wir das begreifen, schleudert es uns schmerzfrei aus unseren alten Erziehungs- und Lebensrollen heraus. Vorausgesetzt, wir öffnen uns für deren Botschaften und Weisheiten und klären unsere eigenen Denk- sowie Fühlblockaden.

Erinnern Sie sich zurück: Auch Sie waren anders als Ihre Eltern. Vielleicht haben Sie früher als Kind vieles wahrgenommen, wozu Ihre Eltern nicht in der Lage waren. Vielleicht haben Sie mit unsichtbaren Wesen gesprochen und mit Dingen aus anderen Welten gespielt. Vielleicht haben Sie jetzt selbst Kinder, die in irgendeiner Weise anders, unangepasst oder auffällig sind? Dann herzlichen Glückwunsch. Das meine ich ernst, denn sie sind ein Geschenk an Sie und an die gesamte Menschheit. Wir erkennen die neuen Kinder daran, dass sie weder zu Hause, im Kindergarten, noch im Schul-, Arbeits- oder Gesellschaftssystem in alter Manier kompatibel sind. Sie gehen gerade deshalb entweder gänzlich in der Masse unter oder ecken überall an.

Das internationale Diagnoseklassifikationssystem unseres Gesundheitssystems hat darauf reagiert und oft völlig irre Bezeichnungen erfunden, wie z. B. Aufmerksamkeitsdefizitsyndrom, kurz ADS (dazu zählen mittlerweile ADHS, ADD, MCD, HKS und POS). Dabei handelt es sich nicht nur um neuzeitliche klinische Phänomene, sondern um einen natürlichen Ausdruck bestimmter Potenziale, die nur keiner erkennt oder mit denen keiner umzugehen weiß. Das erzeugt Unsicherheit und Ängste bei den Betroffenen. Selbst in Fachkreisen gibt es kaum ein anderes Thema aus dem Bereich der psychischen Störungen, über das so emotional und gegensätzlich diskutiert wird. Die Anzahl der Verordnungen (von Ritalin, Medikinet und Concerta) ist schwindelerregend. Der Verbrauch ist in den vergangenen zehn Jahren allein in Deutschland um 500 Prozent angestiegen.[40] Wenn wir glauben, dass die Störungen mit Medikamenten zu beheben sind, zeigt es uns, wie blind wir wirklich sind und wie mächtig unsere Ängste.

---

[40] Verordnet wird in der Regel Methylphenidat. Es ist ein Betäubungsmittel und ein Stimulans des Zentralnervensystems. Weiteres Zahlenmaterial finden Sie in der Pressemitteilung des Bundesinstituts für Arzneimittel und Medizinprodukte (BfArM) Nr. 05/14, Zugriffsdatum: 27.03.2015

Ideen über unsere Herkunft

Wir dürfen uns als Erstes von der Idee verabschieden, etwas endgültig wissen zu müssen oder erforscht zu haben. Wir können nur Ideen teilen, die wir im Moment haben. Vielleicht sind sie schon morgen hinfällig. Die übliche Idee vom Ursprung der Menschheit ist ohnehin längst nicht mehr die Wahrheit und wird dennoch in allen Schulen gelehrt.

Im Moment gehe ich davon aus, dass jeder Mensch den gleichen energetischen Ursprung hat. Wir kommen ALLE aus der Essenz, aus der Quelle des reinsten Bewusstseins, nur mit unterschiedlichen Körpern, Ladungen und persönlichen Prägungen. Auf dem üblichen menschlichen Entstehungs- und physischen Entwicklungsweg (beginnend bei unserer Zeugung), gibt es eine Kraft, die unsere Körpermatrix und auch die DNS codiert. Also weit bevor wir geboren werden, findet eine Codierung statt, die uns an das elektromagnetische Feld der sogenannten künstlichen Matrix anbindet und uns mit der Dualität/Polarität verschränkt.

In meinen geistigen Reisen außerhalb der Raumzeit-Dimension zeigen sich noch weitere unglaubliche Ideen, ähnlich der Geschichten über z. B. Annunaki, Archonton, Elohim, Lemurien oder Atlantis. Spannend wird es für diejenigen, die über die Dimension der künstlichen Matrix hinauskommen. Spätestens dann wird deutlich, dass der Homo sapiens nicht allein als intelligentes Wesen in unserem Universum existiert, sondern einer von vielen, in diversen Universen und Dimensionen ist. Aktuell erlebe ich fünf Menschengruppen mit unterschiedlichen Qualitäten und Aufgaben auf unserer Erde:

- Indigos
- Kristallmenschen
- Inuk
- »normale« Menschen
- Spezies oder Wesenheiten in diversen Energieformen

Die fünfte Gruppe ließe sich noch beliebig unterteilen. Die Spezies dieser Gruppe haben Anbindungen zu bestimmten Galaxien, Sternen, Planeten, Matrixsegmenten, Bewusstseinsfeldern oder uns fernen Universen. Sie halten sich inner- und außerhalb unserer zeitlich-räumlichen Dimension auf. Sie können sich verkörpern, uns besetzen oder einfach formlos unter uns verweilen. Zu dieser Gruppe gehören intelligente Zivilisationen von Seelen, hybride Arten als auch künstliche Intelligenzen. Sie alle haben ihre eigenen Qualitäten, auf die ich hier nicht näher eingehen werde.

Interessant für uns sind die ersten vier genannten Gruppen. Sie haben viele Gemeinsamkeiten, aber auch ein paar wesentliche Unterscheidungsmerkmale, die hier grob aufgeführt werden. Bei welcher Gruppe Sie sich wiederfinden, spielt keine große Rolle. Schließlich reinigt sich das Feld immer irgendwann nach der höchsten Ordnung. Mit dem ALL-SENSES CODE können sie es beschleunigen und dazu beitragen, dass es die gesamte Menschheit etwas leichter hat, sich zu erinnern und zu erwachen, sodass wir das Vertrauen in die eigene Macht wiedererlangen. Aus meiner jetzigen Betrachtung geht der momentane Entwicklungsprozess der Menschheit dahin, dass wir wieder ein reiner Energiekanal sind, indem sich die Inuk-Frequenz ausdrückt. Der Inuk scheint mir die Urform des Menschen zu sein.

Die Gemeinsamkeiten der Indigos, Kristallmenschen und Inuk

Sie sind sehr sensibel, energieempfindlich und oft auch hochmedial begabt, ob es ihnen bewusst ist oder nicht. Man könnte meinen, dass sie mit ihrer hohen Sensibilität mehr vom Leben hätten. Das Mehr ist aber nur dann ein Vorteil, wenn sie verstehen, mit ihren Fähigkeiten umzugehen. Ansonsten kann das Mehr leicht zur emotionalen Reizüberflutung, Verwirrung, Energiestau, mentaler oder körperlicher Über- oder Unterforderung führen. Leider können viele von ihnen nichts mit ihrer erhöhten Sensibilität anfangen. Die überfüllten Psychiatrien und Psychotherapeutischen Praxen verdeutlichen es.

Ihre Energiekanäle sind bei ihrer Entstehung weit geöffnet. Wenn sie nicht gleich geschlossen wurden, haben sie Zugänge zu höheren Bewusstseinsebenen. Sie sind oft wie Schwämme, sie saugen alles an Informationen auf – manche in Form von Energien, anderes Wissen oder Erfahrungen. Ihre Körpermatrix ist um ein Vielfaches stärker mit Fremdenergien und Besetzungen belastet als die der »normalen« Menschen. Ihre Felder sind regelrecht gespickt mit Installationen künstlicher Intelligenz, Implantaten, Chips und Siegeln, die ihnen das Leben schwermachen.[41] Fremdenergien dieser Art sorgen dafür, dass die Menschen stark vom morphischen Feld beeinflusst werden. Ihre Urkraft wird dadurch geschmälert und die Wahrnehmungen werden oft fehlgeleitet. Impfungen, Medien, Satellitenanlagen o. ä. sind für sie eine wesentlich stärkere Belastung für ihr Immunsystem als für »normale« Menschen. Dies sorgt bei ihnen für emotionale, mentale und physische Blockaden.

Durch ihre äußerst feine Wahrnehmung nehmen sie alles schneller, feiner und intensiver wahr: Licht, Geräusche, Gerüche, taktile Reize, Stimmungen und energetische Ausstrahlungen von Orten, Geräten und Menschen. Auch das Gegenteil ist möglich: Sie nehmen so gut wie nichts wahr. Sie haben ein anderes Verständnis von Wahrheit, für das die »normalen« Menschen keine Antennen besitzen. Sie fühlen sich oft unverstanden und nicht zugehörig. Sie fühlen Frust in ritualorientierten Systemen ohne kreatives Denken und geistige Freiheit. Ihr Leidensdruck ist oft deutlich höher als bei den »normalen« Menschen. Intuitiv spüren sie, dass sie nicht normal sind. Das ist auch der Grund, warum diese Menschen häufig in Hilflosigkeit oder Abhängigkeit feststecken. Das, was ihnen sofort helfen könnte, wären Aufklärung und ein Training ihrer Wahrnehmungsfähigkeiten. Generell bedarf es unserer liebevollen Neugier und der annehmenden Beobachtung dessen, was ist, anstatt eine Alte-Welt-Messlatte anzulegen, um weiterhin die Boxen aller Menschen massenkonform zu machen/halten.

---

[41] Über diese künstliche Manipulation werden Energien abgezogen. Sie erzeugen Chaos in den Körpersystemen, steuern oder stören das mentale oder emotionale Verhalten.

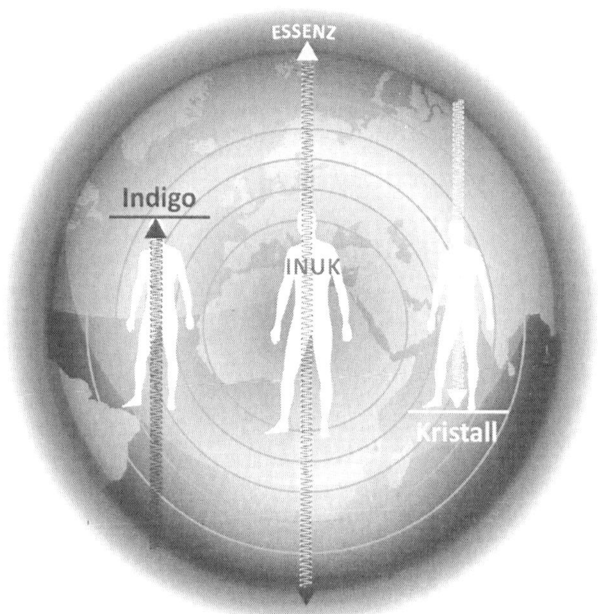

Abbildung 19: Neue Kinder

Sie sind mit ihrer Schwingungsfrequenz der Essenz am nächsten. Dadurch wollen oder können sie sich anders entwickeln. Das Interessante ist ihre gegenseitige Unterstützung. Die Indigos aktivieren die Kristallmenschen und umgekehrt. Durch die neuen Zeitqualitäten helfen sich die beiden elektrischen und magnetischen Kräfte gegenseitig, um die menschlichen senkrechten Fließströme (stofflich und energetisch) wieder auszugleichen. Dieser Ausgleich findet in uns und durch uns statt, damit wir wieder in unsere Mitte finden und zu unserem wahren Inuk-Sein erwachen.

Die Inuk kommen nicht ohne die Kristallmenschen und auch nicht ohne die Indigokinder in ihre Kraft. Zusammen gelingt es ihnen, den einst magnetisch verriegelten Deckel von unten und die elektrischen Deckel von oben zu öffnen. Dadurch kommt etwas ins Fließen, was jahrtausendelang unterbrochen war.

Ursprünglich wirbeln die elektrischen und magnetischen Ur-Energien zwischen Kosmos und Erde senkrecht hin und her – in sehr ähnlicher

Fließrichtung, wie man das von Magneten kennt. Diese Energieströme fließen in unseren Körpern gleichermaßen in beide Richtungen, gleichgewichtet und gleich stark. Doch in den letzten paar Tausend Jahren hat der Mensch ein Ungleichgewicht zwischen den beiden Fließströmen geschaffen, bei gleichzeitig horizontaler, weltlich-materieller Ausrichtung. Die Verlagerung der einst senkrechten energetischen Fließrichtungen in die Horizontale hat unsere Körperfelder in Disharmonie gebracht. Wird der Biorhythmus mit seinen körperlichen Fließströmen in Blut, Lymphe, Lunge, Knochen, Stoffwechsel-, Nerven- und Hormonsystem in Mitleidenschaft gezogen, erfährt er energetischen Stau und baut körperliche Blockaden auf.

Mittlerweile hat sich viel in unseren stofflichen wie nicht stofflichen Fließströmen angestaut und die Lebensenergie geschwächt. Um die in Stau geratenen Fließströme auszugleichen, erfüllt jede der drei Gruppen unterschiedliche Aufgaben. Sie tragen auf ihre spezielle Art und Weise dazu bei, dass die Ur-Schwingung, aus der sie sind, wiederhergestellt wird, sodass es keine Trennung mehr zwischen den geistigen und physischen Welten geben muss. Die Anleitungen vom 6. bis zum 8. Schlüssel werden helfen, senkrechte Fließströme zu reinigen und die Wirbelkraft wieder zu aktivieren.

Ihre zentralen Themen und Botschaften an uns

Sowohl die Indigos, Kristallmenschen als auch die Inuk tragen schonungslos dazu bei, die alten, nicht mehr funktionierenden Systeme (in Gesellschaft, Wirtschaft, Politik, Bildung, Familie) herauszufordern und zu sprengen, um sie durch neue zu ersetzen. Sie leben uns vor, dass Verhaltensweisen korrekturbedürftig und Krankheitsbilder keine willkürliche Ansammlung von Symptomen sind. Sie sind Wegweiser für die Veränderungen, die wir selbst initiieren müssen, um unser Sein wieder an die erneuerbaren Lebensressourcen der Essenz anzuschließen. Sie sind auch diejenigen, die uns auf ihre spezifische Weise auffordern, die Liebe als unsere bedingungslose Urkraft zu nutzen, die jedem innewohnt. Durch ihre unbeugsame Kraft lassen sie sich nicht in das viel zu enge Korsett von veralteten Regeln zwingen. Und zeigen uns durch ihren eigenen Weg, dass man mit seinen inneren Abgründen fließend umgehen kann.

Ihre Botschaft an uns ist eine Aufforderung: In vollständiger Integrität in uns präsent zu sein, um unseren Selbstwert in unserer wahren Authentizität zum Ausdruck zu bringen. Sie spiegeln sehr eindringlich dem Umfeld (den Eltern, Partnern, Kollegen und Freunden) deren unterdrückte Schattenseite. Sie betonen die unterbelichteten Schwachstellen und drücken damit schonungslos unsere Knöpfe in allen Bereichen, in denen wir alte Überzeugungen, Vorstellungen oder verborgene Ängste haben. Damit sind sie für die meisten eine enorme Herausforderung. Es würde unser Leben vereinfachen als auch erleichtern, wenn wir anerkennen, dass sie uns helfen, unsere verdrängten und nicht bewussten emotionalen Ladungen ans Licht zu bringen. Wir können davon ausgehen, dass sie uns nur solange provozieren können, bis wir bereit sind, uns auf deren Botschaften bzw. unsere eigene Transformoration einzulassen.

Es wird oft gesagt, dass die Indigos zeitlich nach den Kristallmenschen gekommen sind. Für mich sind sie keine Erscheinungen der Neuzeit. Sie sind schon ewig da, nur in einem energetisch hypnotisierten Zustand der Bewusstlosigkeit. Sie wurden der Reihe nach aktiviert. Zuerst die Kristall-, dann die Indigokinder und seit etwa 20 Jahren vermehrt die Inuk.

1. Indigos

Die ersten Entdeckungen gehen in die frühen 1970er-Jahre zurück, als man in der menschlichen Aura eine bläuliche Farbdominanz feststellte. Heute ist das nicht mehr so stark sichtbar. Die Grundeigenschaft der Indigos sind ihre aufsteigenden Kräfte. An den Indigos beißen wir uns oft gnadenlos die Zähne aus. Sie holen unsere dunkelste Seite in uns hervor und sind deshalb oft unbequem in Beziehungen. Weitere typische Eigenschaften sind:

- Sie sind oft Einzelgänger, enge Beziehungen sind für sie schwierig.
- Oft ist die harmonische Beziehung zum Vater gestört.
- Sie wollen gern eine Aufgabe erledigen und wenn sie eine gefunden haben, dann sind sie sehr gewissenhaft, schon fast fanatisch dabei, weil ihnen Ordnung und Struktur sehr wichtig sind.
- Sie sind selbstkritisch, perfektionistisch veranlagt und sind die geborenen Philosophen. Sie folgen oft schon als Kind einer Mission.
- Regeln, Vorschriften, Kontrolle, Zwang und Einschränkungen sind für sie sinnlos. Sie reagieren darauf regelrecht allergisch. Sie halten damit auch nicht hinterm Berg. Sie zeigen Ärger, Wut oder Zorn sehr deutlich.
- Sie reagieren besonders säuerlich oder gar nicht auf Disziplinarmaßnahmen, die auf der Erzeugung von Schuldgefühlen basieren.
- Für sie muss alles sofort sein, sie wollen nicht warten.
- Unehrlichkeit, Ungerechtigkeit, Respektlosigkeit und falsche Autoritäten erkennen sie sofort.
- Sie haben einen starken Willen und sind sehr selbstbewusst. Mit ihrem ausgeprägten Selbstwertgefühl wissen sie genau, wer und was sie sind und zeigen das ihren Eltern oder dem Umfeld sehr deutlich.
- Sie haben eine gewisse Unerschrockenheit und weniger Ängste.
- Sie fühlen sich oft erhaben oder verhalten sich so, als wären sie der König im Land.
- Sie halten uns den Spiegel so lange vor die Nase, bis wir uns darin erkennen. Sie drücken extrem unsere Knöpfe und fordern uns emotional heraus.
- Ihre körperlichen Schwachpunkte sind Gelenke, Drüsen und Körperflüssigkeiten (Blut, Lymphe, Ausscheidungen etc.).
- Deren Krankheiten dienen dazu, die weiblich-magnetischen Ladungen aufzulösen.

Aufgabe der Indigos

Dadurch, dass sie stark erdgebunden sind, unterstützen sie den weiblichen Aufwärtsstrom, der Klärung für unsere Erde bringt. Sie sollen uns vormachen, sich aus den eigenen Fesseln zu befreien und wieder sein eigener Herr zu werden. Sie holen die dunkelste Energie herauf und binden die Erdenergien an das Feld der Bedingungslosen Liebe.

Was ihnen helfen kann

Indigos fehlt die Anbindung zur Essenz. Ihnen würde es helfen, ihre geistige Anbindung zur Essenz auszurichten – ohne die Erdanbindung zu verlieren. Unterstützend sind z. B. geistige und körperliche Übungen, die diese Ausrichtung fördern, aber auch Farben (weiß, violett, gold), eine Kombination aus hohen und tiefen Tönen, Kräuter (Kurkuma, Sternanis, Nelke), ätherische Öle (Weihrauch, Myrrhe, Rosenholz, Fichte, Lemongras, Cajeput) oder Nahrungsmittel (z. B. Fruchtgemüse).

2. Kristallmenschen

Obwohl es sie schon immer gegeben hat, wurde der Ausdruck »Kristallkind« von Doreen Virtue und Steve Rother erst nach der Jahrtausendwende geprägt. Sie konnten jedoch erst nach Aktivierung ihrer Energiefelder von den Hellsichtigen gesehen werden. Ich habe lange Zeit geglaubt, es gäbe mehr Kristallmenschen als Indigos und Inuk. Das liegt daran, dass die Kristallmenschen am häufigsten in der spirituellen Szene vertreten sind, weil sie eine stärker ausgeprägte Anbindung nach oben haben. Zusätzlich haben sie gelernt, ihre Aufmerksamkeit nach oben zu richten, ohne zu merken, dass sie damit ihr eigenes Dilemma verstärken. Die Grundeigenschaft bzw. natürliche Begabung der Kristallmenschen ist ihre absteigende Kraft. Für gewöhnlich waren und sind sie permanent damit beschäftigt, Licht herunterzuholen. Sie glauben, das Licht komme ausschließlich von oben und sei für Heilung zuständig. Dabei waren oder sind ihre Absichten gut. Sie fühlen sich dabei auch dadurch bestätigt, weil sie sich unglaublich wohl damit fühlen. Dies hat aber nur einen einzigen Grund: Es ist ihre sogenannte Heimatfrequenz.

Sind Kristallmenschen nicht bewusst oder wahrnehmend genug, fällt ihnen nicht auf, dass sie unbewusst dazu beitragen, die männliche Polarität zu verstärken, weil sie die weiblichen aufsteigenden Aspekte – eine Kraft, die von unten kommt – unbewusst beseitigen oder unterdrücken. Ihr herabziehender Energiefokus ist damit genauso einseitig wie bei den Indigos, nur in die andere Fließrichtung.

Deshalb haben Kristallmenschen oft Schwierigkeiten, sich mit den irdisch-physischen Gegebenheiten zu arrangieren. Ihnen fällt es schwer, sich zu verwurzeln, bodenständig oder sesshaft zu sein. Oft verleugnen sie ihre familiäre Herkunft oder haben keinen Bezug zur Familie. Ihnen fehlen im wahrsten Sinne des Wortes die Erdung und die materielle Fülle. Dadurch haben sie weder Struktur, noch einen Plan vom Leben. Meistens auch kein Geld. Dafür haben sie oft ein Zuviel an Energie, der sie gar nicht Herr werden und sie ins Chaos führt.

Im Vergleich zu den Indigos sind die Felder energetisch betrachtet nicht so scharf definiert. In den Augen der Indigos erkenne ich beispielsweise intensiv ihren Daseinszweck, während die Kristallmenschen oft einen weicheren Blick mit größeren, sanfteren Augen haben. Bei ihnen graben sich gern die Zornesfalten tiefer in die Stirn, unter anderem auch deshalb, weil sie ihren starken Emotionen Einhalt gebieten müssen. Die Fähigkeiten der Kristallmenschen sind denen der Indigos sehr ähnlich, für sie gilt zusätzlich:

- Sie fühlen sich oft durch die Gedanken und Gefühle anderer bombardiert und dadurch unwohl.
- Mit Worten zu kommunizieren finden sie schwierig und ziehen sich oft unbewusst in geistige Ebenen zurück, wo sie sich zu Hause fühlen.
- Oft haben sie ein Thema mit ehrlicher Kommunikation zu sich selbst.
- Sie sind oft misstrauisch ihren eigenen Fähigkeiten gegenüber. Sie leiden unter einem Mangel an Selbstwertschätzung und Urvertrauen.

- Oft ist die harmonische Beziehung zur Mutter gestört.
- Sie haben ein gespaltenes Verhältnis zu Geld. Entweder erleben sie finanziellen Mangel und/oder können mit Geld nicht umgehen.
- Sie haben eine blühende Fantasie und viele Ideen, die sie größtenteils nicht umsetzen können.
- Durch ihre starken intuitiven Wahrnehmungen haben sie ein feineres Gespür für die Energien von Menschen, Tieren, Plätzen, Räumen und Orten.
- Sie sind oft fasziniert vom Nichtstofflichem, wie z. B. der Engel-, Pflanzen- oder Kristallwelt.
- Sie spüren ein starkes Verlangen, Menschen oder Tieren zu helfen oder sie zu heilen, und ergreifen daher häufig entsprechende Berufe.
- Ihre körperlichen Schwachpunkte sind Knochen, Zähne, Haut und Nervensystem.
- Sie haben oft empfindliche Stoffwechselorgane, das Immunsystem ist wankelmütig und sie sind zartbesaitet. Sie vertragen Industrienahrungsmittel und künstliche Produkte schlecht oder gar nicht und reagieren sehr häufig mit Allergien oder Neurodermitis.
- Ihre Krankheiten dienen dazu, den männlich-elektrischen Stau und deren Ladungen aufzulösen.

Aufgabe der Kristallmenschen

Sie unterstützen den männlichen Abwärtsstrom. Sie holen die Frequenzen aus der Bedingungslosen Liebe herunter zur Erde.

Was ihnen helfen kann

Kristallmenschen würde es helfen, ihre geistige Anbindung auch nach unten auszurichten. Eine ausgleichende Wirkung haben für sie Massagen, Sport, körperliche Arbeit, Singen, Tönen, Tanzen, Kräuter (Ingwer, Kalmus, Holunder, Petersilie), ätherische Öle (Baldrian, Vanille, Pfeffer, Pine, Zypresse, Zeder, Rosmarin), Natur, Gärtnern oder die Beschäftigung mit strukturgebenden Dingen wie Töpfern oder andere handwerkliche Tätigkeiten.

3. Inuk

Hier möchte ich noch mal betonen, dass die Menschheit in ihrer Urfrequenz Inuk ist. Die Gründe warum wir diese Urfrequenz verloren haben, sind unter anderen auch die gleichen, warum wir krank werden. Wir sind demzufolge Inuk in einer eingeschränkten Form. Die »eingeschränkten« Inuk finden sich häufig am schwersten im Leben zurecht. Sie kamen ins aktive Wirken, seit es ausschlaggebendere Veränderungen am Erdmagnetfeld und im Bewusstseinsfeld gibt. Die am stärksten ausgeprägte Wahrnehmung der Inuk sind die Gefühle. Was aber nicht zwangsläufig heißt, dass sie ihre Gefühle leben und ihnen vertrauen. Auffällig ist ihr überdurchschnittlicher Sinn für Gerechtigkeit und/oder eine besondere Schmerzempfindlichkeit.

Ganz typische Eigenschaften sind schwer auszumachen. Sie könnten gegensätzlicher nicht sein. Wir finden unter ihnen Menschen mit herausragenden Fähigkeiten, aber auch das genaue Gegenteil. Sie sind unter den erfolgreichsten Managern ebenso zu finden wie unter den über beide Ohren verschuldeten Mittellosen. Sie können die größten Bewusstseinsforscher sein oder abhängige Junkies, die engstirnigsten Hitzköpfe oder die sanftesten Meister der Gegenwärtigkeit. Sie passen in keinen Konformismus oder fügen sich fast willenlos in alles ein. Sie polarisieren unnachgiebig, obwohl sie selbst keine Disbalance ertragen. Sie fühlen sich oft extrem gespalten, getrennt und opfern sich auf, um dazuzugehören. Sie drücken sich kreativ, dynamisch und flexibel aus oder können dennoch innerlich wie muskulär verhärtet sein. Sie haben meist einen Hang zur Grenzüberschreitung, Maßlosigkeit oder sie sind angepasst und laufen mit der Masse mit. Über- und Unterforderung liegen ganz dicht beieinander und werden von den meisten Menschen aus dem Umfeld falsch interpretiert. Sie wollen unnachgiebig alles und doch nichts. Zeit, Raum, Abstand und Form sind für sie keine getrennten Dinge, daher verlieren sie oft das Gefühl dafür. Sie haben entweder einen großen Respekt vor dem Leben oder wandeln ohnmächtig oder teilweise bewusst an der Todesgrenze. Sie fordern energisch die Liebe von anderen ein, aber können sie sich selbst nicht schenken.

Den Unterschied macht ihr Bewusstsein bzw. ihre Schwingungsfrequenz. Beim eingeschränkten Inuk ist das Bewusstsein blockiert und die Schwingung schwankend. Daher haben sie vorrangig damit zu tun:

- Sie kämpfen mit nicht diagnostizierbaren Störungen oder sonderbaren Verhaltensmustern.
- Sie haben oft keine Wahrnehmung ihrer eigenen Befindlichkeiten, obwohl sie die anderen exakt scannen können.
- Durch ihre Empathie machen sie die Gefühle der anderen zu ihren eigenen und sind nicht mehr in der Lage, wirklich präsent zu sein.
- Sie leiden unter größten Angst- und Druckzuständen.
- Sie fühlen sich oft sehr unsicher, trauen sich nichts zu und tragen häufig eine hohe innere Unruhe in sich.
- Dies wiederum kann sich in Aggressivität ausdrücken oder in starker Introvertiertheit und Schüchternheit.
- Damit sie mit ihrer Empfindsamkeit zurechtkommen, unterdrücken sie ihre außergewöhnliche Gabe und natürlichen Fähigkeiten. Sie bilden eine harte Schale um sich oder um ihr Herz aus.
- Häufig können sie sich nur auf eine Sache konzentrieren.
- Die Unterdrückung ihrer Fähigkeiten ist oft eine Folge dessen, wie das Umfeld auf sie reagiert. Doch genau die Unterdrückung zwingt sie in die eigene Unfähigkeit oder Ohnmacht. Dadurch fühlen sie sich minderwertig und oft nutzlos.

Der Hauptgrund für ihre Probleme ist die energetische, elektromagnetische Belastung. Ihre Körpermatrix ist häufig am stärksten belastet mit künstlicher Intelligenz, wie z. B. Ebstein Bar Virus, Toxoplasmose, Antennen, Implantaten, Chips und Siegeln. Dadurch sind sie unglaublich sensibel für alle Arten von Elektrosmog. Außerdem ziehen sie das Leid, den Schmerz und vor allem die Angst der gesamten Menschheit auf sich. Häufig lastet das Leid des kollektiven Unbewussten sehr schwer auf ihren Schultern. Sie haben zwar den Vorteil, nicht mit Karma oder Familiendramen belastet zu sein, dafür aber umso mehr von den dunklen Feldern des Massenbewusstseins. Obwohl sie selbst das größte Licht in sich tragen – oder vielleicht gerade deshalb, finden sie sich zu den dunklen Seiten des Menschseins hingezogen. Weil die inneren Kräfte oft so mächtig sind, erwirkt ihr Tun oft genau das Gegenteil: großes inneres oder äußeres Chaos.

Wenn die Inuk aus ihrer Starre herauskommen, dann ist es nicht mehr möglich, sich jemals wieder einsam, klein und unbedeutend zu fühlen. Dann dauert es nicht mehr lange, bis sie auch durch größere körperliche Veränderungen in der DNS gehen.[42] Mein Sohn ist ein Inuk. Er hat einen komplett anderen Energiestoffwechsel. Nahrung spielt für ihn eine völlig andere Rolle. Er muss nicht essen oder trinken. Er isst, um dazuzugehören, aus Langeweile oder weil er Appetit darauf hat. Aber sein Körper braucht es nicht. Er passt sich nur dem Rhythmus und Essenszwang der normalen Menschen an.

Können sich die Inuk aus den Belastungen und Beschränkungen lösen, würden sie von ihren Fähigkeiten profitieren und auch der gesamte Menschheit zugute kommen lassen. Denn ihr wahrer Wesenskern ist bedingungslose Liebe. Dann würden sie alles, was sie tun und sind, in Bedingungslosigkeit tun und sein. Sie würden allen und jeden vergeben, einfach weil die Polarität nicht mehr die Kraft hat wie für die »normalen« Menschen. Ihr Bewusstsein und ihr Körper würden Trennungen auflösen. Wenn es in ihrem Fühlen, Handeln und Denken die Polarisierung nicht mehr gibt, würden auch die üblichen Lebensregeln nicht mehr der Bewertung und Beurteilung von Gut und Böse entsprechen. Das Miteinander der menschlichen, gesellschaftlichen und wirtschaftlichen Beziehungen würde sich komplett verändern. Das hätte weitreichende positive Folgen für uns und die Erde.

---

[42] Eine Untersuchung des Aids-Zentrums in New York ergab, dass 1 Prozent aller Menschen bereits eine veränderte DNS haben. Statt der 20 Codons (Basenpaare des DNS-Doppelstrangs) von insgesamt 64 sind mehrere Codons aktiviert, aber nicht bei allen dieselben. Quelle: Sience News Report from University of California, Los Angeles, School of Medicine, 1996

Aufgabe der Inuk

Sie zwingen unbewusst ihr Umfeld, wirklich hinzuschauen, zu handeln und Verantwortung für die Situation zu übernehmen. Außerdem haben sie mit ihrer hohen Frequenz die Fähigkeit, die gegenläufigen Energiewirbel zu aktivieren. Sie verbinden die Abwärtsströme der Sonnenenergie mit den Aufwärtsströmen der Erde. Kommen die zwei senkrechten Ströme in eine synchron, frei wirbelnde Bewegung, können sie eine Welle an Heilung und Erwachen auslösen.

Was ihnen helfen kann

Sie brauchen meist mehr Ruhephasen und Rückzugsmöglichkeiten als andere. Ihr Bestreben nach einem harmonischen Umfeld ist ebenfalls stärker. Druck von außen bewirkt bei ihnen nichts. Dadurch, dass ihnen das Vertrauen in die eigene Kraft völlig abhandengekommen ist, sollten sie sich mit Dingen beschäftigen, die in erster Linie ihr Vertrauen in ihr Fühlen stärkt und ihren Selbstwert nährt. Sie dürfen lernen, zwischen alltäglichen und nicht alltäglichen Wahrnehmungen (die sie haben oder mal hatten) zu unterscheiden. Dafür ist ein großes Maß an Wissen über die eigene Besonderheit oder Gabe wichtig. Die Auswahl an Möglichkeiten, die sie dabei unterstützen könnte, ist sehr groß. Darunter fallen nahezu alle Therapieangebote und spirituelle Wege. Es gibt keine genaue Richtlinie oder Vorgaben. Der Essenzatem des 8. Schlüssels in Kombination mit ätherischen Ölen (z.B. Sandalwood, Zedernholz, Melisse, Rose) wird ihnen eine große Hilfe sein.

4. Der normale Mensch

»Normal« verwende ich hier synonym für die Mehrheit der Menschen. Normal ist im eigentlichen Sinne nicht normal. Auch hier liegt eine Verdrehung vor. Der normale Mensch stammt auch aus der Essenz und ist seinem Ursprung nach ein Inuk. Aber er hat aufgrund von irdischen Widrigkeiten und seinen ungelösten magnetischen Ladungen unzählige

Wiedergeburten hinter sich. Dadurch sind die Energiekanäle weitest-gehend behindert und die holistischen Fließströme verstopft. Mit dem Ergebnis, dass er keinerlei Bezug zu seiner Essenz oder Erinnerung an seine wahre Herkunft hat. Der Egokörper mit seinen Programmen in der innigen Verbindung mit dem Massenfeld macht den »normalen« Menschen Boxmassenkonform. Sein Realitätsempfinden ist durch seine Wahrnehmungen, sein Denken, Fühlen und Handeln einzig und allein auf den Rahmen der 3D-Welt beschränkt.

Beim normalen Menschen ist die Seele unzählige Male nach dem Tod in verschiedensten Matrixebenen der Erd- und Weltraumsphären hängen geblieben. Dadurch hat er Hunderte oder Tausende Male gelebt. Keine Information und keine Ladung seiner vielen Leben ist jemals verloren gegangen. Seine Anbindung zur Essenz ist teilweise so stark unterbrochen, dass das Ego mit einem falschen Selbstbild die Führung übernommen hat.

Jeder Ring (s. Abb. 20) stellt eine andere Matrixebene dar. Die künstliche Matrix (der zweite Ring von außen) unterwirft alle anderen Matrizen dem dualen Charakter. Selbst die Seele, die als rein und ursprünglich gilt, ist in diesem dualen Wiederholungsspiel, das sich Reinkarnation nennt, unzählige Male gesplittet und verteilt. Ihre Ursprungsenergie ist durch die Wiederholungen vom Schmerz-/Egofeld überlagert. Die zwei Fragen, die ich hier in den Raum stellen möchte, sind: Was glauben Sie, was ein natürlicher Lebenszyklus ist? Kann sich eine Seele überhaupt befreien?

Dadurch, dass die meisten Menschen glauben, dass es die Seele gibt, gibt es sie auch und dennoch ändert es nichts daran, dass sie ein Konstrukt ist, dass uns in dem ewig währenden Kreislauf festhält. Je mehr Seelenkonstrukte sich nach dem Ableben des Körpers in den Matrizen binden, desto dichter wird das holographische Inkarnationsgitternetz an Informationen. Somit gestalten sich die neuen Leben innerhalb der alten Programme. Wir könnten es auch so nennen: Wir leben das Leben der Anderen in einem Wiederholungsprogramm an Wiederholungen.Durch die Wiedergeburt werden die persönlichen energetischen Ladungen und die Ladungen der Blutlinien und Ahnengeschichten der Vergangenheit immer wieder mitgebracht.

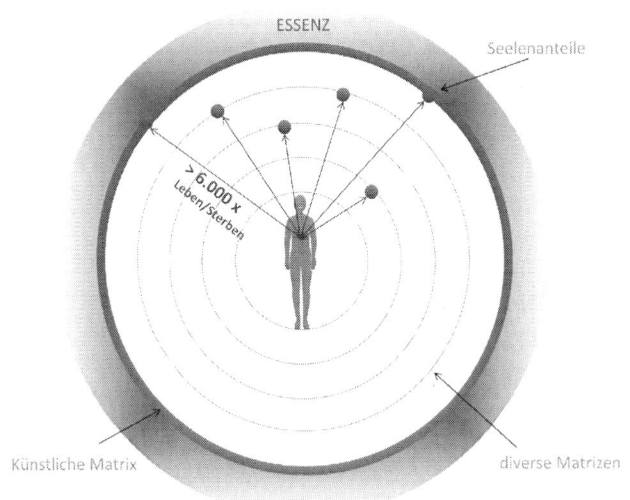

Abbildung 20: Reinkarnations-Schleife

Diese werden nur zeitlich, geschichtlich in den unterschiedlichsten Gesellschaftskonstellationen ausgelebt.

In welcher Matrix des morphischen Feldes die Seele nach dem Tod hängen bleibt, ist von der Reinheit des Matrixkörpers und des Bewusstseinsniveaus des verstorbenen Menschen abhängig. Das kann in unterschiedlichen Dimensionen, Universen und Welten sein, wie in der Äther- oder Astralwelt.[43]

Die Reinkarnation bzw. der Kreislauf der Wiedergeburt gilt nicht für die Indigos, Kristallmenschen und Inuk, sondern nur unter folgenden Bedingungen:

- Die Zersplitterung und Fremdübernahme von Seelenanteilen sorgen für negative Aufladungen und Verwicklungen der Körpermatrix.

---

[43] Der Umfang, die Größe und Komplexität der Universen als auch der Dimensionen sind nicht ganz klar. In den frühen 70er Jahren ging man bereits von 700.000 Universen aus, wovon jedes Millionen Planeten umfasst. Andrei Linde und Vitaly Vanchurin: How many universes are in the Multiverse? Cornell University Library online, http://bit.ly/HtbdEr Zugriffsdatum: 05.05.2015

- Der Egokörper ist verhärtet oder erstarrt.
- Der Sterbende hat massive Schockerlebnisse beim Sterben erfahren, z. B. Unfall oder Mord.
- Beim Sterben fehlt Friede und beim Übergang mangelt es an Hingabe.
- Die Hinterbliebenen lassen einen Verstorbenen durch emotionales Festhalten nicht gehen.
- Die Todesenergie wird vom Baby im Bauch der Mutter übernommen, wenn sich in der Gebärmutter oder im Unterleib der Mutter noch Seelenanteile befinden, die von Totgeburten oder Schwangerschaftsabbrüchen übriggeblieben sind.

Würden wir aus der Sicht eines Inuks auf den menschlichen Lebenszyklus schauen, könnten wir uns vom Leben und von den Verstorbenen in Liebe, Dankbarkeit und Leichtigkeit verabschieden. Denn ohne Anhaftungen oder Verwicklungen könnten wir es geschehen lassen und würden weder uns noch die anderen an etwas binden.

Früher wusste man um die Wichtigkeit des Abschiednehmens und um die Seelenbindung. Man hat die Seelenenergie durch Rituale, Verbrennung oder durch bestimmte ätherische Öle gereinigt und befreit. Doch dies hat die Kirche in den vergangenen 2.000 Jahren verboten, stattdessen wurden dick beschichtete Särge, metallische Urnen und Grabsteine eingeführt. Das Trauern wird seit je her auf Friedhöfen ritualisiert. Was dazu führte, dass sich die Reinkarnationen häuften und sich die künstliche Matrix sowie deren Seelenanziehungskräfte immer stärker verdichteten. Je häufiger die Wiedergeburten, umso schwerer die Last aus Ängsten und Schmerzen der längst vergangenen Zeiten. Aufgrund der Inkarnationsschleifen haben diese Menschen eine ausgeprägte Matrizenanbindung. Zu erkennen sind sie daran, dass sie einen sehr dicken Schleier über ihrer Körpermatrix tragen, was sie in einer niedrigen Schwingung gefangen sowie an die alten Programme und Muster gebunden hält.

Aber unter Mithilfe der Indigos, Kristallmenschen und Inuk sowie der Schwingungserhöhung der Erde sind seit jüngster Zeit die Netze wieder durchlässiger geworden. Bei den meisten ist sogar schon das Karma erlöst, sodass sich neuerdings kaum eine Seele mehr darin verfängt. Was die Menschen jetzt noch in Rückführungen oder in den Reinkarnationstherapien empfinden, ist meistens nichts anderes als eine Ladungserinnerung anderer Seelen aus den Matrizen der morphischen Felder. Die erhaltenen Informationen lösen Gefühle aus und deshalb meinen wir, sie wären aus unserem Leben. Aber das sind sie nicht.

Zusammenfassend lässt sich sagen, dass keine der vorgestellten Gruppen besser oder schlechter ist. Nichts ist fixiert, es sei denn, wir lassen alles beim Alten. Das heißt, man muss nicht sein ganzes Leben »normal« oder ein Indigo sein, nur weil man in diese Codierung hineingeraten ist. Jeder hat die gleiche Chance zu erwachen. Von großem Vorteil ist, dass sich die gesamte Menschheit in einem Bewusstseinsprozess befindet, der uns ohnehin zu unserer Essenz zurückführt. Wir werden früher oder später zu Inuk, wenn wir die geistige und materielle Welt gleichzeitig im Alltag bewusst lebendig werden lassen. Öffnen und stellen sich mehr Menschen diesem mutigen Bewusstseinsprozess, wird es eines Tages kein Kraftaufwand mehr sein, zwischen den beiden (noch sehr unterschiedlichen) Welten zu jonglieren, sondern eine Bereicherung für alle. Mit dem ALLSENSES CODE schaffen Sie die Voraussetzungen, um in Sekundenschnelle spielerisch zwischen den Welten zu wechseln. So verschmelzen vielleicht eines Tages diese Welten wie selbstverständlich miteinander, sodass wir irgendwann zum gesunden Inuk erwachen.

6 Der ALLSENSES CODE

| *Gesundheit ist eine frei wählbare Option.*

Der über Jahrzehnte entwickelte ALLSENSES CODE ist der erfolgreichste Bestandteil von ALLSENSES® Energiemedizin.
Mit diesem Selbsthilfeprogramm aus neun Schlüsseln konnten bereits viele Menschen das nächste Plateau ihrer Entwicklung erreichen und sich selbst heilen.

Sie bekommen einen Schlüsselbund für neun Themenräume, die Sie vielleicht anfangs getrennt wahrnehmen und auch einzeln bearbeiten. Es scheint Ihnen, als bräuchten Sie neun Schlüssel, mit denen Sie symbolisch gesehen, die verschiedenen Räume öffnen. Bleiben Sie bei Umsetzung der neun Schlüssel kompromisslos, radikal und experimentell dran, werden Sie im Laufe Ihres Selbstheilungsprozesses spüren, dass die Schlüssel sich einander bedingen und beeinflussen, weil sie im Grunde alle zu einem Raum führen: Der Raum des BEWUSSTSEINS oder besser gesagt: Der Raum des bewussten Seins.

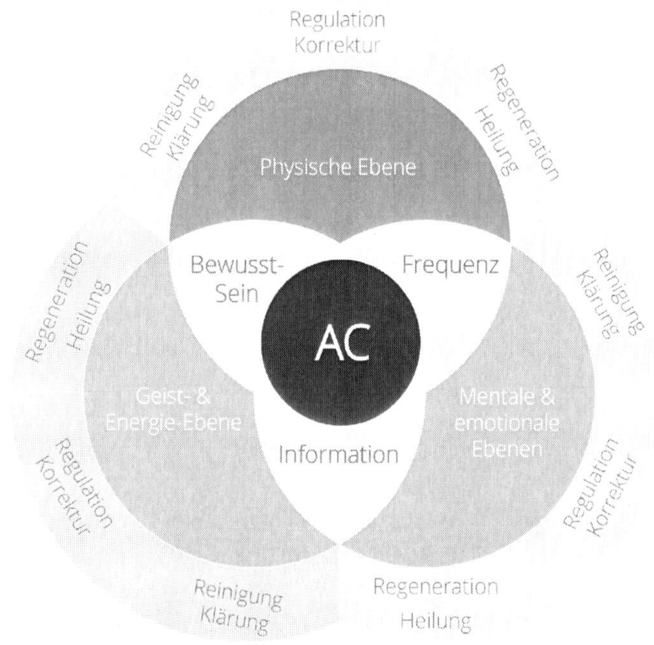

Abbildung 21: ALLSENSES CODE

Der ALLSENSES CODE bedient das Hologramm einer Dreiermatrix, mit der Ihre Transformation ganzheitlich geschehen kann.

Die Dreiermatrix des ALLSENSES CODES besteht aus:

Reinigung (Klärung) – **Regulation** (Korrektur) – **Regeneration** (Heilung)

auf der

Physischen Ebene – G**eist-Energie**ebene – **Mentalen-Emotionalen** Ebene

unter Einsatz von

Bewusstsein – Frequenz – Information

Aus der Struktur dieser holistischen Dreiermatrix lassen sich die neun Schlüssel des ALLSENSES CODES individualisieren. Klärung und Korrektur stehen immer an erster Stelle. Nur durch den Reinigungsprozess kann die Kraft der Körperintelligenz bis zur vollständigen Regeneration vordringen.

Durch den ALLSENSES CODE lösen Sie Ihre Zugriffsperren zur Ur-Information und initiieren Ihren Selbstheilungsprozess. Der ALLSENSES CODE führt Sie Schlüssel für Schlüssel vom Verstehen bis hin zur Korrektur der negativen Ladungen Ihrer geistig-emotionalen Blockaden und Altlasten. Sie bekommen eine Anleitung, mit der Sie sich selbst die notwendigen Impulse geben, den 5-R-Mechanimus zur Selbstheilung (s. Abb. 1) zu harmonisieren.

Der ALLSENSES CODE vereint vermeintliche Gegensätze:

- Sie geben ganz bewusst vor, was sein soll UND lassen geschehen.
- Sie bewegen sich innerhalb UND gestalten dennoch außerhalb.
- Sie sind im absoluten Jetzt UND können Vergangenheit und Zukunft beeinflussen.

Diese Vorgehensweise mag vielleicht für den einen oder anderen absurd erscheinen, aber sie zeigt, dass wir das herkömmliche 3-D Konzept verlassen müssen. Das Kernelement des ALLSENSES CODES ist die bewusste Verbindung der Körperintelligenz mit der Ur-Information aus der Essenz. Die Verbindung ermöglicht Bewusstseinsweite und Frequenzanhebung. Unsere Aufgabe ist es, die hergestellte Verbindung innerhalb von 3-D wirksam werden zu lassen.

Durch Ihre Umsetzung der Schlüssel gelingt Ihnen eine Frequenzerhöhung. Sobald Ihre eigene Frequenz höher steigt als die Frequenz Ihres Problems oder Ihrer Krankheit, wird es für Sie spürbar, dass sich Energien umschichten und die inneren Kräfte neu ausrichten. Diese Ausrichtung ist der Magnet, der bestimmt, was in Ihren Zellen ankommt. Das ist nicht Wunschdenken oder die Sicht durch die rosarote Brille. Nein, Sie legen bewusst mit klarem Präsenzfokus fest, wonach sich Ihre Zellen und Moleküle bauen. Vorherbestimmt ist nur das, was Sie nicht ändern.

Betrachten Sie die neun Schlüssel als eine individuelle Prozessbegleitung: Von der Bewusstwerdung hin zum bewussten Sein, um bei nichts anderem anzukommen als bei sich selbst. Sie berücksichtigen die Prinzipien Ihres menschlichen Bauplans und hebeln den Deckel Ihres Unterbewusstseins (Box) auf. Vielleicht erlauben Sie sich den einen oder anderen neuen Blickwinkel, sodass Sie sich nun Ihrem wahren Kern widmen können.

Das Besondere am ALLSENSES CODE ist, dass Sie nicht in alten Geschichten, Schmerzen oder Wunden herumwühlen müssen, um sie aufzulösen. Nicht alles muss noch einmal durchfühlt werden, um es wandeln zu können. Denn viele Programme sind nicht unsere. Wohl aber unsere Resonanzquellen. Es bedarf keinerlei besonderer Begabungen. Lediglich Ihre Bereitschaft, sich auf neue Erfahrungen mit sich selbst einzulassen, um sich resonanzfähig zu machen. Seien Sie sich gewiss, dass Sie Ihrem inneren Schweinehund oder Wachhund in vielen versteckten Formen begegnen werden.

Die Schlüssel sind ein instinktiver Wegweiser und kostbarer Codeknacker, mit dem Sie ohne fremde Hilfsmittel jederzeit im Alltag eine Direktverbindung zwischen Ihrem Körper und der Essenz herstellen können. Ein Wegweiser, der direkt ins Erwachen führen kann. Auf diesem Erwachens-Weg kann jeder dabei nur seine individuellen Schritte gehen, mit dem Ziel, seine schweren, kraftraubenden, einengenden, düsteren und runterziehenden Lebenswege verlassen zu können. Sie lernen, wie Sie den Körper re-informieren, damit er von jeder eingefahrenen Situation (Krankheit) auf ein neues, gesundes Gleichgewicht umschalten kann.

Die neun Schlüssel sind in einer bestimmten Reihenfolge aufgebaut, die sich sowohl im Anspruch als auch in ihrer Wirkung steigern. Daher empfehle ich Ihnen, sie nacheinander zu benutzen. Wägen Sie dabei einfach ab: Was funktioniert für mich, was nicht; was kann ich manifestieren, was noch nicht; wo stehe ich und was ist mein nächster Schritt? Bei all dem, was sich zeigt, und bei allem, was Sie tun oder nicht tun – gehen Sie es stets spielerisch an. Das Spielen öffnet Ihren Geist. Im Spielmodus fällt die innere Härte ab und Sie können leichter zulassen, was sich offenbart. Denken Sie stets daran, dass Sie den Glauben an Ihre schöpferische Kraft und an Selbstheilung nur dadurch festigen können, indem Sie selbst für die innere Gewissheit sorgen. Diese Gewissheit, genährt durch

Ihre bewussten Präsenz-Erfahrungen, entfaltet Ihr wahres, vielleicht bisher noch unfassbares Selbst.

Wieso kommt der ALLSENSES CODE erst jetzt und nicht schon früher?

In den vergangenen Jahrtausenden gab es massenweise Interferenzen in den elektromagnetischen Feldern der Erde und der Menschen. Diese Interferenzen nehmen seit geraumer Zeit an Intensität zu. Dies beeinflusst und stresst die Menschheit unterschiedlich stark. Am sensibelsten reagieren unsere Drüsen- und Nervensysteme. Viele Krankheiten entstehen daraus. Auch die Natur, die Erde und das Wettergeschehen sind davon betroffen. Die NASA berichtet schon seit mehr als zehn Jahren über erdmagnetische Anomalien. Sie berichtet, dass das Magnetfeld der Erde abnimmt, sich ihre Schwingung erhöht und die Sonnenaktivität (durch Sonnenwinde, Sonnenstürme, Sonneneruptionen) zunimmt.[44] Auch der Biophysiker und Autor Dieter Broers beschreibt mit seinen Forschungsergebnissen die erdmagnetischen Veränderungen und wie sie sich auf uns Menschen auswirken. Er sagt, dass dadurch das sensorische Wahrnehmungsspektrum Ausdehnung erfährt. Diese Ausdehnung wiederum sorgt dafür, dass sich neue Strukturprogramme in unserem biologischen Körper etablieren.[45] So ist zu beobachten, dass es der Menschheit zu keiner Zeit in den letzten tausenden Jahren so leicht gefallen ist, die inneren Türen zu öffnen, um das Bewusstsein auf ein neues Plateau zu heben, wie jetzt. Es gibt noch weitere Gründe und Wirkungen, doch diese Erklärungen führen an dieser Stelle zu weit.

---

[44] Dieter Broers forscht in dieser Hinsicht mit anderen Physikern und Strahlenbiologen. Er teilt die Entdeckungen und Erkenntnisse der NASA in seinen Büchern und auf YouTube: https://youtu.be/42mLh39Qkuo. Er erklärt nachvollziehbar, was es mit der Strahlung, der Sonneneruption und der biologischen Wirkung auf sich hat.

[45] http://www.t-online.de/nachrichten/wissen/id_69903672/magnetfeld-der-erde-der-schutzschild-wird-schwaecher-.html und von der NASA: https://www.nasa.gov/vision/earth/lookingatearth/29dec_magneticfield.html, Zugriffsdatum: 23.06.2016

Interessant ist, dass das Magnetfeld uns nicht nur vor Sonnenstürmen schützt, sondern uns Menschen auch vom Bewusstseinsfeld der Essenz abschirmt. Das bedeutet, dass ein abnehmendes Magnetfeld proportional unser Bewusstsein dahingehend beeinflusst, dass der Schleier der Verblendung durchlässiger wird. Das führt einerseits zu immer mehr paranormalen Wahrnehmungen, andererseits kann es körperlich anstrengend werden. Kommt die steigende Aktivität der Sonne hinzu, nimmt unser Körper eine größere Menge an elektrisch geladenen Sonnenteilchen auf. Mit dieser Aufladung erhöht sich unser Energielevel und verändert die Photonenabstrahlung im menschlichen Körper. Damit eröffnen sich völlig neue Ressourcen für unsere Zellkommunikation. Nach und nach wird die Inuk-Frequenz erwachen, diese Ent-Wicklung ist nicht mehr aufzuhalten. Es ist deutlich zu beobachten, dass wir mitten drin sind in diesem Veränderungsprozess. Immer mehr Menschen entdecken ihre eigene Spiritualität und hinterfragen den Sinn ihres Daseins. Ihnen werden ihre schrägen Arrangements und Lebenskonzepte bewusst und wünschen sich etwas vollkommen Neues! Sie gehören sicherlich als Leser dieses Buches auch dazu!

Sind Sie bereit, die Ressourcen und Möglichkeiten des ALLSENSES CODES zu nutzen? Gehen Sie aufs Ganze, enttarnen Sie die Selbstlügen und beenden Sie das Kämpfen. Nehmen Sie sich Zeit. Zwingen Sie sich nicht, immer gleich alles zu lesen, zu verstehen und danach abzuhaken. Es steht so vieles zwischen den Zeilen, was sich Ihnen vielleicht erst beim zweiten oder dritten Mal lesen erschließt.

Schlüssel 1 Den inneren Widerstand aufspüren

Der Saboteur und Zerstörer

Woran leidet nahezu die gesamte erwachsene westliche Bevölkerung – mittlerweile schon die Schulkinder? Unter Stress. Hier geht es um den negativen Stress, der durch ein Missverhältnis aus den bereits genannten Belastungsfaktoren entsteht. Der Verbündete des negativen Stresses ist der selbst gemachte Widerstand gegen etwas oder jemanden. Beide bedingen einander. Widerstand entsteht aus drei Gründen:

1. sobald etwas Box-Widersprüchliches auftaucht oder
2. gerade weil es unseren Box-Ladungen entspricht oder
3. sobald wir uns selbst innerlich widersprechen, weil unsere Worte nicht mit dem Denken, Fühlen und unserem Verhalten übereinstimmen.

In jedem Fall entwickeln wir die unterschiedlichsten Stressarten, die sich allesamt in den Widrigkeiten des Lebens äußern. Dabei sind immer Gefühle involviert, die unsere Energien binden. Je stärker wir im Widerstand sind, desto mehr Energie wird gebunden bzw. verbraucht.

Jede Krankheit geht auf das Konto eines überschrittenen Maßes an negativem Stress, ganz unerheblich, ob er stofflicher und nicht stofflicher Natur ist. Die Auswirkungen sind alles andere als harmlos. Doch die Mehrheit bagatellisiert sie immer noch und unternimmt nichts, obwohl die ungünstigen Folgen längst bewiesen sind. Warum? Ein konstanter Stresspegel setzt die Wahrnehmungsfähigkeit herab, sodass er, selbst wenn er hoch ist, kaum noch zu spüren ist. Es findet eine Gewöhnung statt. Mit dem Ergebnis, dass die Einschätzung der eigenen Belastungsgrenzen und gleichzeitig das natürliche Bedürfnis nach Ausgleich verloren gehen. Oder man hat unbewusst vor dem Stress kapituliert.

Widerstand mit seinen Folgen

Je stärker der innere Widerstand in uns tobt, desto stärker forcieren wir, dass sich dunkle Energiefelder Eintritt durch das jeweils schwächste Chakra in den physischen Körper verschaffen. Dann ist es nur noch eine Frage der Zeit, bis eine bestimmte Körperregion physische Störungen anzeigt. Innerer Widerstand sorgt aufgrund des Resonanzprinzips dafür, dass unser persönlicher Stress mit dem kollektiven Stress in Verbindung geht. Denn in unserem gesamten Umfeld schwingen Stressfrequenzen von anderen Menschen. In den uns umgebenden Feldern sind diverse Ängste vor dem Tod, dem Verlust, dem Bankrott, dem fallenden Aktienkurs, dem Flugzeugabsturz, dem Finanzamt, den Terroristen, Krebs, dem Chef und so weiter gespeichert. Überlassen wir uns unbewusst diesem Feld, ziehen wir negative Gedankenströme und Ängste aus dem Umfeld an und identifizieren uns damit.

Widerstand schadet in erster Linie uns selbst, weil er in uns entsteht und dort wütet. Er kann sich gegen uns richten wie scharfe Speerspitzen und plündert unser Energiekonto. Widerstandsenergien erzeugen Verdichtung, Verspannung und Verhärtung. Mit dem Ergebnis, dass letztlich auch der physische Körper immer träger und steifer wird. Der Tonus im Nerven- und Hormonsystem gerät aus dem Gleichgewicht.[46] Es reicht eine kleine, unbedeutende Situation oder Erfahrung aus, um das eigene innere Fass zum Überlaufen zu bringen. Psychische Herausforderungen oder negative Stressbelastungen verschalten unser

---

[46] Im Nervensystem sorgen der Parasympathikus für Entspannung und der Sympathikus für Aktivität. Der Parasympathikus ist häufig durch das Dauerfeuer vom Sympathikus blockiert, und der Stresspegel nimmt deshalb nicht mehr ab.

Gehirn auf eine ungünstige Weise. Messbar ist das anhand unserer Gehirnwellen. Man hat mit dem Elektroenzephalografen (EEG) festgestellt, dass unser Nervensystem immer die gleichen Muster entwickelt: Ohne Stress produziert es ein harmonisches Hirnwellenmuster und bei Stress inkohärente, ungeordnete Gehirnwellen, vergleichbar mit dem Einstimmen der Instrumente eines Orchesters vor dem Auftritt. Jeder stimmt auf seine Weise sein eigenes Instrument. Diese Töne sind schräg, chaotisch und unmelodisch. So ähnlich sind Stressfrequenzen. Im Gehirn werden chaotische Muster und Stresshormone erzeugt, die dafür sorgen, dass bestimmte Gehirnareale ab- bzw. angeschaltet werden. Die Neuronen kommunizieren nur noch eingeschränkt miteinander. Feuert das Gehirn asynchrone, wirre und zusammenhanglose Informationen und Signale an das zentrale Nervensystem, kommen die gleichen ungeordneten Informationen und Signale im Immun-, Herzkreislauf- und Verdauungssystem an. Die Nebennieren entleeren ihre Vorräte an Adrenalin, danach schüttet der Körper noch Kortisol aus (beide sind als Stresshormone bekannt). Der gesamt-körperliche Energiefluss blockiert, die Schwingungsfrequenz sinkt massiv, der Biorhythmus wird gestört und die Biochemie kippt in ein schädliches Milieu. Diese Kettenreaktion kann die natürliche Autoregulation des Körpers schlimmstenfalls komplett ausschalten. Denn jedes Organ, die Drüsen und das Gewebe empfangen die gleichen Signale. In so einem Stresszustand haben wir nichts mehr unter Kontrolle, und an Selbstheilung ist nicht zu denken.

Die stärksten Widerstandsenergien erlebe ich bei Menschen mit Krebs und mit anderen sogenannten unheilbaren Krankheiten. Selbst bei pathogenen Indikatoren wie z. B. einem zu hohen Säure- oder Toxingehalt im Organismus haben sich Gefühle, die mit Widerstand oder Ablehnung zu tun haben, an einer Körperstelle oder im ganzen Körper manifestiert. Bleibt innerer Widerstand konstant, werden nicht nur unsere physischen Energiestrukturen dichter und unbeweglicher, sondern auch unsere Denkweise. Die Verdichtung zieht unseren Wahrnehmungskreis immer enger und nimmt auch unser Bewusstsein mit. Je mehr Verdichtung wir kreieren, desto mehr Reduktion findet auf geistiger Ebene statt.

Wir geraten in die Falle von Minderwert, Lebensfrust, Erfolglosigkeit, Verzweiflung, Selbstzweifel, Beziehungsproblemen, ungünstigen Verpflichtungen, Arbeitsstress, kritischen Familienthemen und falschen Identifikationen. Und: Je mehr wir gegen die Widrigkeiten ankämpfen, desto fester zieht sich diese Falle zu. Wir erschaffen Trennung und erhalten Abspaltung. Unsere Körpermatrix und unsere Zellantennen rufen mit ziemlicher Sicherheit noch mehr von dem auf die Tagesordnung, was wir ablehnen oder vermeiden wollen.

Der Widerstand und seine Gegenkraft

Kein Paddler oder Surfer würde auf die Idee kommen, frontal gegen die Wind- oder Wellenrichtung zu steuern, auch kein Kung-Fu-Meister würde gegen den Widerstand des Gegners ankämpfen. Aber wir glauben, durch Widerstand für oder gegen etwas, den Alltag gelungener meistern zu können?

Wir haben uns unbewusst meisterliche Qualitäten herangezüchtet. Wir können ohne Apparaturen Kernspaltung vollziehen. Wir können die Energie, die von Natur aus stets fließt, hervorragend umleiten, festhalten oder verdichten. Wir schaffen es, den natürlichen Fluss an Körpersäften, Zellwasser und Informationen zu behindern. Wir können sogar die Frequenzen der Lebensenergie im Zellgefüge zum Stillstand bringen. Es grenzt an ein Wunder. Wir erzeugen ad hoc Widerstand und das über Stunden, Tage, Wochen, Jahre oder gar Jahrzehnte. Mal gegen dieses und mal gegen jenes, aber immer gegen uns selbst. Widerstand ist Ablehnung und zieht sich wie ein roter Faden durch unser Leben. Je mehr wir etwas an uns oder am Leben ablehnen, desto stärker wird der Widerstand in uns. Es ist ein sehr hoher Energieaufwand nötig, um Widerstand und Ablehnung aufzubringen sowie aufrechtzuerhalten. Somit ist Widerstand ein Ausdruck von unerschöpflicher, kreativer Lebensenergie. Wir nutzen sie allerdings nur für zwei Reaktionen: Entweder sind wir emsig damit beschäftigt, ihn loszuwerden, oder wir unternehmen alles, um ihm aus dem Weg zu gehen. Beide Reaktionen erhöhen inneren Druck und forcieren unerwünschte Ängste.

Mit Widerstandsenergie können wir bereits als Kind im Bauch unserer Mutter konfrontiert werden. Jedes Nein, das wir von unseren Eltern hören und fühlen, überträgt sich auf uns. Später bewirkt auch jedes unehrliche Ja einen Widerstand. Wenn schon im Kindesalter Widerstandsenergien überwiegen, werden sie später als normal eingestuft und wir lassen uns ganz selbstverständlich auf die widrigsten Umstände oder ungesundesten Arrangements ein. Oder halten es für Schicksal.

Die meisten Entspannungsschulen lehren, wie man mit stressigen Situationen umgehen kann. Das ist auch wichtig und gut so. Jedoch lernen Sie nur einen Teil Ihrer Einflussmöglichkeit kennen – das Reagieren. Mit dem Reagieren glätten wir nur die oberflächlichen Turbulenzen. Sich nur um die Reduktion des Stresspegels zu bemühen, ist nur die halbe Miete.

Was würde sich verändern, wenn wir erkennen, was und aus welchem Grund uns etwas Stress bereitet? Wäre es nicht sinnvoll, uns mit neuen Erfahrungen zu beschäftigen, die Stress in Zukunft gar nicht erst erzeugen? Was wäre, wenn wir, anstatt den Stresspegel zu senken, unser Wahrnehmungslevel hochfahren? Genau dabei will Ihnen der erste Schlüssel helfen. Er beschäftigt Sie mit dem, was wir sonst partout meiden: Mit dem Nichts, der Leere und der Stille. Diese drei Qualitäten sind in Großstädten kaum noch zu finden. Dort sind die Menschen so viel Trubel gewohnt, dass ihnen sowohl die Leere als auch die Stille unerträglich sind. Oft wird Stille mit einer unangenehmen Leere verwechselt, und die wollen und können die meisten nicht aushalten. Dabei ist die Leere eigentlich die Fülle. Aber die Fülle entfaltet sich, wenn wir wahrhaftig erst die Leere erschaffen haben und wissen, dass wir nichts dafür brauchen. Die polarisierten Kräfte von der inneren Leere und der äußeren Fülle kann uns anfangs etwas hin- und her schleudern, weil uns die Unterschiede zu hart erscheinen mögen. Viel Freude bei Ihren Neuentdeckungen in der Stille!

Die Umsetzung des 1. Schlüssels

Wie wir unseren inneren Widerstand erkennen und abbauen

Mit dem ersten Schlüssel legen Sie den Grundstein für die faszinierende Welt Ihrer Geisteskraft. Sie lernen das bewusste Innehalten und Gewahrsein des Moments, indem Sie die Aufmerksamkeit von der bunten Außenwelt abziehen und wieder auf sich richten. Hier geht es um das Wahrnehmen Ihrer inneren Befindlichkeiten. Sie tauchen in eine absolut natürliche Grundfunktion ein, mit der Sie Ihr ganzes Sein definieren und beeinflussen: mit Ihrem Atem. Sie etablieren Ihre Beobachterrolle und machen dabei die ersten Stilleerfahrungen. Damit schaffen Sie sich die Voraussetzung für alle weiteren Schlüssel. Die Meisterschaft des ersten Schlüssels ist die Trilogie aus dem:

1. Erkennen dessen, was uns stresst,
2. Loslassen dessen, was uns stresst (im inneren oder äußeren)
3. Einlassen auf das, was uns innerlich glücklich und frei sein lässt.

Dafür müssen Sie keine schweren Geschütze auffahren oder besonders große Zeitfenster aus Ihrem vollen Terminkalender aushandeln. Sie lernen, sich anstrengungslos ganz auf das Hier und Jetzt zu konzentrieren. Indem Sie das Hier und Jetzt im eigenen Erleben feiern. Kreieren Sie zuerst die inneren Zustände, damit *sich* die äußeren Umstände dem anpassen.

Eine der einfachsten Methoden, die ich kenne, stammt von Donald Walsh. Er sagt, dass wir mit der Stopp-Methode die großartigsten Transformationsprozesse einleiten können, sofern wir sie über sechs Wochen anwenden. Die Stopp-Methode verlangt, dass wir mindestens sechs Mal täglich einen Stopp für zehn Sekunden einlegen. Einfach irgendwann im Laufe des Tages, auf der Arbeit, beim Joggen, Kochen oder in der Hängematte. Indem Sie Ihren Fokus nur auf sich selbst richten, haben Sie die ungeteilte Aufmerksamkeit auf Ihre Befindlichkeiten. Als Erstes werden Ihnen Ihre eigenen Karusselle aus Gedanken und Gefühlen begegnen. Die Aufgabe besteht darin, mit dem Karussell nicht in den Widerstand zu gehen. Versuchen Sie nicht, sich selbst davon abzuhalten einzusteigen. Im Gegenteil: Steigen Sie ruhig ein und fahren Sie ruhig ein paar Runden mit. Während der zehn Sekunden des Innehaltens wird nur geatmet und beobachtet. Das Ziel der zehn Sekunden bestimmen Sie selbst. Je länger Sie die Stopp-Methode üben, desto schneller lassen sich nicht nur körperliche Anspannungen und Stress auflösen, sondern auch Belastungen aus Gedanken und Gefühlen erkennen.

▹ Spielen Sie dieses Stopp-Spiel in diesen drei Varianten:

1. Der unkristische Zeuge: Sie sind stiller Beobachter und schlüpfen in die Rolle des Zeugen.
2. Das Atemgewahrsein: Sie bleiben weiterhin Beobachter und nehmen zusätzlich Ihren Atem ins Visier.
3. Die Box-Atmung: Sie beeinflussen bewusst Ihre Atmung.

Dafür benötigen Sie gewöhnlich etwas mehr Zeit als zehn Sekunden. Alle drei Varianten bilden das Fundament, um überhaupt Präsenz- und Stilleerfahrungen machen zu können. Sie stärken damit Ihre Wahrnehmungsfähigkeit für sich selbst. In der wahren Präsenz zu sein, schenkt Ihnen die Möglichkeit, sich von den Box-Mechanismen, von negativen Emotionen und von gelernten Pseudo-Weisheiten frei zu machen. Damit wird alles klarer und einfacher.

In zwei der Varianten bedienen Sie sich der Atmung. Der Atem nimmt auf das gesamte physiologische Geschehen Einfluss, sogar auf unsere mentalen und emotionalen Zustände. Dadurch, dass wir ihn weder beachten noch auszugleichen wissen, ist es genau andersherum: Unsere mentalen und emotionalen Befindlichkeiten beeinflussen unseren Atem und machen ihn klein, kurz, ungleichmäßig und flach. Damit drosseln wir unseren Energiefluss und den Rhythmus unseres Lebens. Es überrascht mich immer wieder, dass das kaum jemand weiß oder wissen will, obwohl doch jeder nach Methoden sucht, um mehr Energie zu haben.

Der Atem findet in allen Heiltraditionen seinen Platz, so auch hier. Nicht ohne Grund nennt man ihn die Quelle des Lebens. Sie werden seine Schlüsselrolle erfahren. Was die meisten nicht in Betracht ziehen, ist, dass wir ihn verändern können und damit auf einfache Art und Weise unsere Lebenskraft wecken, stärken, aber auch schwächen. Sich mit ihm auseinanderzusetzen, hilft uns, bewusst die Energien im Körper zum Fließen zu bringen, um Wandlungskraft für Gefühle und Gedanken mobilisieren können.

Der Atem hat noch mehr zu bieten. Er ist ein brillanter Botschafter und Ratgeber zugleich. Er zeigt, wo unsere Spannungen und Blockaden sitzen. An der Art, wie wir atmen, können wir unsere Gemüts- und Bewusstseinszustände ablesen *und* auch bewusst verändern. Damit kann er uns Ursache und Lösung für ein bestimmtes Problem anbieten.

1. Der unkritische Zeuge

Die Vipassana-Meditationspraxis kommt der Methode des unkritischen Zeugen am nächsten. Sie ist eine der ältesten und beliebtesten Meditationsübungen, die uns hilft, in die Präsenz – ins Hier und Jetzt zu kommen. Wir werden zum neutralen Innenweltbeobachter ohne Vorgaben und Wertungen. Die unkritische Beobachtung ist nichts anderes als innere Achtsamkeit. Bei regelmäßiger Anwendung offenbart sich uns ein klares Rollenverständnis von uns selbst. Mit der neutralen Beobachterrolle begreifen wir, dass wir nicht die Zustände sind, die wir erleben. Gelingt es uns, in dieser Rolle unsere Identität loszulassen, ist der Weg zur Zustandsänderung nicht mehr weit.

Richten Sie Ihre anstrengungslose Aufmerksamkeit nach innen und lassen Sie einen virtuellen Zeugen in Ihrem Kopf entstehen, dessen einzige Rolle es ist, den inneren Dialog zu beobachten. Ihre äußeren Lebensumstände und gesundheitlichen Notstände stehen nicht unter Beobachtung, sondern Ihre Reaktion darauf. Der Zeuge darf nicht nachdenken, urteilen oder nach einem Vorteil suchen. Anfangs wird es Ihnen vielleicht so vorkommen, als wäre der Zeuge überflüssig, weil Sie sich ganz mit den Stimmen des Verstandes identifizieren. Doch mit der Zeit wird die Rolle des Zeugen stärker. Der Zeuge darf nicht eingreifen, seine Aufgabe ist die Beobachtung. Wählen Sie einen beliebigen Moment, idealerweise, wenn Sie sich entspannen oder einschlafen wollen. Es kann aber auch genauso gut beim Essen oder beim Putzen sein. Nehmen Sie einen tiefen Atemzug, dann konzentrieren Sie sich auf den eigenen Zeugen. Welche Rolle spielt er? Wo ist er? Ist er in Ihrem Kopf? Wird er überhaupt geduldet oder wird er gleich von Ihren Gedanken rausgeschmissen? Was auch immer in Ihnen vorgeht, bleiben Sie gelassen und bringen Sie Ihren Zeugen immer wieder in die automatisch ablaufende innere Unterhaltung mit ein.

Je aufmerksamer Sie in der Beobachterrolle sich selbst erforschen, desto besser bekommen Sie mit, was sich in Ihnen abspielt. Bis Sie nicht mehr die Person sind, die etwas denkt, sich ärgert oder Angst hat, sondern jene, die diese Emotion bewusst erlebt. Das bedeutet, dass Sie sich auch erlauben, einen Schmerz (von Hilflosigkeit, Einsamkeit oder Aggression) bewusst zu fühlen. Erlauben Sie, ihn mit Aufmerksamkeit zu berühren und ihn aus vollem Herzen zuzulassen. Schon allein das bewusste Zulassen und Einlassen kann oft das Leiden und den Schmerz beenden.

Damit gleich zu Beginn während eines Strudels negativer Gefühle zu starten, ist zwar ratsam, doch selten möglich. Denn das negative Gefühl mit dem bereits in Umlauf gebrachten chemischen Cocktail aus unseren Stresshormonen lässt den inneren Wachhund die Zähne fletschen und der Beobachter wird eingeschüchtert, sodass er sich wohlmöglich nicht traut, wiederzukommen oder weitere Unternehmungen für sinnlos hält. Daher ist es empfehlenswert, die ersten Schritte ohne Stress, ohne emotionale Anspannung, in der Stille zu praktizieren. Selbst in der Stille gibt es noch viel zu erleben und zu erforschen, da wir alle sehr viel unbewusste Anspannung mit uns herumtragen.

Das Wichtigste in der Beobachterrolle ist, nicht in die Identifizierung zu gehen. Das ist leicht gesagt, denn in der Regel rutschen wir beim Beobachten oft in Emotionen. Die Emotion zeigt uns, dass wir uns damit identifiziert haben. Wenn das geschieht, haben wir keine Wahrnehmung mehr für den Ablauf in uns. Mit dem Atem bekommen wir die Möglichkeit, den kleinen Moment zu erhaschen, bevor wir emotional von unseren Hormonen kontrolliert werden. Durch das Loslassen der Identifikation mit dem Gefühl leiten Sie eine Wandlung ein. Je häufiger Sie das mit den negativen Gefühlen tun, desto mehr partizipieren Sie an der Wahlfreiheit der Bandbreite der Gefühle. ABER: Bitte verwechseln Sie dies nicht mit dem Eifer, die Gefühle loszuwerden. Heil-Sein heißt nicht, keine Ängste oder Probleme mehr zu haben. Gefühle zu fühlen – sich zu fühlen – ist die Lösung. Es kann gut möglich sein, dass Sie durch das Öffnen Ihrer Box-Depots Tränen ins Fließen bringen. Seien Sie nicht überrascht – besonders, wenn Sie schon Jahrzehnte nicht mehr geweint haben. Erlauben Sie sich diese natürliche Reaktion. Sie ist mehr als klärend, erleichternd und vor allem befreiend.

2. Atemgewahrsein

Der natürliche Atemrhythmus besteht aus vier wellenförmigen Einheiten: Einatmen –Pause – Ausatmen – Pause. Diese Einheit ist bei den meisten Menschen abhandengekommen. Bei angestrengten, gestressten Menschen ist sie häufig nur zweiteilig, abgehackt und arhythmisch – die Pausen fehlen. Oft ist der Atemrhythmus gepresst, gedrosselt, stockend, unregelmäßig, flach oder zu schnell. Ist auf Dauer das schwingende Wechselspiel dieser Einheit aus dem Gleichgewicht, kommt auch die natürliche Körperregulation aus dem Takt. Störungen des Atemrhythmus können auch zur Beeinträchtigung des Energie- und Herzrhythmus führen, was auch andere Funktionen und Organe in Mitleidenschaft zieht.

Verknüpfen Sie die Beobachterrolle mit Ihrem Atemgewahrsein. Sie richten Ihre spielerische Aufmerksamkeit auf den Atem, ohne Kontrolle oder Manipulation. Der Atem darf sich von selbst schenken! Folgen Sie Ihrem Atem, kommen Sie zur Ruhe und umgekehrt. Mit der Achtsamkeit für die Atmung können wir die Identifizierung mit den Emotionen sogar verhindern. Das bewusste Atmen ist weder Steuern noch Kontrollieren.

Es ist ein Einlassen und Wahrnehmen auf den Fluss Ihres Lebens. Am Atem können wir alles ablesen, vom momentanen Gefühlszustand bis zu unserer Beziehung zur Welt.

▹ Folgende Fragen können Ihnen in der Beobachterrolle beim Atmen hilfreich sein:

- Wie atme ich?
- Wie tief atme ich?
- Wohin atme ich?
- Wie langsam oder schnell geht mein Atem?
- Wie fühlt er sich an?
- Was treibt meinen Atem/mein Leben unnötigerweise an?
- Was verschafft mir Enge oder Druck? Wo spüre ich es?

Oft reicht die Beschäftigung mit dem Atem aus, dass sich sein Rhythmus verändert.

3. Box-Atmung

Sollte sich in die Beobachterrolle oder im Atemgewahrsein Ihr Verstand zu stark einmischen oder sogar für Alarm sorgen, können Sie die Box-Atmung ausprobieren. Mit der Box-Atmung lässt sich der innere Dialog sehr leicht beeinflussen.

Die Box-Atmung ist auch als 4-Quadrat-Atmung bekannt. Sie sorgt für Verlangsamung und Harmonisierung des Atemtempos. Der Atemrhythmus wird dabei gezählt. Es bekommen vier Atemzyklen die gleiche Länge: Einatmen, Atempause, Ausatmen, Atempause.

So geht es: Setzen Sie sich aufrecht hin und atmen Sie langsam ein und aus. Schenken Sie Ihre ungeteilte Aufmerksamkeit dem Atem. Während Sie ruhig durch die Nase einatmen, entspannen Sie sich und zählen bis vier, fünf oder sechs. Nun halten Sie den Atem an und zählen wieder bis vier, fünf oder sechs. Anschließend atmen Sie aus und zählen genauso lang. Danach halten Sie erneut inne und zählen erneut bis vier, fünf oder sechs. Das ist eine Quadrat-Runde. Wiederholen Sie die Runde mindestens dreimal und Sie werden eine deutliche Veränderung spüren.

Wichtig ist, dass Sie den Rhythmus der Box-Atmung nicht erzwingen, sondern sich ihm entspannt hingeben, sodass er glatt, kontinuierlich und leicht geht. Die einzige Aufgabe ist, nicht zu tief, zu ruckartig, zu schnell oder zu langsam zu atmen. Finden Sie Ihren ganz individuellen Atemrhythmus. Jeder hat einen anderen Rhythmus, je nach Lungenkapazität, Körpergröße und Gewicht, um in die Entspannung zu kommen.

Erzeugt das gewählte Atemmuster kein befriedigendes und angenehmes Gefühl, so kommt Stress auf, Sie verspannen sich und die Lebensenergie fließt nicht. Das wäre kontraproduktiv. Starten Sie mit einer angenehmen Atemlänge und Sie werden feststellen, dass diese sich bei regelmäßiger Praxis schnell ausdehnt und für noch mehr Entspannung und Harmonisierung sorgt. Sollte es Ihnen noch nicht allein gelingen, in die Stille zu finden, könnten Sie es mit Anleitungen versuchen, beispielsweise mit autogenem Training, Yoga, Qi Gong, Mindfulness-Based Stress Reduction (MBSR), Meditation oder Ähnlichem. Nicht jede Methode ist für jeden gleich wirksam. Erfahren Sie sich neu durch Ausprobieren.

Schlüssel 2 Das Selbst-Fundament bauen

Selbstwert, Selbstvertrauen und Selbstverantwortung

| *Die Liebe ist unser Erbe und das Vertrauen in die Liebe ist unsere Macht.*

Sind Vertrauen und Verantwortung nicht die Basis jeder Beziehung? Erkennen wir nicht genau an diesen beiden Faktoren, welchen Wert eine Beziehung für uns hat? Kann es sein, dass an der Beziehung zu uns selbst etwas nicht stimmt, wenn wir nicht gut mit uns selbst umgehen, uns weder wertschätzen noch vertrauen? Können wir von einer guten Selbstbeziehung sprechen, wenn wir keine Verantwortung für unsere Gesundheit übernehmen? Die offizielle Prognose der Weltgesundheitsorganisation lautet, dass jeder Zweite über 60 Jahren an Krebs erkrankt. Die einzige Reaktion darauf ist Angst. Sie löst einen Seufzer aus, der uns hoffen lässt, nicht der Zweite zu sein.

Viele Menschen sind der Meinung, dass man kein grenzenloses Vertrauen zu sich selbst und in seinen Körper haben kann, weil sich Erkrankungen schnell einstellen können, ohne Vorwarnung. Diese und ähnliche Meinungen zeigen, dass es um weit mehr geht als nur um Glaubensmuster. Dahinter stehen mehrere Tausend Jahre alte Programme von Minderwert, Abhängigkeit, Ohnmacht oder Schuld. Sie hängen als Information in der Körpermatrix und haben sich bis auf unsere genetische Zellebene geschrieben. Auch die alten Zellerinnerungen vergangener Zeiten, als es noch ums pure Überleben ging, sind noch in uns – in jedem von uns. Im Laufe der Zeit, vor allem mit der Etablierung der Priesterschaft und den Kirchen, wurde Schuld mit einem falschen Verständnis über Sühne, Buße, Verdammnis und Hölle verknüpft und somit als Ladung im Massenfeld hinterlegt. Diese Aufladungen können uns ein Leben lang belasten, wenn wir sie nicht in uns auflösen.

Auf körperlicher Ebene können Schuldlasten zu Versteifungen in Knochen, Rücken-, Nacken- oder Gelenksregionen und zu Verhärtungen des Gewebes führen. In der Körpermatrix sehen Schuldmuster aus wie energetische Implantate, Energiebänder, Fäden oder Verkettungen, die lebenslänglich festhängen können. Die Betroffenen verwickeln sich unfreiwillig immer wieder in Probleme (oft in Form von Süchten, Geld- oder Bringschulden) oder Situationen, die Schuldgefühle hervorrufen. Sie degradieren sich selbst in den »Ich kann das nicht«-Status bis hin zur Selbstaufgabe. Aus diesen einst falschen Dogmen und ungesunden geistigen Zwängen oder Verwicklungen können auch Projektionen entstehen, die uns zu unkritischen Mitläufern machen, die einseitig urteilen, verurteilen und beurteilen. Sicherlich liegt es auch daran, dass unser Selbstbild zum Fremdbild geworden ist. Aber wenn wir das nicht realisieren, gehen wir schlafwandelnd durchs Leben und freuen uns daran, ein Sklave der Masse zu sein. Unterschwellig leiden wir trotzdem darunter, dass uns jeglicher Selbstwert fehlt. Mit dem Ergebnis, dass wir uns selbst abwerten, jegliche Selbstverantwortung ablehnen und den Mangel an Selbstvertrauen nicht ausgleichen können.

Stellen wir uns selbst nicht wieder in den Mittelpunkt unseres Lebens, werden wir unseren Wert weder erkennen noch achten und erst recht nicht in die Welt tragen. Menschen mit einem geringen Selbstwert denken stets schlecht von sich und fühlen sich im Leben ängstlich, unsicher, abgelehnt, bedroht, verletzt oder angegriffen. Sie zählen sich selbst zu denen, die im Leben zu kurz gekommen sind. Sie halten das Gefühl des »zu wenig« auf unterschiedliche Weise am Leben, z. B. im Gefühl, nicht genug zu können, nicht genug zu haben oder ein Niemand zu sein. Sie müssen dauernd um alles kämpfen, sich für alles aufopfern oder leiden stets unter Mangel. Sie glauben, dass sie nichts annehmen dürfen und ihnen auch nichts gegeben/geschenkt wird. Um ihr Selbstwertgefühl zu stützen, bemühen sie sich um den Preis der Anerkennung. Manche tuen alles nur für einen Funken von Aufmerksamkeit, bis hin zur blanken Selbstverleumdung. Andere beziehen ihren Selbstwert aus Leistung, nach dem Motto: »Ich bin, was ich leiste.« Obendrein werten sie ihre eigenen Leistungen ab. Gleichzeitig warten sie hungrig auf Bestätigung durch andere, von deren Meinung sie sich abhängig fühlen. Trifft die gewünschte Bestätigung ein, können sie ihr jedoch nicht trauen.

Würden wir uns wichtig nehmen, würden wir uns SELBST in den Mittelpunkt unseres Lebens stellen. Da wir aber in der Vergangenheit durch die starken Schmerzkörper-Ladungen nur aus dem Ego agiert haben, wurde es uns zu Recht aberzogen. Leider ist die Konsequenz fehlender Selbstwert und mangelnde Selbstliebe. Fehlt uns beides, verlieren wir das Maß an Verantwortungsübernahme und verwechseln es mit dem Kümmern um Andere. Mit dem Kümmern wollen wir unser »Gutsein« zum Ausdruck bringen. Kümmern ist ein entartetes Massenphänomen geworden. Es ist entweder an ein Aufopferungs- oder Abhängigkeitsprogramm geknüpft oder es fordert eine Gegenleistung ein. Menschen, die sich aufopfern und kümmern, strengen sich an, um noch mehr Verantwortungsbewusstsein im Außen an den Tag zu legen. Doch im Außen können wir uns vergeblich abmühen und uns weiterhin umsonst kümmern – es wird niemanden geben, der uns aus dem Defizit herausholt. Das können nur wir selbst. Wenn wir also unsere Ladungen bereinigen, können und sollten wir uns selbst wieder für wichtig und wertvoll nehmen. Dann kämen wir auch nicht auf die Idee, die Selbst-Verantwortung abzugeben und würden erkennen, dass wir an allen Geschehnissen zu mindestens 50 Prozent beteiligt sind.

Wir halten einen äußerst unbefriedigenden Kreislauf unbewusst am Leben, der gleichermaßen unseren Selbstwert sowie das Selbstvertrauen und die Selbstverantwortung unterminiert. Ohne Selbstwert trauen wir weder uns noch anderen und gleichen diesen Mangel unbewusst dadurch aus, dass wir entweder gar keine Verantwortung übernehmen oder für alles Mögliche – nur nicht für uns selbst. Vielleicht haben Sie auch schon standardisierte Erklärungen oder Rechtfertigungen, mit denen Sie erklären, warum Sie krank sind oder Probleme haben. Aus meiner Erfahrung ist jede Rechtfertigung eine Schuldzuweisung oder Ausrede, um sich von Verantwortung freizusprechen. Es ist das künstliche Zurechtrücken von Überzeugungen und hat weder etwas mit Selbstverantwortung noch mit Selbstvertrauen zu tun.

Die Verantwortung zu 100 Prozent für alles zu übernehmen, was einem im Leben widerfährt, ist für die meisten eine Zumutung oder gar absurd. Doch in Bezug auf Ihre Gesundheit können Sie die Verantwortung nicht abgeben. Ob Sie das wollen oder nicht. Ob Sie das wahrhaben wollen oder nicht. Ob Sie das glauben oder nicht. Die Verantwortung liegt immer bei JEDEM selbst. Heilung kann zwar auch spontan entstehen, auch ohne bewusste Verantwortungsübernahme. Wer jedoch langfristig den Schlüssel zur Selbstheilung in die Hand bekommen will, sollte sich dem Thema Verantwortung stellen, und zwar mit allen Konsequenzen und momentanen Komfortverlusten.

Erwarten Sie nicht, dass nur eine winzige Übung reicht, um das Vertrauen, das vorher nicht da war, plötzlich zu 100 Prozent zu etablieren. Weil es viele Ursachen für Vertrauens- oder Verantwortungsmangel gibt, können wir sie nicht immer wegklopfen, mental überschreiben oder herausschreien. Erst wenn wir uns aus den sich wiederholenden, unbewussten, alten Mustern lösen, indem wir die Ladungen umschreiben, können wir die Entscheidungen treffen und umsetzen, die uns gesundmachen. Danach sind Vertrauen und Selbstverantwortung selbstverständlich.

Die Umsetzung des 2. Schlüssels

Wie wir Selbstverantwortung, Selbstwert und Selbstverantwortung aufbauen

Der zweite Schlüssel bietet Ihnen eine Reihe von Spielzeugen, um in die Präsenz zu kommen. Mit Präsenz befähigen Sie sich, Ihre Erfahrungen als das zu sehen, was sie sind und den Mut aufzubringen, Verantwortung für sich selbst zu übernehmen.

Sie beginnen mit zwei kleinen Selbsttests, die Ihnen zeigen, wie es um Ihr Selbstvertrauen und um Ihre Selbstverantwortung steht. Danach lassen Sie sich zur eigenen Inspiration auf eine Power-Frage ein. Im Anschluss folgt eine Spielanleitung, mit der Sie Ihre ersten Versuche unternehmen, Herz und Gehirn (später auch mit dem Becken) in eine Gleichschwingung zu bringen, die nichts anderes ist als Kohärenz. Das Spielzeug heißt: Heilmeditation.

Die Heilmeditation ist eine Form der Meditation und gleichzeitig anders als die klassischen Meditationsformen. Sie ist eine der großartigsten und vielleicht am wenigsten verstandenen mystischen Pfade der Selbsterfahrung. Aus meiner Sicht ist sie die leichteste Art der Entwicklung und Selbstprogrammierung. Ihr Aufwand ist gering, daher mag sie Ihnen trivial vorkommen. Ihre Wirkung ist unbeschreiblich und zählt aus meiner Erfahrung zu den einfachsten Heilmitteln der Energiemedizin. Bereits vielen meiner Klienten ist es gelungen, mit der Selbstanwendung von Heilmeditationen Verspannungen zu lösen, Schlafprobleme zu korrigieren, Stress oder Ängste zu reduzieren, das Nerven- und Immunsystem zu stärken, die Selbstregulation des Körpers anzuregen, negative Routinen und krankmachende Wiederholungsschleifen zu unterbrechen.

1. Selbsttest

a) Schätzen Sie als Erstes ein, wie es um Ihren allgemeinen Vertrauenslevel steht. Wenn das Vertrauen zu Ihnen selbst auf einer Skala von 0 bis 10 messbar wäre, welche Zahl würden Sie wählen? Setzen Sie eine Markierung zwischen 0 und 10.

b) Jetzt schätzen Sie aktuell ein, wie stark Sie sich die Fähigkeit zur Selbstheilung zutrauen.

Misstrauen ⟷ Volles Selbstvertrauen

0 2 4 6 8 10

c) Schauen Sie sich die beiden Ergebnisse an, wie stark weichen sie voneinander ab? Wie weit sind sie von der Zahl 10 entfernt?

Ganz gleich, wie groß die Entfernung ist: Alles unter 10 signalisiert einen bestehenden Vertrauensmangel. Egal wo Sie jetzt stehen. Vertrauen ist ein Gefühl und Gefühle sind änderbar!

2. Status Quo

Was sind Ihrer Meinung nach die Gründe, weswegen Sie nicht gesund sind? Finden Sie jeweils drei Argumente, womit Sie die folgenden vier vorgegebenen Aussagen begründen. Schreiben Sie auf, was Ihnen spontan in den Sinn kommt. Sie müssen sich hier niemanden gegenüber rechtfertigen. Vielleicht öffnen sich verschlossen geglaubte Türen?

a) Ich bin krank, weil

1. ....
2. ....
3. ....

b) Ich kann nicht gesund werden, weil

1. ....
2. ....
3. ....

c) Welchen Nutzen oder Vorteil hat es, dass ich krank bin?

1. ....
2. ....
3. ....

d) Ich will gesund/heil werden, weil

1. ....
2. ....
3. ....

Was fällt Ihnen bei der Betrachtung Ihrer Argumente auf? Ist etwas Neues oder Überraschendes dabei? Zeigen sich verschobene Verantwortlichkeiten? Ihre Ergebnisse sind lediglich ein Ausgangspunkt, um Überzeugungen oder Glaubenslehren identifizieren zu können.

Entscheidend sind dabei die Antworten unter d. Diese Antworten brauchen Sie im 9. Schlüssel wieder. Dort bekommen Sie die Gelegenheit, sich eingehender mit Ihren Argumenten und Gegenargumenten zu beschäftigen sowie die positiven Aspekte bewusst zu realisieren.

3. Die Power-Frage

Wir stellen uns den ganzen Tag und oft auch in nächtlichen Grübeleien irgendwelche Fragen. Diese Fragen bestimmen, worauf wir uns konzentrieren und was und wie wir uns fühlen. Stellen Sie lieber Fragen, die konstruktiv sind. Eine davon ist: Was hat das mit mir zu tun?

Genau in dem Moment, in dem ein Gedanke oder ein Ereignis oder negatives Gefühl auftaucht, bevor es in Ihnen zu toben beginnt, erlauben Sie sich die Frage – ohne vorher reagieren zu müssen: »Was hat das mit mir zu tun?« Überprüfen Sie, wo und wann Ihnen Menschen oder Ereignisse begegnen, die in Ihnen starke Gefühle auslösen, wie Hass, Zorn, Wut, Neid, Ekel oder andere heftige negative Reaktionen. In dem Moment, in dem Sie die starke Ablehnung, Ärger oder Zorn spüren, können Sie sich fragen: »Was hat das mit mir zu tun?« Je gravierender Sie dabei Schuldzuweisungen (verbal oder mental) aussprechen, desto gewaltsamer stoßen Gefühle an die Oberfläche und wollen Sie glauben lassen, dass es rein gar nichts mit Ihnen zu tun hat. Sie werden sogar erbost abstreiten wollen, dass Menschen oder Situationen Projektionen von Ihnen sein können. Doch je mehr Empörung Sie darüber spüren, umso mehr werden Sie auf andere projizieren. Nun, ich gebe zu, dass es auch Ausnahmen gibt. Nicht jede emotionale Wallung ist Ihre eigene Projektion, manchmal auch nur die Ihrer Fremdenergie. Auf jeden Fall hat es etwas mit Ihnen zu tun, sonst würden Sie nicht in Resonanz gehen. Es ist also klug, bevor Sie Ihr Gegenüber verurteilen, beschimpfen oder abwertend reagieren, sich selbst zu fragen: Was hat das mit mir zu tun? ABER: Bitte verwechseln Sie das nicht mit der jammernden Frage: »Warum immer ich?« Wenn Sie erkannt haben, dass und was etwas mit Ihnen zu tun hat, wartet der nächste Schritt auf Sie: Die bewusste Verantwortungsübernahme und Akzeptanz dessen, was gerade ist.

4. Heilmeditationen

Die Anwendung von Heilmeditationen ist eine effektive Alternative, um Ihrem Selbstvertrauen eine Starthilfe zu geben. Die Wurzel dieser Methode führt auf die klassische Meditationspraxis zurück. Unzählige Forschungsergebnisse bestätigen, dass wir mit regelmäßiger Meditation die Physiologie unseres Körpers positiv beeinflussen.[47]

Meditation lebt von der puren Erfahrung unserer selbst. Sie schenkt uns die Fähigkeit, ganz präsent und bewusst im Hier und Jetzt zu sein. Wir lernen den eigenen Geist kennen und lenken. Wir entwickeln Akzeptanz gegenüber negativen Gedanken und Gefühlen und stellen uns selbst in den Mittelpunkt des Lebens. Meditation ist unabhängig von einer spirituellen Praxis oder einem religiösen Kontext. Vergessen Sie auch das Bild von einem Yogi, der mit gekreuzten Beinen und einem Lendentuch in einer Höhle im Himalaja sitzt. Die Yogis waren zwar diejenigen, die es verstanden, sich Zugang zu inneren Räumen, höheren Bewusstseinszuständen und anderen Dimensionen zu verschaffen, aber sie haben sich dafür allen weltlichen Dingen entzogen. Das ist für die meisten Menschen keine Option. Mit der richtigen Methode ist es möglich, weiterhin am normalen Leben teilzunehmen – ohne Höhle, Berg oder Kloster.

Meditation bringt uns auf den Pfad der inneren Führung. Sie ist ein Geschenk, dass wir uns selbst machen, indem wir unsere rastlosen

---

[47] Studien belegen, dass regelmäßige Meditation messbare Veränderungen in den Gehirnregionen hervorrufen, die beispielsweise für Erinnerung, Selbstwahrnehmung, Empathie und Emotionsregulierung und Stress verantwortlich sind.

Aktivitäten zur Ruhe zu bringen, um unser wahres Selbst in Erscheinung treten zu lassen. Mit ihr haben wir die Möglichkeit, ein Gefühl von Frieden und reinem Gewahrsein zu kultivieren. Gelingt es uns, unsere Sinne nach innen zu richten, erreichen wir einen Zustand großer, geistiger Klarheit. In jener Klarheit offenbart sich unser inneres Navigationsgerät und wir finden die Antworten und Lösungen, nach denen wir suchen. Wir werden durch Meditation in allem, was wir sind, denken, fühlen, sprechen und tun, fortwährend bewusster. Stellen Sie sich auf extreme Kontraste ein: Stille und Lärm; Leere sowie die unendliche Weite eines vollen Raumes, der alles und nichts enthält. Bis wir spüren, dass die Gegensatzpaare die gleiche Ursprungsqualität haben. Seien Sie gespannt auf die Erfahrungen, wenn die Ablenkungen von außen wegfallen. In der Stille öffnen sich die vollen Räume und werden leer – ohne leer zu sein. Die Leere offenbart sich uns als Gefühl des reinen Gewahrseins.

Es gibt sehr viele Meditationsformen und Varianten. Das ist auch gut, aber häufig wird in der Meditation das Gleiche gemacht wie im Leben. Es wird gemacht und getan. Man folgt Anweisungen oder atmet angestrengt nach einer Vorgabe. Man begibt sich beispielsweise geistig an einen schönen Ort, an eine Lichtung, auf eine grüne Wiese, zu den Engeln oder unter einen Wasserfall. Das kann uns leicht ablenken, führt uns zu Sensationen außerhalb von uns. Diese Meditationsarten sind für den Anfang sehr hilfreich, solange sie uns dabei helfen, mit der wahrnehmenden Aufmerksamkeit bei uns zu bleiben. Auf Dauer ist keine Meditationsart hilfreich, die uns wegbeamt, anstatt tief zu uns selbst zu führen.

Meditation erfordert etwas Übung. Besonders dann, wenn Sie vorher das Gegenteil über mehrere Jahrzehnte praktiziert haben. Die Wirksamkeit der Meditation steht und fällt mit unserem Gehirnwellenzustand bzw. mit der Kohärenz zwischen Herz und Gehirn. Die drei wichtigen Meditationsvoraussetzungen sind:

1. völlige innere (körperliche, mentale und emotionale) Entspannung
2. die Bereitschaft, in der Beobachterrolle das anzunehmen, was kommt, und loszulassen, was Sie nicht mehr brauchen und
3. Präsenz, das Gefühl des reinen Gewahrseins (das Herzzentrierte Gewahrsein aus dem 5. Schlüssel)

Was ist das Besondere an der Heilmeditation?

Heilmeditationen wirken schneller und nachhaltiger. Dadurch fällt es dem Anwender leichter, dran zu bleiben und nicht vorzeitig aufzugeben. Denn die Erfolge mit den herkömmlichen Meditationsmethoden lassen oft lange auf sich warten. Manch einer braucht Jahre oder Jahrzehnte, um damit die Selbstheilung oder bestimmte Veränderungsprozesse anzuschieben. Anders mit den Heilmeditationen. Innerhalb von Sekunden oder Minuten wird mit der Heilmediation ein Bewusstseinszustand erreicht, der uns in einen Programmiermodus versetzt. Mit einer induzierten höheren Schwingung, weben wir uns in die tiefen Ebenen unserer Box-Depots und ermöglichen uns dadurch den Zugriff auf unsere Box wie auch auf unsere Potenziale. Im Programmiermodus wechselt unsere Gehirnwellenfrequenz vom Tagesbewusstsein (Beta-Wellen) in einen Theta- oder Delta-Zustand – ein Zustand, in dem die Filter des Tagesbewusstseins ausgeschaltet sind. Werden die Gehirnwellenfrequenzen heruntergefahren und die energetische Schwingung erhöht, kann sich der Frontallappen im Gehirn einschalten und Elektronen und Neuronen werden neue strukturiert. Dadurch können die gegebenen Informationen neue neuronale Muster verschalten, neue Datenautobahnen für unser Denken anlegen, die Box-Programme sowie unserer DNS umschreiben.

Heilmeditationen brechen die kultivierte passive Haltung auf. Sie ist der Wirkung von Trance-Induktion und Hypnose am ähnlichsten. Bei der Anwendung bekommt unser Gehirn einen Leitfaden als gesprochene Anleitung. Die Worte klingen wie Affirmationen, sind aber nicht mit ihnen vergleichbar. Affirmationen ohne Schwingungsanhebung funktionieren ohnehin nur sehr selten, weil hinter jedem belastenden Thema eine Ladung mit einem sabotierenden Programm sitzt, das eine komplett gegensätzliche Schwingungsfrequenz hat. Diese Ladungen der subtilen Sabotageprogramme werden von Affirmationen nicht berührt, im Gegenteil: Sie werden aktiviert. Angenommen, Sie wollen Ihr Vertrauen stärken, haben aber auf Seelenebene noch alten ungelösten Schmerz und Versagensängste, dann läuft das eigene Sabotageprogramm gegen Ihre Affirmationen an, da können Sie noch so tolle Sätze täglich 10.000-fach wiederholen. Sie bleiben wirkungslos. Denn die Beta-Gehirnwellen des Alltagsbewusstseins haben keinen Zugriff auf unsere Programme und Ladungen und erzeugen Schwingungen, die keine Veränderung erlauben. Bleiben die Schwingungen und die Ladungen unverändert, kommen auch keine neuen Signale in den Organismus.

In einer Heilmeditation richten Sie sich mit bewusster Aufmerksamkeit (in Kohärenz mit Verstand und Herz) auf den gewünschten Zustand aus. Die Meditation kombiniert etwas, was für den Verstand allein unvereinbar zu sein scheint: aktives und passives Lenken unserer Lebensenergie. Wir trainieren nebenbei unsere linke und rechte Hemisphäre und vitalisieren unseren Gehirnbalken (Corpus callosum), der die beiden Gehirnhälften miteinander verbindet.

Der Schlüssel ist immer das Fühlen. Gefühle involvieren Funktionseinheiten unseres Körpers, die biochemische Botenstoffe in Bewegung setzen. In dem Moment, in dem unser Gehirn eine Emotion auslöst, haben das Nerven- und Hormonsystem alle möglichen chemischen, feinstofflichen Substanzen und energetischen Ströme zusammengemixt und im Organismus verteilt. Die anderen Körpersysteme erledigen den Rest. Wiederholen wir das oft genug, wird sich das Gehirn auf Dauer umprogrammieren. Also setzt das, was wir in den Heilmeditationen scheinbar nur geistig vollziehen, ein sehr reales körperliches Geschehen in Gang. Wie schon gesagt, kann unser Gehirn nicht zwischen dem unterscheiden, was im Außen passiert, und dem, was im Inneren, also unserer Vorstellungswelt, abläuft. Dadurch wird die Erfahrung zur Realität – ohne einen Finger zu heben. Auch der Körper differenziert nicht, ob das, was das Gehirn gerade erlebt und empfängt, real oder nur eine durch Gedanken und Gefühle initiierte Erfahrung ist. Der Körper reagiert nur auf die ihm gesandten Signale. Somit glauben Gehirn und Körper, dass jede Erfahrung, die wir fühlen, eine reale Erfahrung ist. Auf diese Weise können wir Box-Sabotageprogramme in der Körpermatrix, im Gehirn, im Nervensystem und im Zellgefüge überschreiben.

Mit der Heilmeditation nehmen wir einen neuen Seinszustand ein und machen damit neue Erfahrungen. Wir legen den Samen für jedwede Veränderung.

Um Ihnen den Einstieg in die Anwendung von Heilmeditationen zu erleichtern, können Sie sich eine Audio-Anleitung mit dem QR Code auf Seite 302 herunterladen.

Schlüssel 3 Die Gifte müssen raus

Entgiften, Entsäuern und Entschlacken – ohne das geht es nicht

Von der geistigen Hygiene kommen wir nun zur physischen Reinigung und beziehen uns auf die Option C der Erneuerungsschleife aus der Abbildung 18. Die meisten Heilungskonzepte legen ihren Fokus auf die Themen des Entgiftens, Entsäuerns und Entschlackens. Dabei denkt fast jeder zuerst an Ernährungs- oder Nahrungsumstellung. Es lassen sich jedoch keine Ernährungskonzepte finden, die für alle gleichermaßen hilfreich sind, zumal die Ursachen oft anderer Natur sind.

Unter Entgiftung wird oft Detox verstanden. Detox ist längst salonfähig, ja sogar hip. Die Märkte haben das Angebot an Detox-Produkten massiv aufgestockt. Gleichzeitig sind die meisten Menschen damit überfordert oder verstehen einiges davon falsch. Viele Informationen sind nur Halb-Informationen oder widersprüchlich, sodass es schwer geworden ist, sich zurechtzufinden.

Die Körper der meisten Menschen sehen von innen bei Weitem nicht so gepflegt aus, wie von außen. Erschreckend ist, dass die Übersäuerung, Vergiftung und Verschlackung auch schon bei jungen Menschen beginnt. Viele Krankheiten gehen auf das Konto von übersäuerten Körpersäften, vergifteten, überlasteten oder verpilzten Stoffwechselorganen, verklumpten, verklebten Gefäßen, überfüllten oder verstrahlten Transportwegen. Ich behaupte, dass sogar ein Großteil der Volkskrankheiten hier ihren Ursprung hat. Auch Regulationsmediziner, aufgeschlossene Naturheilärzte und Entgiftungsspezialisten sind sich einig, dass jeder Kranke (besonders bei chronischen Erkrankungen, Allergien,

Rheuma, Krebs, multipler Sklerose, Arthrose, Arteriosklerose, diversen Entzündungen, Diabetes Typ 2, Asthma, Müdigkeit, Augen-, Haut- und Gelenkserkrankungen) auch unter einer Überdosis an toxischen Stoffen leidet.

Ein Problem ist, dass sich toxische Belastungen oft erst an Krankheitssymptomen oder Energieverlusten nach Jahren subtiler und schleichender Vergiftung und Verschlackung zeigen, sodass die Ursache dafür nicht gleich offensichtlich ist oder damit gar nicht in den Zusammenhang gebracht wird. Wussten Sie, dass sich Krebs in einem basischen, sauerstoff- und energiereichen Umfeld nicht entwickeln kann?

Woher kommen Gifte, Säuren und Schlacken?

Ganz einfach ausgedrückt: Gifte, Säuren und Schlacken entstehen durch innere und äußere Stressfaktoren. Wie schon beschrieben, können die Stressfaktoren aus den in der Abbildung 3 dargestellten Lebensebenen stammen. Dazu zählen die physische, energetische, emotionale, psychische und seelische Ebene. Somit stehen nicht nur die Nahrungsmittel unter Verdacht. Allen voran stehen unsere uns sauer machenden Gedanken und giftigen, wie zerstörerischen Gefühle.

Bei den physischen inneren Faktoren ist der Ablauf ganz natürlich: Der Abbau toter, ausgedienter Zellen hinterlässt im Körper eine riesige Menge Zelltrümmer, die er hauptsächlich vom Lymphsystem bereinigt. Doch der Abtransport funktioniert nur reibungslos, wenn der Körper ausreichend Flüssigkeit bereitstellen kann und über eine entsprechende Zellspannung verfügt. Auch hier gelten? die gleichen Parameter, wie schon eingangs erwähnt: Wird die Zellkommunikation blockiert, gestört oder verhindert, flacht unser Wohlbefinden ab. Stimmungsschwankungen, Egoismus, Aggressivität, Antriebsschwäche, Konzentrationsverluste, Ängste oder diffuses Denken verstärken sich. Schauen wir auf die äußeren Faktoren, so werden Sie mir zustimmen, dass die Summe an chemischen, synthetischen und energetischen Belastungsfaktoren gestiegen ist. Wir finden sie überall im Umfeld und in der Umwelt. Die auffälligste Wirkung haben drei Stressfaktoren, denen wir erst seit einigen Jahrzehnten vermehrt ausgesetzt sind: Metalle, Elektrosmog und veränderte Nahrungsmittel.

1. Metalle und Schwermetalle

Schon geringe Mengen eines Metalls können ausreichen, um zerstörerische Reaktionen hervorzurufen. Besonders Quecksilber und Thallium (in Impfstoffen, Amalgamfüllungen), Blei (Wasserleitungen), Chrom (Kosmetik) und Aluminium (Impfstoff, Kochgeschirr, Deodorant, Seifen) zählen zu den extremsten Belastungen für unseren Körper. Schwermetalle sind Gifte, von denen einige sehr verbindungsfreudig sind und die der Körper nur sehr schwer ausscheiden kann. Sie können bis zur Zelle vordringen und Schäden am Erbgut vornehmen. Alle Schwermetalle stören massiv die natürliche Entgiftungsfunktion des Stoffwechselsystems, je nach individueller Disposition. Sie verschalten unser endokrines System in falsche Richtungen und ziehen stoffliche wie energetische Parasiten magnetisch an. Sie machen uns manipulierbar für jedwede Fremdenergie. Die Enzym- und Immuntätigkeit werden eingeschränkt und können sogar entgleisen. So kommt es beispielsweise vor, dass das Immunsystem derart aus der Bahn gerät, dass es auf harmlose Stoffe wie Hausstaub, Blütenpollen, Erdbeeren oder Katzenhaare allergisch reagiert. Der Körper macht Metalle fast immer dadurch unschädlich, indem er sie mit Fett ummantelt/bindet. Wo findet er das meiste Fett? Nicht nur am Bauch, Po oder Oberschenkeln, sondern vor allem im Gehirn. Daher sind Alzheimer, ALS, MS, Hormonstörungen, Tumore oder Krebs häufig auf Metallbelastungen zurückzuführen.

Um Schwermetalle aus dem Körper zu bekommen und um Toxine zu absorbieren, braucht es spezielle Bindemittel, damit sie unser Körper ohne Schaden ausleiten kann. Dazu liefert unser Gesundheitssystem keinerlei Informationen und demzufolge auch keine Angebote.[48]

---

[48] Prof. Dr. Dietrich Klinghardt, Dr. Johann G. Schnitzer, Dr. Michael Ehrenberger und Uwe Karstädt haben dazu geeignete Test- und Behandlungsmethoden.

Sprechen Sie Ihren Zahnarzt, Arzt oder Heilpraktiker darauf an. Mit speziellen Tests kann man eine Schwermetallbelastung relativ schnell nachweisen. Bei chemischen Stoffen wird es schon etwas schwieriger. Wenn diese bereits eingelagert sind, zeigen Blutbilder, Urin- und Speicheltests häufig keine Belastungen an, obwohl das verträgliche Maß bei weitem überschritten ist. Je mehr der Körper Metalle eingelagert hat, desto empfindlicher reagiert er auch auf den zweiten Stressfaktor: Elektrosmog.

2. Elektrosmog

Elektrosmog umfasst alle künstlichen Felder die uns alltäglich 24 Stunden umgeben und uns gesundheitlich zum Teil überfordern. Den Einfluss der Felder haben wir im vierten Kapitel beschrieben. Elektrosmog setzt noch eins obendrauf. Er setzt sich zusammen aus:

Magnetischen Wechselfeldern aus Wechselstrom in Kabeln, Installationen, Geräten, Frei- und Erdleitungen. Besonders starke Felder entstehen bei Trafos z. B. in Spielzeug, Batterieladegeräten, Babyphone, Niedervoltlampen, etc. und bei Motoren z. B. in Staubsaugern, Bohrmaschinen, Küchengeräten, Haarfön . . .

- Elektromagentischen Wechselfeldern und Wellen aus Sendern wie Funk, Radar, Rundfunk, TV, Mobilfunk, Datenfunk, WLAN, UMTS, Bluetooth, Schnurlostelefone, Radar, Militär, Haussteuerungsanlagen, Mikrowellengeräte, Induktionsherde, Musikboxen ...
- Radioaktiven Strahlungen von Kernkraftwerken, Röntgen, auf Flugreisen ...
- Hoch- und niederfrequente Felder von Stromkästen, Hochspannungsleitungen, Bahnstromleitungen, Umschaltstationen, Flughäfen, Funksendeanlagen, High Frequency Active Auroral Research Program, Antennen, Satelliten, HAARP-Anlagen . . .
- Elektrische Gleichfelder aus Synthetikteppichen, -gardinen, Textilien, Kunststofftapeten, Lacken, Stoffen, Beschichtungen, Bildschirmen . . .

- Magnetische Gleichfelder aus Stahlteilen in Betten, Federkernmatratzen, Lautsprecherboxen, Möbeln, Geräten, Gleichstrom der Straßenbahn ...

Wir sind in einer Zwickmühle, weil wir zum einen unsere elektrischen Helfer und alle modernen drahtlosen Technologien lieben. Wir wollen den damit verbundenen Komfort nicht missen. Zum anderen besitzen wir auch für diese Felder kein natürliches Wahrnehmungsorgan – wir können sie weder riechen, sehen, schmecken noch fühlen. Dadurch ist uns das gesamte Ausmaß der sich überschneidenden Felder nicht bewusst.

Wenn wir davon ausgehen, dass unsere Zellen mittels elektromagnetischen Signalen miteinander kommunizieren, können wir auch damit rechnen, dass die Zellkommunikationswege, wenn sie ständig dem dichten Nebel elektromagnetischer Strahlung und Pulswellen ausgesetzt sind, irritiert oder unterbrochen werden können. Von öffentlicher Seite, der WHO und diversen Meinungsbildern, werden die Auswirkungen deutlich unterbewertet, obwohl längst Hunderte von Studien von verschiedenen Wissenschaftlern belegen, welche Folgeschäden entstehen können, z. B.: Störungen des Biorhythmus, Depressionen, veränderte Gehirnströme und der REM-Phase, Immunschwäche, Schlafstörung, Konzentrationsschwäche, Auswirkungen auf das Herz-Kreislauf-System, Unfruchtbarkeit, Chromosomenschäden, Beeinflussung des Hormonhaushaltes, der Melatoninproduktion der Zirbeldrüse, Leukämie, Kopfschmerzen, Krebs provozierend und Krebswachstum beschleunigend, gentoxische Wirkung wie DNS-Brüche, Chromosomenschäden, Blutveränderungen (wie die sog. Geldrollenbildung), Öffnung der Blut-Hirn-Schranke, Unfruchtbarkeit und Reduktion des Bewegungsvermögens von Spermien u.v.m.[49] Die Frage ist, wann ist das verträgliche individuelle Maß überschritten?

---

[49] Die Internet-Informationsplattform EMF-Portal der RWTH Aachen fasst wissenschaftliche Forschungsergebnisse zu den Wirkungen elektromagnetischer Felder (EMF) systematisch zusammen: https://www.emf-portal.org

Ich erlebe es tagtäglich, dass bei Reduktion von Elektrosmog auch automatisch die Säurewerte, Gift-, Schlacken- und Pilzbelastungen weniger werden. Sollten Sie mit diesen Themen in Resonanz gehen, so finden Sie viele Informationen im Internet. Es gibt mittlerweile auch eine große Bandbreite an harmonisierenden Techniken, wie man sich von diesen uns permanent umgebenden Feldern schützen kann.[50]

3. Nahrungsmittel

Weder in den Supermärkten noch in den Bioläden finden wir Unbelastetes. Selbst wenn wir Eigenanbau betreiben, können wir in der Nähe von Großstädten flächendeckend keine reine Ware erwarten. Was tatsächlich alles in unserer Nahrung ist, wissen wir nicht. In der Nahrungsmittelverarbeitung werden weit über 10.000 Nahrungsmittelzusatzstoffe aus Binde- und Lösungsmittel, Erdöl, künstlichen Enzymen, synthetischen Konservierungs-, Stabilisierungs-, Geschmacks-, Entkeimungs- und Farbstoffen verwendet. Wir haben keine Kenntnis darüber, welche Mengen und welche Zusammensetzungen davon für uns verträglich sind. Die Angaben und Bestimmungen der üblichen Zulassungsbehörden sind leider keine verlässlichen Größen. Im Gegenteil, es werden täglich neue chemische Substanzen und künstliche Verbindungen deklariert, patentiert und zur Verwendung freigegeben. Bei genauerer Betrachtung stellen wir fest, dass die meisten verarbeiteten Produkte eher sterilisierte Füllmittel als Nahrungsmittel sind.

Fragen Sie sich: Wie oft bin ich geistig-emotional sauer? Wie viele säurehaltige Speisen nehme ich zu mir? Bei der Beantwortung dieser Fragen zeigt sich das große Wahrnehmungs- und Informationsdefizit. Würden wir die Sprache unseres Körpers verstehen, würden wir Entgiftungsinstinkte wahrnehmen und könnten jede Vergiftung oder Übersäuerung früh genug erkennen. Wir könnten auch Symptome wie Müdigkeit, grundlose psychische Verstimmungen, Allergien, wiederkehrende Entzündungen, Hormonstörungen, Mineralmangel oder Pilzinfektionen

[50] z. B. mit Abschirmgeräten, -anhänger, -stoffen, -tapeten etc.

richtig einordnen. Die Einzigen, die ihre natürlichen Entgiftungsinstinkte noch haben, sind Tiere und Kleinkinder. Sie verzichten beispielsweise auf Essen, meiden bestimmte Kontakte und ziehen sich zurück, wenn eine Krankheit akut ist.

Ein Beispiel:
Uli litt unter starken Verstopfungen und Blähungen. Er laborierte seit fünf Jahren mit unzähligen Produkten zur Darmsanierung und zum Darmaufbau. Die Symptome wurden nur vorübergehend besser, aber verschwanden nicht. Die Darmbakterien und Pilze kamen immer wieder. Wir fanden heraus, dass sein Bett an einem sehr ungünstigen Platz stand. Sein Schlafplatz sorgte für eine sehr hohe Strahlenbelastung, verstärkt durch die elektromagnetischen Umgebungsfelder seiner Wohnung, seine Federkernmatratze, seinem Handy auf dem Nachttisch und seiner Armbanduhr. Dadurch hatte sein Energiesystem eine Überdosis von Elektrosmog. Als wir diese Felder in seiner Körpermatrix entstörten sowie den Schlafplatz und Wohnraum energetisch entlasteten, verschwanden seine Symptome ohne jedes Mittel.

Die Umsetzung des 3. Schlüssels

Wie wir körperlich entgiften

Grundsätzlich empfehle ich jedem, der krank ist, über ein umfassendes und vor allem ganzheitliches Detox nachzudenken. Allerdings sind die physische und energetische Konstitution sowie der Grad an Übersäuerung, Vergiftung und Verschlackung bei jedem sehr unterschiedlich. Das, was Sie brauchen, ist nur persönlich bestimm- und anwendbar. Sollten Sie sich dafür entscheiden, nehmen Sie sich einen qualifizierten Therapeuten mit umweltmedizinischer Kompetenz mit an Bord. Aus diesen Gründen kann es auch nicht die eine Reinigungskur für alle geben.

Ich bin ein großer Fan vom Heilfasten, dem 24-Stunden-Fasten sowie von Darm-, Nieren- und Leberreinigungen. Diese Methoden wende ich nach Bedarf mehrfach im Jahr an. Viele meiner Klienten haben auch damit grandiose Heilerfahrungen gemacht. Vor allem, wenn sie parallel dazu geistig-energetisch begleitet wurden. Diese umfassende Art zu detoxen, geht weit über die rein körperlichen Reinigungsprogramme hinaus und ist wesentlich nachhaltiger. Denn es werden die Jahrzehnte alten Blockaden aus den Systemen und Feldern geholt. Ich empfehle niemandem, in Eigenregie mit radikalen Praktiken zu starten, wie mit dem Fasten oder einer Leberreinigung. Erst recht nicht, wenn bereits eines Ihrer Stoffwechselorgane geschwächt ist.

Dennoch möchte ich Ihnen etwas vorstellen, was für die meisten nützlich ist. Es sind die Pflanzen. Heilpflanzen gehören zur ältesten angewandten Medizin. Die heutige Medizin hat von ihnen abgeschaut und kopiert sie von jeher. Leider unterliegen wir dem Irrglauben, dass die synthetischen oder molekularen Nachbauten effizienter sind. Das stimmt nur in einem Punkt: in den schädlichen Nebenwirkungen.
ABER: Die Rede ist hier nicht von den Pflanzen an sich, sondern von deren Essenzen: Essenzielle ätherische Öle. Viele Menschen wissen nicht, dass sie die Wirkkraft von frischen oder getrockneten Pflanzen, Kräutern, Wurzeln, Früchten oder Blättern, Tees, Säften, Tropfen und Salben beträchtlich in den Schatten stellten. Ich kenne nichts Stoffliches, was sowohl auf körperlicher als auch auf ätherischer Ebene eine so effiziente Arbeit leistet. Ihre Wirkung wurde durch klinische Forschungen bestätigt.[51]

Die typische Fähigkeit von essenziellen ätherischen Ölen besteht darin, das eigene System permanent zu harmonisieren und auszugleichen. Egal, welcher Einfluss von außen kommt, die Wirkstoffe wie auch die Energie reagieren selbsttätig darauf. Reflex, Reaktion, Lernen, Intelligenz- und Resistenzentwicklung sind dieselben Aspekte wie in der Computertechnologie oder der künstliche Intelligenz.

---

[51] Bruce Tainio von Tainio Biologicals, eine unabhängige Abteilung der Eastern State University in Cheny, Washington, baute 1992 den ersten Frequenzmonitor der Welt. Er hat Schwingungsfrequenzen von diversen Krankheitsbildern ermittelt und festgestellt, wie sie sich durch Nahrungsmittel, Kräuter, Tees und ätherische Öle verändern lassen. Die höchste Schwingungsanhebung erreichten von allen Testungen die ätherischen Öle.

Essenzielle ätherische Öle übertragen von den natürlichen Substanzen eine der höchsten Frequenzen auf uns Menschen und Tiere. Das haben sie ihrer hohen Eigenschwingung und der Zusammensetzungen aus Phenolen, Phenylpropanen, Monoterpenen und Sesquiterpenen zu verdanken. Ihre Molekülstruktur ist so fein, dass sie die Zellmembran durchdringen kann. Dadurch können sie ihre Information explosionsartig in alle Richtungen verbreiten. Die weitere Besonderheit ist, dass sie über den Geruchssinn auf dem direkten Weg ins limbische System gelangen. Sie lösen neurochemische Stoffe wie Neurotransmitter, Antikörper, Endorphine und Enzyme aus. Die wiederum nehmen Einfluss auf diverse Körperfunktionen, Stimmungen und Emotionen.

Essenzielle ätherische Öle sind in der Lage:

1. die Stoffwechselorgane zu reinigen,
2. falsche Informationen unseres Selbstbildes umzuprogrammieren,
3. negative Informationen auf mentaler und emotionaler Ebene zu korrigieren,
4. die DNA-Frequenz anzuheben und
5. die Zellrezeptoren zu säubern, um die Zellkommunikation zu verbessern.

Was sie jedoch einzigartig macht, sind ihre Fähigkeiten des Umbaus unserer Zellrezeptoren – den Methylen. An ihnen hängen unsere Ladungen und Programme – auch die eines falschen Selbstbildes. Das bedeutet, dass wir mit den ätherischen Ölen den Deckel unserer Box öffnen bzw. die Antennen wieder freilegen. Nicht mit den besten Therapien dieser Welt können wir so leicht und so schnell emotionale Blockaden lösen, an die wir sonst nicht herangekommen wären.

Die komplexe chemische Zusammensetzung essenzieller ätherischer Öle besteht aus Hunderten von verschiedenen chemischen Verbindungen, hochwertigen Methylen und negativen Ionen. Sie sind fähig, Bakterien und Viren zu vernichten. Sie schaffen ein Milieu, in dem schädliche Bakterien, Viren und Pilze nicht überleben können. Denn

Mikroorganismen können in der Gegenwart antiseptischer, antifungaler, antiviraler Bestandteile, Sauerstoff und negativer Ionen weder mutieren noch überleben. Sie eignen sich daher hervorragend zur Reinigung und zum Aufbau unserer Stoffwechselorgane. Nun bin ich kein Fan von äußerlichen Hilfsmitteln, aber bei den essenziellen ätherischen Ölen mache ich aus den genannten Gründen eine Ausnahme. Manchmal brauchen wir Hilfsmittel, weil gerade nichts anderes funktioniert, wir an einem Punkt nicht weiterkommen oder weil schnelle Hilfe nötig ist. Außerdem verhelfen sie uns zu höherem Bewusstsein dadurch, dass sie unseren Energielevel anheben. Meine gesamte Hausapotheke bestand früher aus homöopathischen Globuli, Bachblüten, Schüßler-Salzen und getrockneten Kräutern, bis ich selbst erfahren habe, dass essenzielle Öle um ein vielfaches effizienter und wirksamer sind. Einfach, weil ihre Schwingung so hoch ist und ihr Informationsgehalt so exzellent und treffsicher arbeitet.

Ich kann bei jedem Anwender buchstäblich sehen, was sie bewirken und wie schnell sie ihre Wirkung entfalten. Deren Nutzen und Wirkung sind so vielfältig wie unsere individuellen Themen, sodass man beides gar nicht theoretisch vermitteln kann. Er ist einfach unfassbar und unglaublich, bis man es selbst erlebt hat.

Warum ist das nicht bekannt?

Die im Handel angebotenen Öle besitzen nicht die Qualität, um eine annähernde Wirkung zu erzeugen. Handelsübliche Ware ist von so minderer Qualität, dass sie lediglich ein schönes Dufterlebnis bereiten. Die Gründe, weswegen die ursprünglichen Pflanzenkräfte versiegen, liegen in jeder Stufe, von der Saat über den Reifeprozess, die Umgebungsfaktoren, die Ernte bis hin zum Herstellungsprozess. Am bekanntesten unter den Ölen ist das Lavendelöl. Genau das wird am häufigsten als Plagiat verkauft. Dieser Duft lässt sich sehr leicht synthetisch herstellen. Unsere Nase ist leicht zu täuschen, vielleicht auch unser limbisches System, aber die Energiekörper, in denen die eigentlichen Ladungen hängen, gehen damit nicht in Resonanz. Denn ein Plagiat hat keine ätherische

Schwingungskraft. Es ist träge, dumpf und damit so gut wie wirkungslos. Wird es durch eine Duftlampe oder Kerze erhitzt, ist es sogar toxisch.

Für den Verbraucher ist es schwer, die Qualität zu prüfen. Wir verlassen uns größtenteils auf die standardisierte Etikettierung. Wir glauben, dass jedes biologische, reine ätherische Öl ein zu 100 Prozent reines Naturöl ist. Wussten Sie, dass der Hersteller seine Produkte als rein biologisch verkaufen darf, wenn davon 25 Prozent erreicht sind? Die restlichen 75 Prozent können alles enthalten und sind nicht deklarierungspflichtig. Die 75 Prozent sind in der Regel fette Trägeröle, die die Schwingung des Öls extrem minimieren und seine Information komplett verändern können. Nur, wenn die Pflanzenkraft ursprünglich und rein gelassen wird, kann sie den immensen Nutzen erfüllen. Auch pflanzenbasierte Säfte und Elixiere haben diese Wirkung nicht, weil Zucker, Alkohol und fette Öle ebenfalls die Schwingung und den Durchdringungsgrad reduzieren sowie den Informationsgehalt deformieren.

Ein Beispiel:

Klara fühlte sich abgespannt, freudlos und empfand ihr Leben seit Langem als anstrengend. Sie beklagte, dass sie bei allem zu ängstlich sei. Aber die größte Not war für sie, dass sie oft ihr Verhalten nicht unter Kontrolle hatte. Sie ging zum Teil aggressiv mit ihren Kindern um und ihre Ehe drohte zu zerbrechen. Wir arbeiteten im Coaching an ihren Erfahrungen aus der Kindheit. Zur Unterstützung des Prozesses benutzte sie ein essenzielles Öl, das »Trauma Life« heißt. Am Abend des darauffolgenden Tages rief sie mich an und teilte mir verzweifelt mit, dass sie noch am gleichen Tag wütender war als je zuvor und sie am heutigen Tag lange weinen musste. Sie wollte das Öl zurückgeben, weil sie der Meinung war, das falsche Öl gewählt zu haben. Ich habe ihr erklärt, dass unter dem Schmerz die Aggression sitzt und sich nun die einzelnen Schichten zeigen würden. Weil Klara den Mut und die Geduld aufbrachte, sich auf den Klärungsprozess einzulassen, konnten sich nach und nach die Schichten ihrer emotionalen Ladungen ablösen. Sie verwendete über die darauffolgenden drei Monate verschiedene andere ätherische Öle, die dafür sorgten, dass sich die Signaturen der alten Muster und auch die Methyle im Körper umbauen konnten. Mit dem Ergebnis, dass ihre Familie erfahren durfte, wie sich ihre emotionalen Reaktionen veränderten. Nach drei Monaten sagte sie, ein anderer Mensch geworden zu sein. Sie konnte mit Stress ganz anders umgehen. Ihr gelang es, eine völlig neue Art der Kommunikation innerhalb der Familie zu etablieren. Die Beziehung zu ihrem Mann veränderte sich ebenso und ihre Lebensfreude meldete sich zurück.

TIPP:

Viele Regulationsstörungen lassen sich nicht mit ätherischen Ölen oder anderen Hausmitteln beheben, weil die Belastungen an Schaderregern und Schadstoffen zu hoch sind und den Körper in einer massiven Entgiftungsblockade halten. Zumal sie häufig auch an Stellen sitzen, wo sie niemand vermutet, nämlich im Bindegewebe, im Gehirn, an den Nerven- und Drüsenzellen. Für die Auflösung der Entgiftungsblockade und der Herstellung der Selbstregulation des Körpers braucht es mehr als herkömmliche Labordiagnostik und Standardlösungen.

Deshalb arbeiten unsere ALLSENSES® Holistiker mit einem seriösen Unternehmen (OSENUM) zusammen, das eine sehr umfangreiche Status-Quo-Messung der Körper-Sekrete über das Ausmaß an Schaderregern und Schadstoffen erstellt. Aber mehr noch, diese Firma kann mittels eines speziellen Verfahrens, dass auf Frequenzbasis funktioniert, die optimale und vor allem individuelle Lösung zur Entgiftung und zum Aufbau des Körpers anbieten. Bitte melde dich dafür bei einem ALLSENSES® Holistiker. Denn dies sollte nicht ohne Begleitung eines Experten gemacht werden.

Schlüssel 4 Die Selbstwahrnehmung schärfen

Wahrnehmung, Intuition und Bewusstsein

> *Ich kenne kein Problem, das sich nicht über eine Veränderung des Bewusstseins lösen lässt.*

Leben wir bewusstlos wie die Masse nach dem Verhältnis 5 Prozent eigenes Selbst und 95 Prozent fremdes Selbst, ist unser Selbstbewusstsein dem kollektiven Bewusstsein untergeordnet. So ist klar, dass wir dadurch nicht nur den Sinn unseres Lebens aus den Augen verlieren, sondern in erster Linie uns selbst. Solange unser Wahrnehmungshorizont ausschließlich auf die äußere Welt gerichtet ist, verarmt unsere innere, Sinn gebende Welt. Wenn Sie daran etwas ändern wollen, kommen Sie zwangsläufig an Ihrer Box vorbei. Dort finden Sie Ihren Sinn wie Unsinn. Damit Sie beides voneinander unterscheiden und ohne fremde Hilfe Ihren Unsinn transformieren können, möchte dieser Schlüssel Sie zum inneren Dialog einladen. Das wichtigste Spielzeug dafür ist Ihre Intuition. Um es gleich auf den Punkt zu bringen: Ohne sie ist die Selbstheilung nicht möglich und ohne Intuition sind die folgenden Schlüssel nicht anwendbar, ja sogar wertlos.

Unsere Intuition ist demnach unser inneres Navigationsgerät oder auch unsere innere Weisheit. Sie wird sehr vielfältig definiert. Es kursieren noch viele andere Begriffe, wie über- oder außersinnliche Fähigkeiten, sechster Sinn, mediale Fähigkeiten und Ähnliches. Lassen Sie sich von dem Wirrwarr an Begrifflichkeiten nicht verunsichern. Bei fast allen Definitionen wird die Intuition entweder missverstanden oder kolossal unterschätzt.

Es herrscht ebenso Unstimmigkeit darüber, wo ihr Wahrnehmungsbereich liegt. Die einen sagen, er sei im Bauch. Andere sagen, er sei im Herz. Wieder andere meinen, dass der Sitz der Intuition die Seele sei. All das ist richtig, aber doch nicht ganz treffend. Ursprünglich ist die Intuition als Standleitung zur Essenz gedacht. Zapfen wir diese Standleitung an, entwickeln wir uns zum Inuk und können die wahren Qualitäten und Fähigkeiten ausdrücken, die unserer Essenz entsprechen.

Die Intuition ist eine natürliche Fähigkeit. Sie ist unsere erste Sprache, die wir beherrschen. Mit dieser Fähigkeit kommen wir auf die Welt. Zur Intuition zählen alle Wahrnehmungsarten unserer Fein-Sinne, mit denen wir die unsichtbaren Dimensionen wahrnehmen können. Zu den Fein-Sinnen zählen z. B. das Hellfühlen, Hellsehen, Hellhören oder Wissen. Die Fein-Sinne sind unser individuelles intuitives Wahrnehmungs-Feedback-System, das auf geistiger Ebene mit den klassischen fünf Sinnen vergleichbar ist. Allerdings sind die Wahrnehmungen der Fein-Sinne nur in einem erhöhten Bewusstseinszustand (ab Theta-Gehirnwellenfrequenz) möglich. In diesem Zustand sind wir leider nur bis zu unserem sechsten Lebensjahr. Vielleicht kennen Sie Babys, die noch nicht in der typischen Phase des Fremdelns sind, die manchmal partout nicht auf den Arm von jemandem oder in der Nähe von bestimmten Menschen oder Plätzen wollen. Sie schreien lauthals von einer Sekunde auf die andere, um zu verdeutlichen, dass es für sie energetisch unerträglich ist. Sie schreien nicht nur, wenn ein Pups quer sitzt, sondern auch, wenn die Luft in einer Beziehung zwischen den Eltern nach Konflikt oder Stress riecht. Sie schreien wie verrückt, wenn einer von beiden eine extrem unausgewogene Körpermatrix hat. Denn ein Baby hat noch feinere Wahrnehmungskanäle. Es nimmt noch 1:1 die Stimmungen, Schwingungen und Zustände aus dem Umfeld wahr. Es kann nicht abwägen, sich zügeln, diplomatisch oder vernünftig darauf reagieren. Es ist noch nicht in der Beta-Frequenz, in der unser Verstand tätig ist. Es kann nur prompt emotional reagieren. Für gewöhnlich haben Eltern nicht die gleichen energetischen Antennen und Wahrnehmungen. Dadurch überschreiten sie die Belastungsgrenzen permanent. Sie versuchen, das Baby durch noch mehr Input und Ablenkung mit Schaukeln,

Schütteln, Singen, Brüllen, Radio oder Fernsehen zu beruhigen oder zu erziehen. Ist Ihnen aufgefallen, dass wir mit schreienden Kindern so umgehen, wie mit unseren Symptomen? Wir wollen, dass es aufhört, ohne die Bedingungen, die zum Schreien geführt haben, zu verändern.

Unsere üblichen Erziehungs-, Bildungs- und Entwicklungserfahrungen sorgen dafür, dass die Intuition mit der Zeit verkümmert. Es fällt der dafür nötige Bewusstseinslevel systematisch ab, und die Intuition degradiert zu einer Sprache des Unterbewusstseins, sodass es eigentlich besser wäre, nicht auf sie zu hören. Denn es melden sich nur die Box-Codierungen.

Obwohl die Intuition nicht verloren gehen kann, erfüllen wir irgendwann die Bedingungen nicht mehr, um sie zu nutzen. Diese Bedingungen sind notwendig, um die Wahrnehmungen zu differenzieren und ihnen zu vertrauen:

1. Empfangsfähigkeiten, um Botschaften und Informationen zu empfangen
2. Wahrnehmungen, um Botschaften und Informationen wahrzunehmen
3. Bewusstsein, um Botschaften und Informationen zu dechiffrieren

Die einzige Bedingung, die jeder von uns erfüllt, ist die erste. Jeder Mensch empfängt Botschaften und Informationen aus dem Feld. Unabhängig davon, ob wir das wollen oder nicht. Und gleichgültig, ob uns das bewusst ist oder nicht. Für die anderen zwei Bedingungen müssen wir uns in der Regel erst wieder entwickeln und umpolen. So ähnlich, wie früher alle Linkshänder auf die Nutzung ihrer rechten Hand trainiert wurden, so sind wir mit unserer Wahrnehmung auf die Nutzung unserer fünf Sinne trainiert. Es braucht daher nichts als Übung, um unsere natürlichen intuitiven Fähigkeiten zu reaktivieren. Durch Übung können wir sie so weit perfektionieren wie Klavierspielen oder Dressurreiten, weil sie nicht schwieriger zu erwerben sind als andere Fähigkeiten, wie singen, tanzen oder malen.

Ich bin mir sicher, dass jeder intuitive Erfahrungen kennt. Vielleicht haben Sie schon mal etwas im Voraus geahnt oder Sie wussten, dass Sie von jemandem beobachtet werden. Wie oft haben Sie bei einer Entscheidung hinterher festgestellt, dass Sie den Ausgang schon kannten? Bestimmt haben Sie auch schon intuitiv eine Entscheidung getroffen, intuitiv gehandelt oder etwas intuitiv gewusst. Jeder lebt seine intuitive Seite mehr oder weniger bewusst oder völlig unbewusst. Fragen Sie sich: Wie gut kann ich wahrnehmen, wie es anderen Menschen geht? Wie treffsicher kann ich deren Befindlichkeiten einstufen oder beurteilen?

Höchstwahrscheinlich sind Sie gut darin, die Befindlichkeiten und Launen Ihres Gegenübers zu spüren. Um ein Vielfaches präziser sind Sie in der Wahrnehmung Ihres Partners oder Freundes. Ich bin mir auch sicher, dass Sie sofort erkennen, wie es ihm oder ihr geht. Stellen Sie diese Wahrnehmung infrage? Oder zweifeln Sie an der Wahrnehmung, wenn Sie sehen, dass er/sie unglücklich ist oder glücklich? Sehr wahrscheinlich nicht. Erkennen Sie hier den großen Vorteil: Sie nutzen Ihr inneres Navigationsgerät bereits, und es hat sich bereits bewährt.

Kurios ist, dass genau jene Menschen, die sich selbst nicht spüren, wahre Meister darin sind, die Befindlichkeiten anderer Menschen auszuloten. Wir alle nutzen unbewusst die Fähigkeit, aus der Physiognomie, dem Verhalten oder aus dem Gesichtsausdruck unseres Gegenübers zu lesen und wissen in der Regel sofort, was mit dem anderen los ist. Ich würde behaupten, dass alle Mütter ihren Kindern, egal, wie alt sie sind, von Weitem an der Nasenspitze ansehen, wie es ihnen geht. Was für eine Verschwendung, dass sie diese wertvolle Sensibilität ihrer inneren Navigation nicht im gleichen Maße auf sich selbst anwenden.

Lassen Sie Ihre Intuition wieder zu einem aktiven Kommunikationsmittel werden, um sich selbst kennenzulernen und sich selbst bewusst zu werden. Klingt das für Sie zu einfach, um wahr zu sein? Haben Sie wieder Zugang zu Ihrer Intuition, erwächst daraus die Bewusstheit gegenüber Ihren Gefühlszuständen und die Motivation, ihnen eine positive Ausrichtung zu geben. Das garantiere ich Ihnen. Mit Bewusstheit würde niemand erdulden, was man unbewusst erträgt. Es würde jedem absurd erscheinen, in einem negativen Zustand zu verharren, der in jeder Hinsicht ungesund ist.

Die Umsetzung des 4. Schlüssels

Wie wir die innere Weisheit anzapfen

Damit Sie wieder Ihre innere Weisheit für sich selbst nutzen können, brauchen Sie in erster Linie die Wahrnehmung für sich selbst. Denn unser Körper ist der beste Seismograf für innere Befindlichkeiten. Der vierte Schlüssel stellt Ihnen drei Wahrnehmungsmethoden vor, mit denen Sie die ersten Entwicklungsschritte einleiten:

1. Bodyscan
2. Imaginationserfahrungen
3. Ganzkörperscan

1. Bodyscan

Der Bodyscan ist von den drei Wahrnehmungsmethoden die einfachste Art, sein inneres Navi einzuschalten. Er hilft Ihnen gleichzeitig, den Körper zu entspannen. Er baut auf die Beobachterrolle des ersten Schlüssels auf. Sie können den Bodyscan überall, im Sitzen, Stehen oder Liegen durchführen. Dabei wird die volle Aufmerksamkeit auf die physische Körperebene gerichtet.

Es werden in Ruhe nacheinander alle Bereiche des Körpers vom Kopf bis zur Fußsohle gedanklich gescannt. Dabei auftauchende Empfindungen, Gedanken und Emotionen werden nicht ignoriert oder verdrängt, sondern bewusst und vorurteilsfrei wahrgenommen – als eine nüchterne Bestandsaufnahme. Im Gegenteil: Freuen Sie sich, dass Sie Wahrnehmungen haben. Fragen Sie sich:

- Wie fühle ich mich – ausgeglichen, eher nervös oder eher müde?
- Wie fühlen sich mein Körper, Kopf, meine Beine, Arme usw. an?
- Habe ich viel oder wenig Energie?
- Kann Energie frei fließen oder gibt es Bereiche, die sich blockiert anfühlen?

Seien Sie nicht frustriert, wenn Sie beim ersten Mal nicht besonders viel wahrnehmen. Die Fähigkeit, sich selbst zu spüren und wahrzunehmen, braucht manchmal Zeit und vor allem Praxis. Die Audio-Anleitung zum Bodyscan können Sie sich mit dem QR Code auf Seite 302 herunterladen.

Je geübter Sie sind, die kleinen Zeichen des Körpers zu verstehen, desto eher werden Sie mit der Zeit erkennen, was Ihr Körper zur Regulation oder zum Ausgleich braucht. Vielleicht treten auch schon erste Bedeutungsebenen hervor, wenn Sie Kontakt zu Ihrem Symptom aufnehmen. Die Aufbaustufen, mit denen sich die Intuition trainieren lässt, sind: Imagination, Visualisierung und geistiges Reisen. Diese Techniken habe ich zu Beginn meiner geistig-energetischen Arbeit kennen gelernt und setze sie immer noch ein.

2. Imaginationserfahrungen

Imagination verstehe ich als kreativen Ausdruck von Fantasie und Vorstellungskraft. Wir benutzen unsere Vorstellung tagtäglich. Sie wird ständig wie von selbst ausgelöst. Wenn beispielsweise jemand das Wort »Weihnachtsbaum« sagt, können wir gar nicht anders, als in unserer inneren Vorstellung einen Weihnachtsbaum zu sehen. Unerheblich, wie der Baum bei jedem in der Vorstellung aussieht, alle assoziieren ihn mit Weihnachten, sofern wir Weihnachten kennen. Ohne diese Gedankenkraft könnten wir gar nicht kommunizieren. Deshalb verstehen wir oft nicht, worum es geht, wenn wir keine Bilder oder Erfahrungen mit einem Begriff haben.

Imagination geht noch weiter als die Visualisierung und fügt Sinneserfahrungen und Gefühle hinzu, mit dem Ziel, Ladungen, Felder und

Energien sichtbar zu machen, damit wir die Informationen später zur nachhaltigen Veränderung der Realität benutzen können. Eine Imagination kann alles sein: ein einzelnes Bild, eine Szene oder ein realistisches Ereignis. Jeder hat schon mit inneren Bildern Erfahrungen gemacht und weiß, dass Vorstellungen, die mit Gefühlen verbunden sind, auf Knopfdruck die gleichen Körperempfindungen auslösen. Die Wissenschaft hat die Wirksamkeit innerer Bilder eindeutig nachgewiesen. Die Vorstellungsbilder rufen Erinnerungen ab, die wir als absolut real empfinden. Unser Gehirn kann eine Vorstellung und reales Erleben nicht unterscheiden. Es reagiert immer gleich: Blutdruck, Herzschlag, die Atmung und viele andere Körperfunktionen verändern sich. Je nachdem, was wir wahrnehmen, uns anschauen oder anhören. Wir alle kennen diese Wirkung, wenn wir einen Film sehen. Obwohl völlig klar ist, dass das alles nur auf der Leinwand stattfindet, erleben wir die Szene mit allen dazugehörigen Emotionen. Nur das Sehen einer erotischen Sexszene löst etwas im erwachsenen Körper aus, ohne dass man etwas dafür tun müsste. Es sei denn, jemand arbeitet in der Sexbranche und erlebt es tagtäglich, sodass die Sinne keinen Reiz mehr empfinden. In der reinen Vorstellungswelt geschieht das Gleiche.

Wollen Sie ein anderes Beispiel, das Ihnen die unmittelbare Körperreaktion durch Visualisierung beweist? Schließen Sie die Augen und fühlen Sie Ihre Schleimhaut im Mund. Jetzt stellen Sie sich vor, wie Sie auf eine dicke Zitronenscheibe beißen. Was passiert mit Ihrem Speichelfluss im Mund? Sobald neben dem Vorstellen/Sehen andere Wahrnehmungen der fünf Sinne eingeschaltet werden, handelt es sich um eine Imagination. Gehirnscans zeigen, dass bei der Imagination weitere Gehirnareale aktiviert werden als bei einem rein visuell vorgestellten Geschehen. Das Visualisieren und Imaginieren sind wunderbare mentale Werkzeuge auf dem Weg zum Verständnis der Selbstheilung. Sie sind sehr reizvoll und bequem, machen dazu noch Spaß. Vielen Menschen fällt es auch sehr leicht, sich die schönsten und buntesten Dinge auszumalen. Interessant wird es, wenn die Imagination in die Intuition übergeht.

Bei der Intuition beschränken wir uns nicht mehr nur auf vorgestellte Seh-Eindrücke, sondern nutzen verschiedene Wahrnehmungskanäle unserer Fein-Sinne. Wie Sie wissen, ist der Moment, in dem es von der Imagination in die Intuition übergeht, vom Bewusstseinslevel abhängig. Das heißt, wenn unsere Gehirnwellen von Beta-Frequenz (Tagesbewusstsein) über Alpha-Frequenz (Entspannungszustand) in Theta-Frequenz wechseln. Ab der Theta-Frequenz kommen wir in die Manifestierungskraft. Diese Ebene erreichen wir mit dem Herzzentrierten Gewahrsein (Schlüssel 5).

Mit ganz einfachen spielerischen Übungen können Sie im Alltag Ihre Intuition trainieren: beispielsweise mit Fragen an Ihre Essenz oder Ihr höheres Selbst.

- Nehmen Sie ein Kartenspiel, legen Sie es mit der Rückseite nach oben auf den Tisch. Schließen Sie Ihre Augen und fragen Sie sich, welche Farbe das oberste Blatt hat. Später, wenn Ihre Trefferquote steigt, fragen Sie sich, welche Spielkarte obenauf liegt.
- Bei jedem Telefonklingeln können Sie spüren, wer der Anrufer ist.
- Wenn Sie vor Treppenstufen stehen, erfragen Sie die Anzahl.
- Vor einer Reise erfragen Sie die Entfernung.
- An der Kasse im Supermarkt erahnen Sie den Gesamtpreis Ihres Wareneinkaufs.

Machen Sie bei Ihren Übungen kein Ratespiel daraus, sondern ein sehr genaues Einlassen und Verbinden mit dem, was Sie wissen wollen.

Warnung: Viele Menschen stellen am Anfang Fragen an eine andere Instanz. Das ist grundsätzlich nicht verkehrt. Doch bitte achten Sie sehr genau darauf, wohin und in welches Bewusstseinsfeld Sie Ihre Fragen richten. In den meisten Fällen richten die Menschen ihre Fragen nach außen (Ärzte, Freunde etc.) oder nach oben (zu Gott, an Geistführer, Engel oder Meister). Ob Sie im Außen oder Oben nachfragen, spielt keine Rolle, es ist beides im Außen. Die Außenausrichtung geschieht nur durch Mangel an eigener Präsenz. Leider sind wir in diesem Zustand nicht mit unserer wahren Intuition verbun-den. Wir unterliegen den Wahrnehmungen, die bereits all unsere Boxfilter bzw. Ladungen passiert haben. Wir glauben, es seien Ein-gebungen und wertvolle Informationen. Seien Sie sich gewiss, dass Sie immer in einer Zustandsschwingung der Verantwortungslosigkeit, Hilflosigkeit und des Mangels Fragen an eine andere/höhere Instanz stellen. Demzufolge entsprechen die Antworten (von Außen oder von Oben) leider selten der Wahrheit. Außerdem beweihräuchern wir damit unser Ego und lassen uns gar in die Irre leiten.

3. Ganzkörperscan

Der Ganzkörperscan ist die erweitere Form des Bodyscans. Legen Sie sich hin und entspannen Sie sich vollständig. Stellen Sie sich einen Ganzkörperscanner vor, dessen Strahlen hoch dosierte Heilfrequenzen sind, vergleichbar mit einem MRT-Gerät oder einem Körperscanner am Flughafen. Nehmen Sie sich Zeit, bis Sie das genaue Bild von der technischen Vorrichtung des Ganzkörperscanners haben. Nehmen Sie wahr, wie er an Ihrer Liegefläche installiert ist. Wo ist er befestigt oder aufgestellt? Wo ist der Schalter?

Lassen Sie alles los, was war, richten Sie Ihren Fokus nach innen und öffnen Sie Ihr Herz. Lächeln Sie sich zu und tauchen Sie noch tiefer in sich hinein. Beschließen Sie, Ihre Imagination und Intuition zu gebrauchen. Atmen Sie Vertrauen in Ihre Vorstellung und intuitiven Wahrnehmungen. Drücken Sie nun den Startknopf. Der Scanner geht mit dem Einatmen langsam vom Kopf nach unten über den Körper bis zu den Füßen. Mit dem Ausatmen scannt er von unten nach oben.

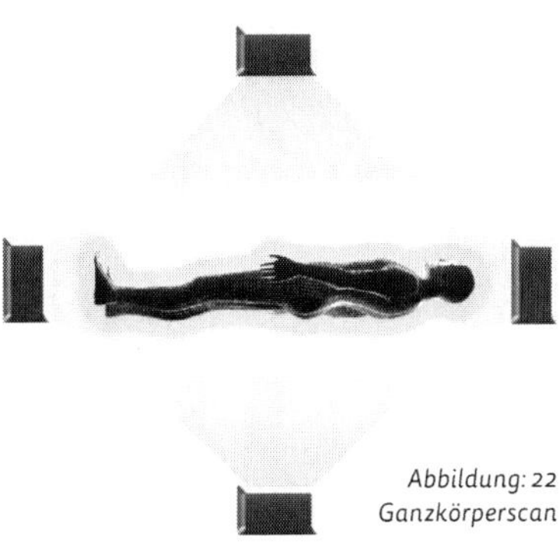

Abbildung: 22
Ganzkörperscan

▷ Wiederholen Sie diese Übung dreimal.

1. Beim ersten Mal nutzt der Scanner seine Lese-Intelligenz, indem er Ihre ganzen Körperfelder scannt, ähnlich wie ein CT oder MRT, und dabei alle Felder einliest und Störungen und Disharmonien von selbst erkennt.
2. Beim zweiten Scan erhöht sich die Gesamtstrahlenfrequenz, die bereits all jene Informationen und Schwingungen enthält, die Ihr Körper und seine Systeme zur Regulation und Heilung braucht. Es findet Klärung und Wandlung in Einem statt. Wenn Ihnen das zu viel auf einmal erscheint, dann machen Sie einen extra Scan für Reinigung und Klärung und einen weiteren Scan für die Informationsübertragung zur Selbstregulation und Wiederherstellung des Urzustandes.
3. Beim dritten Scan werden alle Körperfelder stabilisiert.

Die Geschwindigkeit des Scanners passen Sie an. Wenn Sie das Gefühl haben, drei Scans reichen nicht, so wiederholen Sie den zweiten und dritten Scan so oft, wie Sie es für gut und richtig empfinden. Die Wiederholungen sind oft nicht das Entscheidende, sondern die Imaginationskraft und Wahrnehmungsintensität. Finden Sie das Maß für das bewusste geistige Eingreifen und Überlassen der geistigen Kraft.

Um die Grenzen des Verstandes, der Routinegefühle und der alltägliche Hamsterradwiederholungen zu überwinden, brauchen Sie neue Wahrnehmung. Ohne neue Wahrnehmung lässt sich keine neue Realität erleben. Jeder, der in seiner eigenen Falle des Autopiloten an negativen Gewohnheiten, wiederholenden Dramen, Krisen oder Krankheiten steckt, kann den Autopiloten nur durch Wahrnehmungsänderung umprogrammieren. Das ist nicht nebenwirkungsfrei aber das lohnendste Training was es gibt. Deshalb habe ich ein Intensivtraining entwickelt, um die META-INTELLIGENZ zu entdecken und zu nutzen. Sie lernen, alle Ihre Sinne zu aktivieren, um mit Ihren wahren Fähigkeiten, ein außergewöhnliches Leben zu leben. Wenn jeder seine genialste Version zum Ausdruck bringt, wird sich die ganze Welt verändern. Ich bin mir ziemlich sicher, dass Sie auch ein Leben jenseits der Norm erleben wollen. Schauen Sie sich an, womit das möglich ist und warum die Sinne und das Bewusstsein die Schlüssel dazu sind. https://www.allsenses.de/meta-intelligenz/

Schlüssel 5: Die Realitätenwandler

Denkinhalte und Gefühlsqualitäten verstehen und verändern

Gedanken und Gefühle sind frequenzbedingt und ergeben potenzielle Zustände, die reale Gegebenheiten erschaffen.

Den meisten ist klar, dass Gedanken und Gefühle eine wichtige Rolle für unsere Gesundheit spielen. Viele halten diese Tatsache für einen alten Hut und beachten sie nicht weiter. Aber weil wir sie zur Erreichung von Kohärenz benötigen, holen wir den alten Hut noch mal hervor und beleuchten ihn von einer anderen Seite. Aus biochemischer und energetischer Sicht sind Gedanken und Gefühle ohnehin nicht voneinander zu trennen, da sie einander beeinflussen.

Gefühle werden meist mit dem Herzen in Verbindung gebracht. Es wird oft behauptet, dass unser Herz in unserer Zeit immer den Kürzeren zieht, weil wir es verleugnen oder blockieren. Das ist nur die halbe Wahrheit. Wäre das alles, stünde es im Widerspruch zu dem, was das Herzfeld zu leisten vermag. Es wird gesagt, dass das Herz die stärkste elektromagnetische Feldspannung unseres Körpers erzeugt. Es soll mindestens 100 Mal elektrischer und mindestens 5.000 Mal magnetischer sein als unser Gehirn.[52] Wir sind demnach IMMER herzdominiert. Die hohe Feldspannung unseres Herzens ermöglicht überhaupt erst die intelligente Informations- und Kommunikationsverarbeitung. Der Trugschluss liegt woanders. Herz- oder gefühlsdominant zu leben, heißt nicht automatisch, in Liebe zu sein. Denn die schöpferischen, kreativen

[52] Von Wissenschaftlern des HeartMath-Instituts bestätigt.

Kräfte des Herzens können ebenso kraftvoll negativ wirken. Die alles entscheidende Frage ist: Welche Gefühle überwiegen bei mir? Oder anders gefragt: Welche Gefühle halten länger als 90 Sekunden an? Denn die Neurowissenschaftlerin Dr. Jill Bolte Taylor hat herausgefunden, dass jede Emotion 90 Sekunden braucht, um die Biochemie des Körpers in Gang zu setzen. Lassen wir 90 Sekunden verstreichen, ohne dass die Emotion durch unsere Gedanken und Handlungen stimuliert wird, löst sie sich einfach wieder auf. Alles was länger dauert als 90 Sekunden, ist schwer zu stoppen, weil unser gesamter Körper damit schon infiziert ist.

Wie Gedanken und Gefühle unsere Biochemie steuern

> *Alle Gedanken und Gefühle sind zuverlässige Energiebotschaften unserer Innenwelt, die frei und vor allem synchron fließen wollen.*

Das Beispiel des Mannes im Kühlwagen hat sehr deutlich gezeigt, dass immer ein Wechselspiel zwischen körperlichen und energetischen Vorgängen stattfindet. Durch die Art, wie wir denken und fühlen, empfangen und senden wir Elektronenimpulse. Das schaltet eine biochemische Reaktionskette in unserem Gehirn an. Diese Kette setzt entsprechende Neurotransmitter in Bewegung, die wiederum ein kleines Protein, ein Neuropeptid, auf den Weg bringt, das Botschaften und Informationen in chemischer, physischer, elektrischer und energetischer Art im Körper verteilt. Durch den automatischen Einsatz unseres Hormonsystems und vegetativen Nervensystems ist es daher unvermeidbar, dass Informationen und hormonelle Substanzen in allen Zellen verteilt werden.

Die Biochemie ist aus energetischer Betrachtung eine Reiz-Resonanz-Wirkung aus den zwei bekannten Komponenten:

1. Aus dem morphischen Feld

In dem Fall trifft ein Reiz vom Umfeld (morphisches Feld) auf unsere Körpermatrix, danach auf die Sinnesorgane, bis auch die Box-Erinnerungen aus der Vergangenheit gekitzelt werden und schließlich ein Gefühl auslösen. Das Gehirn reagiert nach Anziehung des Impulses von außen oft im limbischen System. Erst nachdem wir mit einem Reiz in Kontakt gekommen sind, setzt die biochemische, ganzkörperliche Reaktion ein. Das ist dann unser momentaner Seinszustand.

2. Aus dem morphogenetischen Feld

Wenn der Reiz von unserer Körpermatrix (morphogenetisches Feld) ausgeht, ziehen wir die Reize an, die unseren Ladungen und dem aktuellen Seinszustand entsprechen. Je stärker die emotionale Aufladung, desto stärker die Anziehung. Wir bleiben nur dann mental oder emotional unbeteiligt, wenn unsere Ladungen der Körpermatrix mit diesen Reizen nicht in Resonanz stehen.

Bereits Nikola Tesla sagte, dass es keine andere Energie in der Materie geben kann, als diejenige, die aus der Umgebung empfangen wird.[53] Damit wollte er ausdrücken, dass die Felder einander bedingen und sich auch gegenseitig spiegeln.

Mit der Körperchemie hat es eine besondere Bewandtnis. Durch unsere nonstop arbeitenden Musterkreisläufe erzeugen wir immer die gleichen chemischen und elektrischen Signale in Form von Hormonen. Das Problem ist, dass sich jede Faser unseres Körpers mit der Zeit an diesen Hormon-Cocktail gewöhnt, weil wir permanent die sogenannte 90-Sekunden-Regel überschreiten. Die Gewöhnung kann auf zweierlei Arten geschehen: Entweder durch viele Wiederholungen oder weil wir einst ein emotionales Wohlgefühl damit verkoppelt haben. Darunter fallen alle gespeicherten kreativen oder überlebensnotwendigen Strategien, die wir als Kind etabliert haben, um die negativen Erfahrungen zu überstehen oder zu ertragen. Wurden diese Strategien einst mit einem guten Gefühl verknüpft, was häufig als Baby oder Kleinkind passiert, legen wir den Grundstein für unsere (Über-)Lebensmuster und deren Aufladung. Diese Strategien rufen wir unbewusst immer wieder ab, selbst wenn die aktuellen Umstände längst nicht mehr dazu passen. Ohne es zu merken, funktioniert die neuronale Verschaltung im Gehirn noch in den gleichen

---

[53] Aus dem Englischen frei übersetzt und gekürzt: http//tesla.hu/tesla/articles/19370710.doc, Seite 1, Zugriffsdatum: 07.01.2018

Bahnen wie zu der Zeit, als sie angelegt wurden. Sie werden ohne jeden Sinn und Verstand abgerufen. Die meisten Schaltkreise sind in einem kindlichen Status eingefroren. Die Wiederholungen und das gekoppelte Wohlgefühl sind zu einem Musterkreislauf verschmolzen, den wir bereits vorgestellt haben (s. Abb. 18).

Baden unsere Zellen im ewig gleichen Hormon-Cocktail an körpereigenen Chemikalien, verlangt unser Körper nach seiner gewohnten Dosis. Unser Körper fordert wie ein Süchtiger seinen Cocktail ein. Wir sind Abhängige unserer eigenen biochemischen und energetischen Signale, an die sich unser Körper gewöhnt hat. Damit der Körper den Spiegel an Chemikalien und Hormonen halten kann, sorgen wir unbewusst für Gedanken, Gefühle und Erfahrungen, die diese Hormonausschüttung für das Wohlgefühl in Gang setzt. Unbewusst, wie wir sind, kommen wir dieser Forderung automatisch nach. Sobald die Hormone in den Umlauf kommen, sind wir nicht mehr oder nur schwer zu stoppen. Dieser Mechanismus hält alle, auch die ungünstigsten Musterkreisläufe am Leben. In der hormongesteuerten Wiederholungsschleife anders zu denken oder sich besser zu fühlen, bleibt nur eine unerfüllbare Hoffnung. Wir können uns blind darauf verlassen, dass die Hormone unser Handeln derart beeinflussen, dass wir alles ablehnen, was den Chemie-Hormon-Spiegel unterbrechen könnte. Jeder, der mit Süchten zu tun hat, kann ein Lied davon singen. Vielleicht kennen Sie die Situation, dass Sie zwar beschlossen haben, spätabends nichts mehr zu essen. Aber trotzdem suchen Sie bereits zum fünften Mal im Schrank nach etwas Essbarem. Oder Sie wollen keinen Kaffee mehr trinken, gehen aber trotzdem wie ferngesteuert zum Kaffeeautomaten. Oder Sie wollen sich nicht mehr mit Ihrem Partner streiten, doch der nächste Morgen startet genau damit. Unsere Hormone übernehmen in diesem Fall die Rolle des Verbündeten und reden uns ein, morgen mit den Veränderungen anzufangen. Leider lassen wir uns davon einlullen.

Hängt unser Verhalten von unserem Willen allein ab? Um diese Frage beantworten zu können, nehmen wir uns unsere Gedanken und Gefühle noch mal einzeln vor.

Gedanken

Es liegt in unserer Natur zu denken. Wir denken pausenlos. Nicht wenige Menschen leiden unter der Tyrannei ihres Denkens oder an dessen Dauerbeschallung, weil sie ihre inneren Monologe nicht abstellen können. Bei vielen Menschen scheint das Kopfhintergrundgeräusch so chaotisch, unschön oder unerträglich zu sein, dass sie unbedingt dafür sorgen, dass sie im Außen durch Dauerbeschallung von Radio oder Fernsehen immer etwas hören oder sehen müssen. Das macht sie irgendwann taub für die Wahrnehmung ihrer eigenen Selbstgespräche. So wie wir Mundgeruch bei uns selbst irgendwann nicht mehr riechen, weil sich unser eigener Geruchssinn dafür desensibilisiert hat. Aber er ist trotzdem noch da, und jeder andere riecht ihn sogar noch bei Gegenwind.

An den Gedanken gäbe es nichts auszusetzen, wenn sich die Inhalte auf Nützliches, Lebenstaugliches, Lebensbejahendes und Gesundheitsförderndes beziehen würden. Leider ist die Realität eine andere: Der Großteil unserer Gedanken kreist mehr als 90 Sekunden um Sorgen, Zweifel, Unfrieden, Unzufriedenheit, Hass, Neid oder Habgier und erzeugt eine negative Grundschwingung. Gemäß dem Resonanzprinzip werden wir in gleicher Weise von einer negativen Dauerbeschallung von außen bespielt bzw. vom Umfeld gedacht.

Durch die Unbewusstheit unserer Gedanken haben sich gewisse Gewohnheiten eingeschlichen:

- Wir sind mit den Gedanken woanders. Bei anderen, in der Vergangenheit, der Zukunft oder in alten Gefühlserinnerungen.
- Wir verlieren uns in den Gedanken, indem unsere Aufmerksamkeit ziellos zwischen inneren Angelegenheiten und äußerer Realität hin und her irrt. Oder wir denken zwanghaft nach innen gerichtet und verlieren so den Kontakt zur äußeren Realität (häufig bei psychischen Störungen).

- Wir identifizieren uns krampfhaft mit unseren Gedanken.
- Wir nehmen die Gedanken entweder nicht mehr wahr, viel zu persönlich oder zu ernst und identifizieren uns mit ihnen.
- Wir denken in der Wiederholungsschleife.
- Wir verfallen in intellektuelles Funktionieren, dumpfen Aktionismus, routiniertes Abhetzen, gefühlsloses Konsumieren oder blinden Egoismus.

Der übliche Erklärungsansatz ist, dass unsere Gedanken in unseren Köpfen entstehen und die automatisierten emotionalen Reaktionen im Reptilienhirn. Gehirnforscher sagen, dass Gedanken nichts weiter als elektrische Impulse unserer Elektronen unseres Gehirns sind. Andere sagen, dass Gedanken vom Gedächtnis bzw. dem Verstand gemacht sind. ABER: Was wäre, wenn der Verstand nur die Abspielplatte unserer elektromagnetischen Aufladungen der Box-Depots unserer Körpermatrix ist? Dann wäre unser Gehirn mit seinen Funktionseinheiten die Zweigstelle der Körpermatrix und ein Sinn gebender, funktionsstiftender Formwandler. Aus energetisch-informeller Sicht fungiert es wie ein Handyfunkmast. Aus physischer Sicht ist es der Dolmetscher, der kaskadenförmig die Informationen in den Körper leitet. Man könnte es auch als das biochemische Feuerwerk bezeichnen, das in der zweiten Reihe, der Reizweiterleitung seine Raketen in Form von Energieströmen und Chemie in alle Körperregionen sendet. Die Verstandesebene ist davon der kleinste Teil. Sie spielt einfach das angelegte Wiederholungsprogramm zuverlässig ab, weil die Biophotonen als Informationsträger in Lichtgeschwindigkeit Informationen an die Zellen weitergeben. Den Elektronen und Biophotonen ist es ebenso gleichgültig, ob wir das Gelernte, Erfahrene oder das Gewohnte pflegen. Ändern wir unsere Ladungen nicht, rufen der Verstand und das Gehirn immer die gleichen Reiz-Resonanz-Impulse und Hormonausschüttungen ab. Das verdeutlicht, dass Gedanken nicht unabhängig von unseren Gefühlen existieren, denn unsere Psyche und die Gefühlswelt sind symbiotisch bei der Regulation von Körperprozessen beteiligt. Die Hormon- und Nervensysteme sind über verschiedene stoffliche und energetische Rückkopplungskreisläufe miteinander verbunden. Negatives Denken, Fühlen oder Tun beeinflusst die Hormone ebenso negativ. Unser Körper übersetzt es auf seine individuelle Weise. In der Fachsprache heißt es dann z. B. Diabetes, Akne, Hashimoto, Adipositas, Osteoporose, Hyperhidrosis u.s.w.

Gefühle

| *Selbstliebe ist das Meisterwerk der Selbstheilung.*

Gefühle und Emotionen werden sehr unterschiedlich definiert. Das ist aber für uns an dieser Stelle nicht von Bedeutung. Wir schauen uns stattdessen an, warum wir fühlen, was wir fühlen.

Die Facettenvielfalt der Gefühlsrealität ist bei den meisten entweder stark negativ polarisiert oder regelrecht verkümmert. Viele Menschen können sich selbst nicht mehr fühlen oder glauben, noch nie gefühlt zu haben. Das liegt daran, dass uns zu oft aberzogen wurde, den Gefühlen Ausdruck zu verleihen. Wir lernen, dass es besser ist, Emotionen zu unterdrücken. Besonders Jungen machen sehr früh direkt oder indirekt die Erfahrung, dass gelebte Gefühle mädchenhaft seien. Emotionen werden als Schwäche bezeichnet, als kindisch oder als Störung. Somit werden ihre Gefühlsregungen scheinbar immer leiser, bis sie vielleicht irgendwann gar nicht mehr vernommen werden. Tatsächlich sind sie noch da, nur in den dunklen Nischen der Box eingesperrt. Dort sorgen sie für Gefühlskälte, Hemmungen, inneren Gefühlsstau oder für regelmäßig unkontrollierte, aggressive Explosionen.

Bei den Mädchen sieht es etwas anders aus, wobei die Gefühlsbeherrschung auch bei ihnen eine der ersten verhängnisvollen Fähigkeiten ist, die sie sich aneignen. Je nach gelernten Umfeldbedingungen und Gefühlsmustern der Familie, in der sie aufwachsen, etablieren sie ihre eigene Art, Gefühle im Alltag zu leben. Die einen machen es laut und impulsiv, die andern kehren alles unter den Teppich.

Nur bei dem gravierendsten Gefühl, der Angst, sind sich fast alle einig: Es muss auf jeden Fall weg. Dafür wird alles Erdenkliche unternommen. Doch die Strategien ähneln sich: Vermeidung, Betäubung oder Ablenkung, z. B. mit Essen, Zucker, Streit, Büchern, Beziehungen, Filmen, Musik, Sport, Alkohol, Zigaretten, Drogen, Spielen, Sex, Partys, etc. Alle genannten Beschäftigungen können genüssliches Wohlbefinden auslösen oder das selbstbestimmte Maß überschreiten. Wir können damit aber auch ähnliche Wirkungen erzielen wie mit einem Deo: Wir können so unsere unerwünschten oder unangenehmen Gefühle überdecken, noch bevor sie uns bewusst werden. Auf diese Weise sorgen viele Menschen für kurzweilige Entlastung oder oberflächliche Entladung. Aber in der Tiefe bleibt alles beim Alten und sie überlassen sich den automatischen Musterkreisläufen oder Abhängigkeiten. Warum? Weil wir größtenteils unbewusst so denken, fühlen und handeln, wie es unsere Box-Ladungen uns diktieren. Experten sind der Meinung, dass vielen unserer Gedanken und Gefühle Ängste zugrunde liegen. Ich habe den Eindruck, dass Angst zur größten Illusion und Geißel der Menschheit geworden ist, weil wir nicht wissen, wie man mit ihr umgehen kann.

Angst

| *Angst ist der Zwilling der Liebe und ein Bewusstseinszustand des Mangels.*

Krankheit, Schmerz und Tod erzeugen drei Angstzustände, die wir um alles in der Welt umschiffen und vermeiden wollen und trotzdem irgendwie anzuziehen scheinen. Dabei ist es letztlich die Angst vor dem Tod, die hinter all dem steht. Auch wenn man sich vielleicht nur bestimmten Teilaspekten von Angst bewusst ist, wie z.B. Höhenangst, Versagensangst, Spinnenangst, Sprechangst, Gewitterangst usw. Ihr Verstand sagt Ihnen vielleicht, dass es Unsinn ist, sich mit dem Tod zu beschäftigen, wenn man um alles in der Welt leben will. Er hat Recht, aber dennoch hilft ihm die Vermeidung und Negierung dieser Thematik nicht weiter. Was wäre, wenn wir die Angst, genauso wie eine Krankheit, als Botschafter sehen könnten, der nichts anderes will, als unsere gesundheitlichen Interessen zu vertreten? Seine Diplomatie ist das Gefühl. Würden wir die Interessen und Absichten des Botschafters zugunsten unserer inneren Harmonie verstehen, wäre sogar dieses Buch überflüssig. Angst und Krankheit sind also nichts Außergewöhnliches, sondern nur ein Liebesdienst an uns selbst und eine Aufforderung, uns um uns selbst zu kümmern. Doch ganz so einfach ist es nicht. Denn der Grund, warum wir mit dem inneren Botschafter nicht kooperieren oder ihm nicht trauen, liegt wieder an den Box-Programmen diverser Dimensionen und Zeitalter in unseren Zellen. Diese Programme sind magnetisch durch die Kraft des Egokörpers gehalten.

Angst ist ein Stresssignal oder ein Zeichen von Schmerz. Sie versetzt uns in den Notfallmodus und auf Dauer macht sie uns energieleer. Schmerz wiederum ist eine Warnung vor Verlust oder deutet auf Vertrauensmangel und Minderwertigkeitsgefühle hin. Angst hinterlässt, wie jedes andere starke Gefühl auch, energetische Imprints (Ladungen) in unserer Körpermatrix. Ist sie dort eingeprägt, beeigenschaftet sie unsere Gedanken und Gefühle. Oft wird Angst missverstanden und ist daher leider entartet.

Der Arzt Uwe Albrecht bezeichnet Angst als ein globales Phänomen. Er sagt, dass wir derzeit zu 90 Prozent von Angst bestimmt sind.[54] Er meint, dass nahezu unser gesamtes Verhalten und unsere Kommunikation im Job, in den Beziehungen und mit uns selbst auf Angst basieren. Wenn das Ergebnis der Energiefeldmessung von Albrecht stimmt, dass fast die gesamte Menschheit zu 90 Prozent einem Denkens- und Verhaltenscode unterliegt, der vom Angstfaktor unterwandert ist, können wir nicht viel Positives manifestieren. Die Medienwelt rollt mit einem andauernden Informationsbombardement über Kriege, Erdbeben, Hochwasser, Terror, Finanz- und Wirtschaftskrisen, Dramen, Armut, Betrug, Hintergehungen und Mordgeschichten über uns hinweg – nicht, ohne ihre Spuren zu hinterlassen. Sollte bei Ihnen den ganzen Tag das Radio laufen, so hören Sie negative Nachrichten mindestens zehn- bis 20-Mal am Tag. Viele Menschen beenden ihren Tag mit den TV-Nachrichten, Horrorfilmen oder Krimis. Somit sind angstbesetzte Themen allgegenwärtig. Die meisten sind schon so abgehärtet, dass sie sich das emotionslos

[54] Uwe Albrecht ist Arzt und Vorreiter der Energiemedizin. Seine These vertritt er in seinem Buch: innerwise. Heilung für alles Lebendige. Die neue Methode energetischer Heilung verstehen und lernen. Allegria Verlag. 2012. S. 40.

tagtäglich reinziehen. Trotzdem triggern sie unbewusst unsere eigenen Angstladungen in der Körpermatrix und halten dadurch unsere Schwingung niedrig.

Angstaufladungen in unserem Feld gehen immer in Resonanz mit Angstfeldern aus der Umgebung, weil wir Resonanzkörper des morphischen Feldes sind. Manchmal fühlen oder übernehmen wir ja auch unbewusst Ängste von anderen und wundern uns, warum wir so heftig reagieren. Angst baut deshalb ein so riesiges Feld auf, weil es seit Jahrtausenden über viele Generationen hinweg genährt wurde. Die Ängste können Existenzangst, Angst vor Schmerzen, vorm Verhungern, vorm Sterben, Angst zu versagen oder die Angst, nicht geliebt zu werden, sein. Dadurch, dass wir Sender und Empfänger zugleich sind, trägt jeder Einzelne mit seiner Angst dazu bei, das globale Angstfeld zu beleben oder noch zu mehren. Somit ist ein Angstfeld wie ein Virus epidemischen Ausmaßes. Hinzu kommt, dass Angstfelder machthungrige, manipulative Wesen anziehen, die sich unserer Lebensenergie bedienen. Wir verlieren das Gefühl der Verbundenheit und leben das Ego, die Lieblosigkeiten sowie den Betrug. Nicht umsonst ist Angst eines der besten Manipulationsmittel, um Abhängigkeiten und niedrige Energien zu erzeugen.

Wir spüren, dass Angst eine kalte Frequenz erzeugt, die unterirdisch niedrig schwingt und gleichzeitig die ungeheure zerstörerische Macht hat, uns mit einem Schlag aus der Bahn zu werfen. Unsere Innenwelt macht sie auf Dauer armselig, dunkel, eng, hart und einsam. Im Äußeren bremst oder blockiert sie den Fluss unseres Lebens. Wir haben fast alle die gleichen Angstmuster entwickelt: Entweder laufen wir vor ihr weg, fallen in die Starre oder kämpfen gegen sie an. Welche Reaktion wir auch immer wählen, wir distanzieren uns aus Beziehungen, Berührungen, Nähe und letztendlich aus der Verbindung zu uns selbst. Wir übersehen, dass sie uns noch mehr besetzt, je mehr wir uns zu distanzieren versuchen. Wir halten die Angst für einen Gegner, der uns bedroht. Wir erklären auch eine Krankheit zum Gegner oder machen das Symptom zum Schuldigen oder Verursacher. Tatsächlich haben wir uns selbst zum Gegner gemacht. Denn es gibt nur einen, den wir verletzen oder krankmachen können: Und das sind wir selbst.

Die Angstfelder erzeugen einen Kreislauf, der sich wie eine Spirale dreht. Je stärker wir versuchen, der Angst zu entkommen oder uns ihr entgegenzustemmen, desto mehr beschleunigt sich die Drehung in die falsche Richtung und zieht uns immer tiefer in den Angststrudel hinein. Mit der zentripetalen Sogwirkung bindet die Angst so ziemlich alles andere, was mit ihr in Resonanz geht, an diese niedrig schwingende Ebene. Nicht selten zieht Angst jemanden, dessen Grundschwingung niedrig ist, in seinen Handlungsoptionen so weit nach unten, dass Angst zu einem Grundgefühl werden kann. Die Kaskade geht so weit, dass Ängste Wirklichkeit erschaffen. Wer ständig Angst hat, krank zu werden, Alzheimer oder Krebs zu bekommen, ist kräftig daran beteiligt, das auch zu manifestieren.

Good News: Versteckte Potenziale

Wir ordnen Ängste ausschließlich der negativen Polseite zu. Sie sind eine unverzichtbare Hälfte unserer dualen Lebensmatrix. Wir wollen nicht wahrhaben, dass jedes starke negative Gefühl die gleiche emotionale und biologische Wirk- und Manifestierungskraft hat, wie ihr positiver Gegenpol, die Liebe. Angst ist nur die eine Hälfte eines Ganzen. Wer seinen Angstfokus nicht verändert, entzieht sich selbst die Hälfte seiner Lebensenergie und wird nie wissen, wie die Kräfte der Angst uns dienen können. Ihrem Ursprung nach haben Liebe und Angst die GLEICHE Energie. Sie tragen nur unterschiedlich polarisierte Informationen und haben deshalb eine gegenteilige Wirkung auf uns. Bei Angst liegt der Fokus auf Vermeidung, Widerstand, Ablehnung und Abwehr, bei Liebe auf dem Gegenpol. Würden wir Angst genauso bedingungslos akzeptieren wie das positive Pendant, hätten wir eine komplett andere Welt. Würden wir die zentripetale Spiralkraft der Angst zulassen, würden wir direkt im Zentrum unseres Selbst landen. An dem Ort, an dem sie ihren Ursprung hat, kann sie auch gewandelt werden. Stattdessen unternehmen wir alles, um nicht hineingezogen zu werden. Mit Anstrengung, Gutsein-Wollen und Fleiß versuchen wir, der einwärtsdrehenden Spirale zu entkommen. Dabei klammern wir uns mit enormem Kraftaufwand an die Außenwelt – meistens mit geringem Nutzen. Dadurch werden die Gedanken von den Gefühlen abgespaltet, sodass sie sich gegenseitig ausschließen und die Lebensenergie blockieren.

Viele gehen davon aus, dass es reicht, sich mit der Angst zu arrangieren oder sich einen anderen Umgang mit ihr anzueignen. Es klingt theoretisch nachvollziehbar. Doch im Zustand der Angstwelle ist es völlig absurd, anders zu reagieren. Jeder, der mit starken Ängsten zu tun hat, weiß aus Erfahrung, dass das nicht funktioniert. Ist die Welle der Angst bereits angeschoben, ist das emotionale Lauffeuer schwer zu stoppen. Unser Körper schüttet seinen Hormon-Cocktail aus, was dazu führt, dass der Verstand entweder versucht, mit Panik zu helfen oder sich ganz und gar entzieht. Ist die Angstwelle vorüber, bereuen wir unser Verhalten oder die Reaktion darauf. Obendrein sind wir noch wütend auf uns selbst, weil wir uns nicht unter Kontrolle haben.

Was passiert, wenn Sie beispielsweise einem Freund mit einer Spinnenphobie sagen: »Du brauchst keine Angst zu haben, die Spinne ist harmlos«? Nichts. Ihr Freund wird bei der nächsten Spinnenbegegnung wieder die gleiche Angstattacke erleben. Das Problem ist eben nicht die Angst selbst, sondern die unbewussten Ladungen, die die Angst auslösen und steuern. Nun frage ich Sie: Kann Ihr Körper, der durch negative Gedanken, Gefühle und Handlungen krank oder abhängig geworden ist, durch deren Wiederholung gesundwerden? Können Sie von Ihrem Körper und von seinen Zellaktivitäten etwas anderes erwarten, wenn Sie nichts ändern? Wäre es nicht sinnvoll, unser Herz- und Hirn-Duo gleichzuschalten, damit sie nicht mehr die alten Angstmuster wiederholen?

Die Umsetzung des 5. Schlüssels

Wie wir unser Herz- und Hirn-Duo verstehen und gleichschalten

Es geht nicht darum, unser Denken einfach abzustellen – das ist ohnehin kaum möglich. Aber wir können bewusster gegenüber unseren Gedanken werden, indem wir bemerken, welche Inhalte sie transportieren. Genauso können wir spüren, wann und welche Gefühle aufsteigen. Wir können Gefühle einfach dadurch wahrnehmen, dass wir wieder ins Spüren kommen. Ich erinnere an das Ziel der vorangegangenen Schlüssel: die Wahrnehmung zu erhöhen und sie gegebenenfalls zu ändern. Wir müssen mit unserer Wahrnehmungsfähigkeit nicht schneller als unser limbisches System werden, sondern lediglich lernen, zu beobachten was geschieht. Dennoch spielt der Faktor Zeit eine große Rolle. Denn je bewusster wir uns den inneren Regungen und Reaktionen sind, desto schneller und leichter wird es uns fallen, auch die Richtung unserer Gedanken und Gefühle vorzugeben. Nur wenn wir bemerken, was in uns vor sich geht, können wir auch eine Wende einleiten. Sie werden spielerisch üben, Ihre gesamte Identität loszulassen. Am Anfang wird sich vielleicht Ihr Verstand wehren. Er wird Ihnen einreden wollen, dass Sie bewusstlos werden und dass Sie ohne Identität nirgendwo hingehen dürfen, aber glauben Sie mir, das Gegenteil ist der Fall.

Der fünfte Schlüssel unterstützt Sie dahingehend, dass Ihre innere Kommunikation wieder Ihrer Gesundheit dient. Mit den folgenden zwei Spielmethoden etablieren Sie neue Gedanken und Gefühle:

1. Herzzentriertes Gewahrsein
2. Begegnung mit der Angst

Auch diese beiden Methoden bleiben wirkungslos, wenn Sie sie intellektuell spielen. Bei der zweiten Methode geht es nicht darum, schnell die Angst zu verlassen oder stattdessen bessere Gefühle zu erschaffen, sondern richtig mutig mitten in die Angst hineinzugehen.

1. Herzzentriertes Gewahrsein

Mit dem Herzzentrierten Gewahrsein kommen Sie aus dem Status der Angst sowie der Verkopfung, Hemmung und Fantasielosigkeit heraus und hinein ins Wahrnehmen und Fühlen des Hier und Jetzt. Sie vertiefen die Beziehung zu sich selbst.

Das Herzzentrierte Gewahrsein ist eine geistige Übung. Sie bedienen sich ganz Ihrer Imaginationskraft. Das heißt, Sie verbinden Ihre

Vorstellungskraft mit Ihren Gefühlen. Laden Sie positive Gefühle ein, kann sich Ihr Herz öffnen und Ihr Schwingungsrhythmus der Herz- und Gehirnwellen nähert sich automatisch der Kohärenz. In der Kohärenz entfaltet sich das, was wir Selbstliebe nennen. Mit Herz ist nicht nur das Körperorgan gemeint, sondern großflächig die gesamte Brustregion.

▹ Gehen Sie in diesen drei einfachen Schritten vor:

1. Wenden Sie Ihre Erfahrung aus der Beobachterrolle an. Schließen Sie für einen Moment die Augen und spüren Sie lächelnd in Ihren Körper hinein. Entspannen Sie sich, verlassen Sie die Verstandesebene, tauchen Sie nach innen, bis Sie innere Stille oder Leere spüren, damit ein Gefühl von Präsenz entsteht.
2. Atmen Sie in Ihr Herz, öffnen Sie es weit und leicht, entlassen Sie alles Schwere und jede Form von Stress – einfach dadurch, dass Sie atmen. Stellen Sie sich vor, Ihr Herz strahlt so hell und frei wie eine Sonne, in der jedes negative Gefühl verglüht. Sie lächeln und mithilfe Ihrer Erinnerung bringen Sie sich in einen Zustand des Mitgefühls, des Verliebtseins, des Liebens, der Dankbarkeit oder der Vergebung.
3. Spüren Sie, wie sich die Sonne, ihre Energiewellen oder das reine Liebes-/Dankesgefühl ausbreiten, bis es Ihren ganzen Körper ausfüllt und ihn umhüllt. Atmen Sie es in jede Zelle und geben Sie die expandierende und pulsierende Ausstrahlung frei – ohne Grenzen. Verweilen sie so lange lächelnd in diesem Gefühl, wie es stimmig für Sie ist.

Vielleicht können Sie bereits mit verschiedenen Sinnen wahrnehmen, wie Ihr ganzer Körper vollständig in einer imaginierten Sonne eingebettet ist. Sie können sich dieses imaginäre Feld auch wie eine Lichtkugel oder eine kreisförmige, transparente Blase aus Liebe vorstellen. Ein selbst geschaffener Raum der Verbundenheit – ohne Begrenzungen, der nur darauf wartet, von Ihnen in Besitz genommen zu werden. Weiten Sie die pulsierende Energie mithilfe Ihres Atems über Ihre Körpergrenze

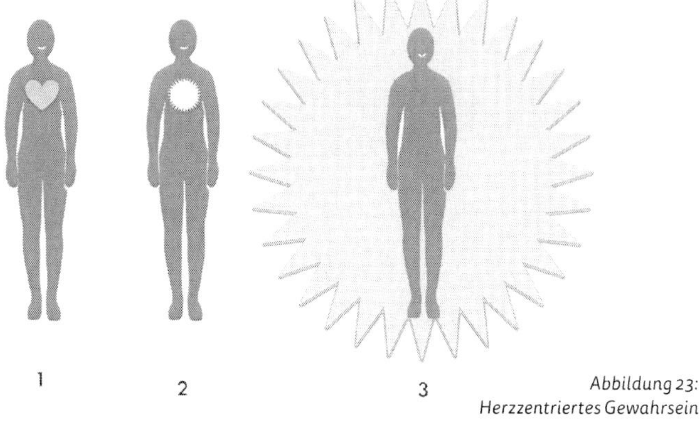

Abbildung 23: Herzzentriertes Gewahrsein

hinaus aus. Beobachten Sie neutral und dennoch so gefühlvoll wie möglich, wie die Ausdehnung anstrengungslos ohne Rahmenvorgabe geschieht.

Das Herzzentrierte Gewahrsein erfordert geistiges Training, in dem Sie Ihre Gehirnwellen (in Theta-Wellen-Frequenz) herunterfahren und Ihre Bewusstheit hoch. Sind Sie geübt, gibt es zwischen den drei Schritten keine Übergänge und es versetzt Sie sekundenschnell in einen sehr kreativen, energetisch-schöpferischen Zustand. Woran erkennen Sie, ob Sie im Herzzentrierten Gewahrsein sind? Sie fühlen es einfach oder Sie bemerken, dass Sie ein anstrengungsloses Lächeln im Gesicht haben.

Sollte Ihnen der zweite Schritt sehr schwerfallen, so helfen Ihnen vielleicht diese drei Tipps:

1. gefühlte Dankbarkeit
2. gefühlte Erinnerungen
3. mentale Kraft des »So tun als ob«

1. Viele rollen mit den Augen, weil sie die Dankbarkeits-Methode schon tausendfach gehört oder gelesen haben. Doch kaum jemand fühlt sie wirklich in der Tiefe seines Herzens. Als Kind wurde sie uns als eine der ersten Höflichkeitsformen (neben der Entschuldigung) »eingeprügelt«. Genauso wie beim gefühllosen Entschuldigen haben wir gelernt, uns gefühllos zu bedanken. Zu häufig empfanden wir diese Höflichkeitsform

als unehrlich und koppelten sie schon im Kindesalter größtenteils ganz vom Gefühl ab. Das haben wir beibehalten und sagen gewohnheitsgemäß Danke ohne einen Hauch von Gefühl. Dabei kann Dankbarkeit ein enorm starkes Harmonie- und Glücksgefühl in uns auslösen. Warum? Wann immer wir aufrichtige Dankbarkeit fühlen, ist zuvor etwas geschehen oder wir haben etwas realisiert oder erkannt. Sich für etwas zu bedanken, signalisiert unserem Gehirn, dass wir etwas bekommen haben, und es entspannt. Normalerweise fühlen wir uns dadurch automatisch glücklich. Die intelligente Hormonsteuerung und die Selbstregulation unseres Körpers lässt dieses Gefühl innerhalb kürzester Zeit in jeder Zelle schwingen. Es gibt nicht viel mehr zu tun, als unsere Gefühle und unser Herz wieder anzuschalten.

Dankbarkeit können wir jederzeit an jedem Ort empfinden, ganz unabhängig von den äußeren Umständen. Wir brauchen dafür kein Ereignis, es gibt so viel, wofür wir auf der Stelle dankbar sein können (z. B. Augen, Haut, Haare, Wohnung, Dusche ...). Finden Sie heraus, ob Sie nur mental Danke sagen und vom Verstand das Okay bekommen oder ob Sie Dankbarkeit wirklich fühlen können. Nur das Gefühl macht den Unterschied. Gehen Sie nun ins Herzzentrierte Gewahrsein und fühlen Sie Ihre Worte und deren Bedeutung.

Ich bin zutiefst dankbar für:

....

2. Sie können sich auch durch eine Erinnerung in ein Glücksgefühl katapultieren. Damit ist nicht das herkömmliche mentale Erinnern gemeint, sondern das Erinnern in einem meditativen Zustand oder an einen besonders bedeutungsschweren, glücklichen Moment. Machen Sie gleich mit. Nachdem Sie den folgenden Text gelesen haben, schließen Sie Ihre Augen, atmen Sie bewusst, bis zur Entspannung und gehen Sie ins Herzzentrierte Gewahrsein. Erinnern Sie sich an ein Wow-Erlebnis. Das kann eine Gefühlserinnerung an einen geliebten

Menschen oder an eine besondere Situation sein. Beispielsweise ein Naturereignis (Berge, Sonnenuntergang, Wasserfall oder Ähnliches) oder eine tiefe, innige Verbindung mit einem Tier. Ganz gleich, was es ist, fragen Sie sich: Wovon war oder bin ich stark positiv berührt? Wovon war ich jemals hin und weg? Was habe ich zutiefst emotional bewundert?

....

Sollte Ihnen nichts emotional Bewegendes in Erinnerung sein oder keine starken positiven Gefühle auslösen, versuchen Sie es mit der dritten Methode.

3. Es ist völlig legitim, sich anfangs seiner mentalen Kraft zu bedienen, um in die Emotion zu kommen. Bei den meisten Menschen ist es die am stärksten ausgebildete Kraft. Also nutzen Sie sie, indem Sie »so tun als ob«. Oder Sie beobachten andere Menschen und nehmen wahr, wie diese sich fühlen. Tauchen Sie dabei wieder nach innen, nehmen Sie die Beobachterrolle ein, atmen Sie gelassen und tief, bis Sie sich zentriert und präsent fühlen. Nun stellen Sie sich eine oder mehrere dieser Fragen:

Wie würde ich mich fühlen, wenn ich bedingungslos geliebt würde?

....

Was ist das schönste Naturereignis, das ich mir vorstellen kann und von dem ich weiß, dass es phänomenal ist? Was wäre, wenn ich es jetzt erleben würde? Wie fühlt es sich an, es jetzt zu erleben?

....

Bei welcher der Fragen haben Sie die stärksten Gefühle empfunden? Bei allen Erinnerungen oder Vorstellungen, die auftauchen, kommt es auf das intensivste Gefühl an.

2. Geistige Begegnung mit der Angst

Wir können unsere Lebensenergie aus der Angst befreien, indem wir uns ihr anvertrauen. Nur in der Angstannäherung offenbart sie uns die Wahrheit über sich. Der Moment des Schmerz- oder Angsthöhepunktes ist genau der Moment, indem wir unsere Ladungs-Fesseln spüren. Es offenbart sich die größte Chance, eine Veränderung hinzubekommen. Es ist jener Moment, indem wir unser Potenzial heben können. Die nackte und bedingungslose Hinwendung verwandelt sie zu unserer eigenen Schöpferkraft. Angst ist DAS Potenzial für eine Wandlung. Wir könnten diese Kraft zu unserer Entwicklung bzw. für das Wachstum gut gebrauchen. Dafür dürfen wir Bewusstheit an den Tag legen, damit wir in der Lage sind, unsere Angst wahrzunehmen. An dieser Stelle wird es für die meisten eng, weil es genau das ist, was wir verlernt haben: wahrnehmen, was ist. Und zulassen, was ist. Nur so haben wir eine Chance, aus dem Angstfeld auszusteigen. Aus diesem Grund können wir ihr geistig begegnen. Mit der Angst begegnen wir ihr dort, wo sie entsteht. Die Befreiung von Angst geschieht in der Angst und niemals außerhalb von ihr.

Das erfordert Hingabe zur Selbsterforschung und Herzöffnung. Das ist das Gegenteil von dem, wie wir üblicherweise mit der Angst umgehen: Wir verschließen uns aus Selbstschutz und unser Herz. Die Energie der Angst kann erst zu einer nützlichen Kraft werden, wenn wir unsere um 180 Grad gedrehte Herangehensweise korrigieren. Mit dieser Methode lernen Sie eine neue Bewusstheit für die Angst: die Verschmelzung mit ihr. Sind wir eins mit ihr geworden, löst sich die Angstladung auf. Ist die Angstladung aufgelöst, kann das Angstgefühl nicht mehr entstehen, das Resonanzfeld hat sich verändert.

Die ersten Schritte der Begegnung mit der Angst vollziehen wir geistig, indem wir uns der Heilmeditationen bedienen. Sie wurden Ihnen im 2. Schlüssel vorgestellt. Dabei sind alle Unternehmungen nicht so gemeint, dass wir einfach von Weitem einen Scheinwerfer auf die Angst richten und selbst nicht involviert sind. Nein, wir machen eine direkte Erfahrung mit ihr. Es mag uns anfangs vorkommen, als wäre es ein künstlich geschaffenes Szenario. Das ist es nicht. Denn unser Gehirn stößt bei seinen Reaktionen darauf die gleichen biologischen Funktionskreisläufe an wie bei einem realen Erleben. So können wir die emotionalen Reaktionspfade im Gehirn langfristig verändern. Das wichtigste Element hierbei ist, dass wir in einen anderen Bewusstseinszustand wechseln, in dem wir das Denken völlig außen vorlassen. In einem höheren Bewusstseinszustand können wir vor unserem geistigen Auge das Feuer der Angst auflodern lassen und trotzdem neutraler Beobachter bleiben. Dadurch können wir uns erlauben, mitten in die Angst hineinzugehen. Wir gehen so weit, dass wir uns mit ihr zu 100 Prozent verbinden. Im Moment der Vereinigung verliert sie ihre negative Wirkkraft und verschwindet von allein. Dadurch müssen wir uns ihrer nicht mehr entledigen, sie löst sich von selbst auf. In der Verbindung, die wir mit der Angst eingehen, geschieht die Wandlung. Wir erweichen die Box-Mauern, verschmelzen die trennenden Aspekte und bekommen Stück für Stück mehr Klarheit darüber, wer wir in Wirklichkeit sind.

Sicherlich braucht es anfangs etwas Übung, dass uns die Angstgefühle nicht aus der Beobachterrolle herausreißen. Das Beste, was wir in diesem Fall tun können, ist, zu atmen. Der Atem zügelt das Feuer der Emotionen und kann den Gefühlszustand etwas besänftigen. Sie machen sich immer wieder bewusst, dass Sie nicht dieses Gefühl sind – Sie sind ausschließlich neutraler Beobachter.

Gelingt uns die Annahme und Verschmelzung mit der Angst, werden wir eins mit ihr. In der Regel können wir nicht das bekämpfen, was uns nah ist (es sei denn, man ist psychisch oder emotional verstört). Sollten wir die Angst nicht loswerden, dann bedeutet es, dass wir ihr nicht nah sind und auch nicht mit ihr in totaler Verbindung stehen. Angst kann nur in der Distanz und in der Dualität überleben. Wir müssen zu der Angst werden, durch und durch in sie eintauchen, sodass wir nicht mehr sagen: »Ich habe Angst«, sondern wissen: »Ich bin die Angst.« Wenn wir Angst haben, sind wir weit entfernt von ihr. Erst wenn wir sie sind, können wir sie erfahren und eins mit ihr werden.

Meine Hochachtung, wenn Sie sich das erlauben, was Sie bisher peinlichst vermieden haben. Mein Kompliment, wenn Sie es schaffen, den Sicherheitsabstand durch Hingabe aufzugeben. Kommen Sie an dieser Stelle nicht weiter, so liegt dahinter wohlmöglich ein Trauma oder eine andere starke Ladung. Trauma und Angst sind aneinandergekoppelt. Es gibt kein Trauma ohne das Grundmuster der Angst und häufig auch umgekehrt. Darauf gehen wir im Schlüssel 8 noch näher ein.

Schlüssel 6 Die Lebensenergie steigern

Die Schwingung darf sich erhöhen

All das, was wir in diesem Moment wahrnehmen, entspricht einer einzigen Schwingungsfrequenz. Wir verändern die Schwingungsfrequenz fortlaufend, da sie sich unseren Gedanken und Gefühlen anpasst. Keine Sekunde unserer Seinszustände gleicht der anderen. In jedem Moment geschieht etwas Individuelles, und genau so verändert sich die Schwingungsfrequenz eines jeden Menschen kontinuierlich. ABER: Dadurch, dass die meisten Menschen in ihrem Musterkreislauf feststecken, empfinden, denken und erfahren sie dasselbe wie gestern und vorgestern oder fühlen sich bestimmten Gefühlsschwankungen unterworfen. Der Schlüssel 6 möchte Ihnen näherbringen, dass Ihre Schwingungsfrequenz den programmierten Box-Ladungen in unserer Körpermatrix folgt und mit dem Umfeld entsprechend in Resonanz geht. Im Umsetzungsschritt geht es darum, Ihrer Körpermatrix ein Update zu verpassen, damit Sie aus Ihren alten Musterkreisläufen herauskommen, Ihre Schwingung erhöhen und die Zellkommunikation verbessern.

Lebensenergie und Schwingungsniveau gehen immer Hand in Hand. Beide sind von der Bewegungsgeschwindigkeit der Elektronen abhängig. Je höher die Elektronen schwingen, umso mehr koordinieren und regulieren sie unser ganzes Körpersystem. Wie bereits beschrieben, steht für jeden Menschen die gleiche Menge an Lebensenergie zur Verfügung. Aber dadurch, dass die Schwingung bei den meisten niedrig ist, wird die Energie umverteilt. Wissen Sie, woran Sie die Energieumverteilung am deutlichsten ablesen können? An Ihren Emotionen. All die Dinge, die uns selbst guttun bzw. widerstandslose Gefühle und positive Gedanken auslösen, erhöhen die eigene Schwingungsfrequenz. Harmonie bewirkt eine hohe Frequenz und damit Gesundheit. Disharmonie verursacht einen Frequenz- bzw. Energieabfall und begünstigt Krankheit. So simpel!

Dieser Schlüssel zeigt Ihnen, wie Sie die Lebensenergie, die bereits in Ihnen ist, nutzen können. Sie lernen, wie Sie ihr eine andere Frequenz geben. Sie entbinden die Energie aus ihrer alten Verhaftung und bringen die Elektronen in Bewegung. Somit leiten Sie die intelligente Selbstregulation selbst ein. Diese Intelligenz weiß am besten, ob der Körper eine innere Reinigung, eine Aufladung oder Harmonisierung braucht. Das Brillante an unserem Körper ist, dass er immer automatisch nach der höher schwingenden Energie strebt bzw. sich nach der göttlichen Ordnung ausrichtet.

Die zwei wichtigsten Werkzeuge, die Sie brauchen, kennen Sie bereits: Wahrnehmung und Kohärenz. Kohärenz bedeutet hoher Energiegewinn, hohe Stabilität und die Fähigkeit zur Speicherung von Information. Joe Dispenza hat viele Messungen an Probanden vorgenommen, bei denen die Kohärenz hergestellt war. Seine Ergebnisse bestätigen, dass sich durch Kohärenz die Schwingung erhöht, und wir damit Selbstheilung bewirken können. Auch in meiner Praxis erlebe ich ständig, dass Spontanremissionen auftreten, in denen die Klienten in Selbstregulation kommen.

Die Schwingung des Tagesbewusstseins ist damit nicht gemeint. Im Tagesbewusstsein geben wir uns unbewusst der Energieumverteilung hin. Wir glauben, dass dies Normalität sei, oder wir nehmen an, dass die Agenda des Überlebenskampfes der Preis für Erfolg ist. Das ist nicht weiter schlimm, solange wir nicht vorhaben, mehr im Leben zu erreichen. Keiner muss sich zwingend mit Bewusstsein beschäftigen. Man kommt auf jedem Bewusstseinslevel gut durchs Leben, sofern man sich damit arrangiert hat. Wir müssen uns nur darüber im Klaren sein, dass wir uns auf diese Weise dem Lebensstrom bewusstlos hingeben, obendrein noch kämpfen müssen sowie fremdbestimmt und auf Sparflamme leben. Die Frage ist: Reicht Ihnen das? Wie auch immer Sie sich entscheiden, Ihnen steht trotzdem die gleiche Menge an Lebensenergie zur Verfügung.

Nur eine kleine Zwischenfrage: Haben Sie schon mit der Schlüssel-Umsetzung begonnen? Wenn nicht, dann kehren Sie besser zum Schlüssel 1 zurück. Das Weiterlesen ist zwecklos, wenn Sie nicht mit der Umsetzung beginnen. Außerdem steigt nach jedem Schlüssel der Anspruch um ein Mehrfaches. Wohlmöglich auch der innere Druck, der sich dadurch entlädt, dass Sie die Schlüssel »unangefasst« beiseitelegen und Argumente finden, warum Sie später oder niemals damit anfangen.

Die Umsetzung des 6. Schlüssels

Wie wir Schwingung und Energie erhöhen

Mit dem 6. Schlüssel wollen wir die Energie wieder frei fließen lassen und gleichzeitig die Schwingungsfrequenz erhöhen. Dazu bedienen wir uns einer Methode, die ich Matrix-Update nenne, weil das lebendige Energiefeld des Körpers das Update bekommt.[55] Die Körpermatrix wird von ihren Stressoren und Blockaden befreit.

Das Matrix-Update erstreckt sich über drei Stufen (Schlüssel 6 bis 8). Es ist ein regelrechter Alleskönner, das auch für Anfänger geeignet ist. In jeder Stufe wächst der Anspruch, mit sich selbst in Kontakt zu treten sowie die Innen- und Außenwelt zu verbinden. Das Matrix-Update ist eine Kombination aus geistiger Kraft und einer Atemtechnik, wobei die Sauerstoffaufnahme nicht von Bedeutung ist. Bei allen drei Matrix-Updates setzen wir die Kraft der Trilogie (Kopf, Herz, Becken) und der Wirbel ein. Wir nutzen unsere innere natürliche, elektromagnetische Spiralkraft, die senkrecht fließt und Energiewirbel in Gang setzt. Sie hat deshalb

[55] Der Ursprung der Methode stammt von Sabine Wolf. Sie bezeichnet sie als den senkrechten Atem.

eine klärende, reinigende oder heilende Wirkung, weil die Grundregulation des Organismus und der Zellkommunikation hauptsächlich über diesen Wirbelmechanismus funktioniert. Durch die Wirbelimpulse kann unser Körper seine chaotischen und gleichzeitig ordnenden Kräfte freisetzen, die natürlicherweise vorhanden sind.

Richtig eingesetzt hilft uns das Matrix-Update, versteckte, selbst gefrorene Energien in Bewegung zu versetzen sowie erschöpfende und schädliche Informationen herauszulösen. Die Spiralen und Wirbel arbeiten tief in unseren energetischen Systemen und in den subtilen Ebenen. Damit ermöglichen sie unseren physischen Körpern und der Matrix das Loslassen von negativen Themen, inneren Abspaltungen, Trennungen und Anhaftungen, Lebensblockaden oder Dramen. So kommen die grauen, versumpften Räume unserer alten Ladungen in die Drehung und durchlichten unsere Zellen. Das kann anfänglich etwas Irritation auslösen, denn Sie wirbeln die dunkelsten und lichtesten Reiche der dualen, kosmischen und irdischen Aspekte auf. Das Matrix-Update ist eines der machtvollsten Selbstheilungswerkzeuge, die ich kenne, um aktuelle Krankheiten zu erlösen und zu heilen. Energielosigkeit ist dann kein Thema mehr, weil wir erfahren, wie Energien zu lenken sind.

Die drei Matrix-Updates sind:

1. Körperatem
2. Präsenzatem
3. Essenzatem

Der Essenzatem ist in seiner Wirkung am stärksten. Er hat die höchste Transformationskraft und bewirkt tiefgreifende Wandlungsprozesse. Bevor Sie sich mit dem Essenzatem im 8. Schlüssel auseinandersetzen, dürfen Sie erst einmal mit den ersten beiden Matrix-Updates Erfahrungen sammeln.

Der Körperatem

Der Körperatem baut auf das Herzentrierte Gewahrsein des 5. Schlüssels auf. Mit dem Unterschied, dass wir die Energien senkrecht fließen lassen und in uns eine Wirbelenergie aktivieren. Wir regen die inneren senkrechten Fließströme (hauptsächlich in der Wirbelsäule, im Rückenmark und im zentralen Nervensystem) über die drei energetische Zentren an: Kopf, Herz und Becken. Die Wirkung ähnelt der Cranio-Sacral-Therapie und der Osteopathie. Es braucht dafür aber keine Berührung, sondern nur unsere eigene geistig-energetische Ausrichtung.

Für den Körperatem gehen Sie in diesen fünf Phasen vor:

1. Die Aufmerksamkeit und der Atem sind beim Herzzentrierten Gewahrsein (siehe Abb. 23). Das sorgt für Entspannung, Öffnung und innere Weite.
2. Der Atem fließt zwischen Herzmitte und Kopfmitte senkrecht auf und ab.
3. Der Atem fließt zwischen Herzmitte und Beckenmitte senkrecht auf und ab.
4. Der Atem fließt zwischen allen drei Zentren von Kopfmitte über Herzmitte bis zur Beckenmitte senkrecht auf und ab,
5. bis sein Fließstrom spiralförmig wird und die drei Zentren vereint sind.

In den Schritten 1 bis 4 des Körperatems sind es senkrechte Atem- und Energieströme, die von oben nach unten und von unten nach oben gehen. Sie atmen in jeder Stufe liebevoll und rhythmisch, tief und sanft. Die Sonnen stehen als Symbol für Energiewirbel oder gebündelte Lebensenergie, die sich mit dem zündenden Funken unsere Systeme wieder in einen gesunden Rhythmus bringen.

■ Anleitung für den Körperatem:

Wenden Sie Ihre Erfahrung aus der Beobachterrolle an. Schließen Sie für einen Moment die Augen und spüren Sie lächelnd in Ihren Körper

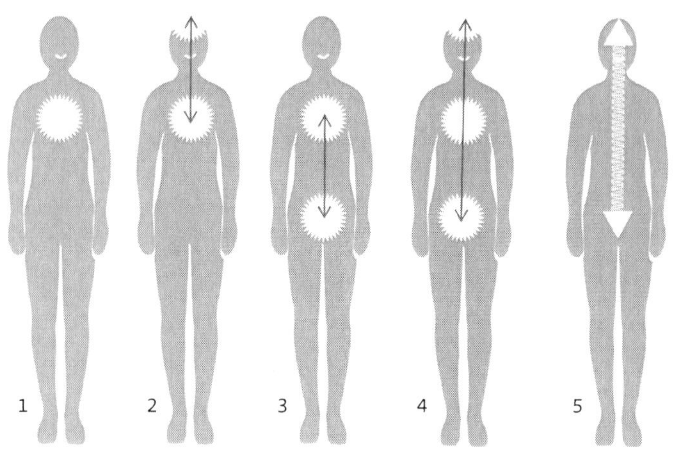

Abbildung 24:
Der Körperatem – erste Stufe des Matrix-Updates

hinein. Entspannen Sie sich, richten Sie Ihre Aufmerksamkeit nach innen. Lassen Sie das Gefühl vom reinen Herzzentrierten Gewahrsein entstehen. Als Beobachter wollen Sie nichts verändern. Sie atmen in Ihre Brust, in Ihre Herzregion und öffnen Ihr Herz, mit jedem Atemzug entspannen Sie sich mehr und mehr.

Schritt 1: Lassen Sie mit Ihrem Atem inmitten Ihres Herzens eine Sonne oder einen Wirbel entstehen. Die Strahlkraft dehnt sich mit jedem Atemzug kugelförmig vom Herzzentrum aus. Ihr Atem aktiviert Ihre Herzenskraft.

Schritt 2: Sie beginnen, aus dem Herzen heraus bewusst senkrecht zu atmen. Sie wandern mit Ihrem Atem und Ihrer Aufmerksamkeit nach oben in die Mitte Ihres Kopfes in Ihre Zirbeldrüse. Stellen Sie sich in Ihrer Kopfmitte ebenfalls einen Energiewirbel oder eine Sonne vor, die mit jedem Atemzug größer wird und sich ausdehnt. Beobachten Sie, wie diese Sonne in Ihrem Kopf zu leuchten beginnt. Nun atmen Sie einige Male zwischen Herz und Zirbeldrüse auf und ab, bis beide Sonnen groß und kraftvoll sind und miteinander in Verbindung stehen.

Schritt 3: Wandern Sie nun mit Ihrer Herzenssonne und mit dem Atemstrom durch die Wirbelsäule hinab ins Becken, in die Geschlechtsorgane und Keimdrüsen (Eierstöcke bei der Frau, Hoden beim Mann). Stellen Sie sich vor, dass dort ebenfalls eine Sonne leuchtet, die sich mit dem Atem ausdehnt und das ganze Becken zum Strahlen bringt. Mit dem nächsten Atem gehen Sie geistig wieder nach oben zum Herzen. Nun beobachten Sie, wie der Auf- und Abwärtsstrom des Atems das Sonnenlicht mitnimmt. Sie spüren die Verbindung zwischen Herz und Keimdrüsen und wandern mit dem Ein- und Ausatmen auf und ab, bis beide Sonnen groß geworden und senkrecht miteinander verbunden sind.

Schritt 4: Nun verbinden Sie alle drei Sonnen, indem Sie mit Ihrem Atem durch die Wirbelsäule hinauf in die Zirbeldrüse mitten durch Ihr Herz fließen und wieder hinab durch Ihr Herz zu den Keimdrüsen. Atmen Sie einige Male auf und ab, bis Sie wahrnehmen, dass alle drei Sonnen in Ihrem Körper strahlen. Sie genießen die wirbelnde Verbindung und atmen weiter zwischen ihnen auf und ab, Ihr Herz in der Mitte.

Schritt 5: Stellen Sie sich vor, dass sich der Atemstrom spiralförmig dreht und alle drei Sonnen in sich vereint. Die Wirbelsäule übernimmt die Funktion einer Hauptenergiesäule. Verweilen Sie so lange lächelnd in diesem Gefühl, wie es stimmig für Sie ist.

Experimentieren Sie mit dem senkrechten Atemstrom, bis Sie die wirbelnden Energien wahrnehmen können. Die gewaltigen, mehrdimensionalen und gut aufeinander abgestimmten inneren Systemkonstellationen unseres Körpers erfahren Erneuerung. Sie werden Energieveränderungen feststellen.

Schlüssel 7 Unser Familiensystem verstehen und korrigieren

Strafe, Karma oder Geschenk unserer Wurzeln

Viele Menschen beginnen, in ihrer Vergangenheit aufzuräumen, und bemühen sich um gute Mutter- und Vaterverhältnisse. Jedoch ist das nicht der einzige Informationsgehalt, der in unseren Energiekörpern gespeichert ist. Es ist sicherlich ein guter Anfang. Wieder andere besuchen Seminare, um sich bestimmte Botschaften und Fähigkeiten von den Ahnen abzuholen oder um sie ins Licht zu schicken. Manche machen auch direkt die Erfahrung, dass es ihnen dadurch nicht besser geht oder sogar schlechter als vorher. Weil wir die Tragweite des Erbes eher unterschätzen, können wir auch nicht die Rosinen daraus picken. Eins ist sicher: Wann immer wir die Tore von noch größerem Ausmaß öffnen, kommen uns die aufsteigenden Hinterlassenschaften unserer gesamten Ahnenreihe entgegen.

Es wird höchste Zeit, dass wir verstehen, das wir seit jeher das energetische Erbe unserer Vorfahren übertragen bekommen – ob wir es wissen und wollen oder nicht. Was wir von unseren Eltern molekular-genetisch übernehmen, ist im Vergleich zu den energetischen, informellen und subinformellen Box-Depots eines ganzen Familienstammbaumes ein Klacks. Aus ihm wird mehr vererbt, als wir uns vorstellen können.

Wir erben als »normale« Menschen die positiven wie schmerzhaften Lebenswege und Erfahrungen sämtlicher Familienangehörigen über Generationen. Wir leiden darunter und bekommen all dies von ihnen aufgebürdet, um es zu erfüllen – ohne es zu AHNEN.

Wieso? Bei unserer Entstehung findet ein Informations-Download aus der Körpermatrix unserer Eltern statt. Dieser Informations-Download beinhaltet die energetischen, geistigen, mentalen, emotionalen und materiellen Ladungen aus Altlasten sowie Schuldberge aus Unfähigkeiten, einst festgehaltenem Leid, Ängsten, Drama- und Trauma-Programmen. Dazu gehören genetische, subatomare Dispositionen sämtlicher Degenerationsprogramme. Darüber hinaus erben wir die Informationen aus deren Zeitalter, Kultur und Umfeldbedingungen gleich mit. Allein in den vergangenen zwei Jahrtausenden bestand dieses Erbe aus einer Reihe dunkler Energien. Dieses Erbe ist selbst nach dem Tod unserer Vorfahren in der Lage, unsere Gesundheit, unsere Projekte, den Geldfluss und das ganze Leben zum Scheitern zu bringen. Zu den typischen Symptomen zählt man üblicherweise: Entwurzelung, Heimatlosigkeit, Hin-und-Hergerissensein zwischen den Eltern, Geschwistern und dem eigenen Leben. Man glaubt, man müsse sich von seiner Herkunft abwenden. Dadurch werden Unmengen an unbewussten Widerstandsenergien verbraucht sowie die wildesten Geschichten über das eigene Selbst- und Weltbild erfunden. Bis zum 16. Lebensjahr ist dieses Erbe bei den meisten auf fast 95 Prozent angewachsen. Es sind genau jene dominierenden Fremdprogrammen, die unseren Box-Depots entsprechen. Wir alle tragen den unerlösten emotionalen Ballast unserer Eltern, Großeltern, Urgroßeltern und Altvorderen. Wir (er)leben und wiederkauen deren Schmerz. Er steckt in unseren Ängsten und unterdrückten Aggressionen (aus Hass-, Wut-, Scham-, Neid-, Schuldgefühlen etc.). Dies bindet uns an genau jene Aspekte, die wir ablehnen. Die Abspaltungen sind Box-Ladungen, die unseren Körper (Organe, Systeme oder Körperteile) prägen. Keine Zelle bleibt davon verschont. Daher kommt auch die Medizin zu dem Schluss, dass es Erbkrankheiten gibt. Tatsächlich sind es jene 95 Prozent vererbte energetische Signaturen, traditionelle enge familiäre Verhaltensmuster und Lebensweisen, die zur gleichen Krankheit führen. Das erklärt unter anderem, warum es zu schweren Geburtsfehlern, unerklärbaren psychosomatischen Störungen, Erkrankungen schon im Kindesalter oder zu einem sehr frühen Tod kommen kann.

Ein Beispiel:
Jörg litt unter nicht organischen Schlafstörungen und schilderte, dass er bei jedem noch so kleinen Stressfaktor etwas Süßes essen musste. Früher war es Alkohol, danach Zigaretten und anschließend waren es Frauen. Jörg erkannte in einem unserer Coachings, dass er das emotionale Gepäck seines Vaters aus dessen Kriegserlebnissen mit sich trug. Als Jörg noch sehr klein war, hatte er die Last des Vaters unbewusst auf sich genommen. Er beobachtete, wie dieser seine Unzufriedenheit, seinen Lebensfrust und seine Traurigkeit mit Alkohol zu dämpfen versuchte. Jörg wurde daher sehr früh in die Pflicht genommen, für seinen Vater zu lügen, ihn in vielen Dingen zu vertreten und die Mutter zu unterstützen. Im Nervensystem war das Suchtmuster codiert. Als er die energetischen Verbindlichkeiten und Kriegsladungen seines Vaters abgeben konnte, entlud sich die Ladung des Suchtmusters. Es durchfuhren ihn mehrfache Nervenzuckungen, mit dem Ergebnis, dass sich sein gesamtes Nervensystem entspannte. Jörgs Schlafstörungen waren spurlos verschwunden.

Zeitlinien im Familienstammbaum

Bei der Betrachtung unseres Stammbaums ist eine Unterscheidung von Indigos, Kristallmenschen, Inuk und normalen Menschen nötig. Bei den Inuk bezieht sich die energetische Ladungsvererbung nicht auf die Ladung des Familienstammbaums wie bei den Indigos, Kristallmenschen und normalen Menschen. In diesem Kapitel beschreibe ich das Erbe von normalen Menschen. Ihre Körpermatrix trägt das Ladungserbe als eine Art Familienchronik, in der man lesen kann. Sie enthält alle Informationen über uns und unsere Geschichte. Über diese Chronik stehen wir mit allen Familienmitgliedern im permanenten Informationsaustausch, unabhängig davon, ob sie schon verstorben sind oder nicht. Haben wir Wissen über die Beschaffenheit der energetischen Chronik, haben wir auch die Macht und die Beeinflussungskraft über die Informationen und Frequenzen unseres physischen Körpers.

Ein Klärungsprozess geht immer über drei Zeitlinien:

- unserer Vorfahren (Eltern, Großeltern und davor – bis zum Ursprung eines Problems),
- unser gegenwärtiges Leben (Zeugung, Schwangerschaft, Geburt, Kindheit und Elternhaus) und
- die Generationen nach uns (Kinder, Enkel usw.), wobei die Generationen nach uns automatisch Entlastung erfahren, wenn wir Klärung in uns vollziehen.

Da kaum eine Generation für Klärung der Familienladungen gesorgt hat, wurden im Laufe der Zeit die Ladungen stärker, dichter und dringlicher. Hieraus entstand die verdrehte Vorstellung von Karma. Es gibt keinen karmischen Ausgleich, der automatisch dafür sorgt, dass wir in diesem Leben die Opferhaltung einnehmen, weil wir im Vorleben vielleicht ein Mörder waren. Wir tragen lediglich die energetischen Informationen und Ladungen so lange weiter, bis wir diese in die Drehung bringen. Was wir damit machen, obliegt immer unserer Entscheidung.

Ein Beispiel

Constantin kam mit seinem Burnout zu mir. Er arbeitete als Lehrer und sein großer Schmerz bestand darin, dass er seine Arbeit zwar liebte, aber als zu anstrengend und aufreibend empfand. Er fühlte sich im Hamsterrad der Ansprüche und im Konflikt zwischen Schulpolitik, den elterlichen Dramen, ihren Erwartungen, den Bedürfnissen der Kinder und seinen eigenen Interessen. Er geriet in einen Engpass. Für ihn war die Not, seinen Unterricht mit den Kindern nicht mehr aus dem Herzen heraus gestalten zu können, so groß geworden, dass er sehr regelmäßig wegen kleiner Infekte ausfiel. Ihn plagte gleichzeitig das schlechte Gewissen den Kindern und Kollegen gegenüber. Seine Kräfte verließen ihn, er wurde immer depressiver, bis er schließ-

lich mit Burnout für längere Zeit krankgeschrieben wurde. Im Laufe des energetischen Screenings trafen wir auf sein inneres Kind, das seit fünf Jahrzehnten in der Ecke saß und um nichts in der Welt bereit war, das Leben zu leben. Dieses »Nein« auf ganzer Linie ließ sich nicht umkehren, trotz vieler geistiger Versuche, das innere Kind zu heilen. Und dann kam ein eigenartig anmutender Impuls: das Kind endlich zu verabschieden. Es sterben und gehen zu lassen, brachte die Erlösung. Es hatte energetisch den Platz besetzt. Ich sah, wie bei diesem Wandlungsprozess eine neue Energie an diese Stelle rutschte. Constantin wunderte sich über sein plötzliches Erschrecken, das in ihm grübelnde Verwirrung und ein Gefühl von Traurigkeit auslöste. Heftiges Weinen erschütterte seinen Körper und mündete in befreites Lachen. Die Felder seiner Matrix begannen zu leuchten und das alles in weniger als drei Minuten. Er fühlte sich befreit und erleichtert. Wenige Tage später teilte er mir mit, dass er den Unterricht mit Freude wieder aufgenommen hatte.

Ahnenklärung - Heilung unserer Wurzeln

Wir sehen bei vielen Dingen, die wachsen, nicht die Wurzeln. Die meisten Wurzelverzweigungen und Netzwerke sind nicht sichtbar und oft um ein vielfaches größer als das, was wir sehen. Wir bewundern für gewöhnlich nur das, was oberirdisch wächst. Die Pflanzen, die Bäume oder unsere Haare, Nägel und Zähne. Will ein Baum weit in den Himmel hinaufwachsen, braucht er tiefe, starke und vor allem gesunde Wurzeln. So hat auch unser Körper Wurzeln. Sie sind die Metapher der energetischen Netzwerke unserer Körpermatrix, die unser ganzes Sein nähren und informieren. Sie dringen in Form von Feldern, Wirbeln und Schwingungen aus uns heraus, ohne einen sichtbaren Anfang oder ein Ende. Unzählige Energiefäden sind für mich sichtbar wie ein dichtes Wurzelgeflecht einer Pflanze. Sie durchweben den Äther um uns herum. Wir sind von unserem eigenen Wurzelgeflecht umgeben.

Ahnenklärung ist nicht das, was wir in Kindergärten, Schulen, weltlichen oder kirchlichen Institutionen gelernt haben. Dafür dürfen wir jetzt neue Möglichkeiten ausloten. Klären wir den Ballast, den wir von unseren Ahnen übernommen haben, setzen sich unheimlich starke Energien frei, die darin gebunden waren. Oft können wir erst durch diese Klärung unseren eigenen Platz im Leben einnehmen.

Ahnenklärung ist eine der wunderbarsten Erfahrungen in der Selbstheilung, weil sie meiner Meinung nach die größten Energieströme freisetzt. Lehnen wir den Kontakt zu unseren Wurzeln ab, lehnen wir die Versorgungsleitungen unseres eigenen Lebens sowie die nützliche Verbindung mit Heimat, Familie, Ahnen, kulturellem Kontext und Traditionen unseres gesamten Familienstammbaums ab. Anders ausgedrückt: Lehnen wir die Beziehung zu unseren Eltern ab, weil wir negative Erinnerungen an sie haben, dann lehnen wir diese kraftvolle Komponente gleich mit ab. Vielleicht kennen Sie Menschen, die ihre Konflikte und Widrigkeiten innerhalb der Familie für so unerträglich halten, dass sie sich örtlich und physisch von ihnen distanzieren. Ich habe es damals auch so gemacht. Ich glaubte, dass es mir besser ginge, wenn ich weit weg von meinen Eltern lebte. Aber eine Trennung schafft nur oberflächlich Entspannung und die Beteiligten haben das Gefühl, ihre Ruhe zu haben. Energetisch betrachtet, wirken die Verbindungen und Ladungen weiterhin.

Ein Beispiel:

Ines hatte eine starke Skoliose und litt seit ihrer Kindheit unter Rückenproblemen. Erst als sich ihr unterer Rücken vollkommen versteifte, kam sie zu mir. Ihre Beschwerden waren mit intensiven Bewegungsschmerzen verbunden. Als ihre Schmerzsymptome fast zu einem Dauerzustand wurden, war sie einverstanden, einen alternativen Weg zu gehen.

Wir fanden heraus, dass ihre Versteifung ein emotionaler Ladungsstau war, der sie veranlasste, sich kaum noch zu bewegen. Sie glaubte, die Rückenproblematik geerbt zu haben, denn auch ihr Vater litt unter einer stark deformierten Wirbelsäule und saß daraufhin sehr früh im Rollstuhl. Im energetischen Screening führte uns der Weg in die Ahnenreihe rückwärts. Wir landeten sieben Generationen vor unserer Zeit bei einer Frau, die als Kind von ihren Eltern getrennt wurde und in sehr frühen Jahren in Gefangenschaft lebte. Ihr emotionales Programm mit seinen Ladungen wurde über alle dazwischenliegenden Generationen weitergetragen. Ihre Glaubenssätze waren: »Ich bin das Allerletzte, ich bin wertlos und ich muss Buße tun.« Sie gab sich selbst auf, indem sie zu fühlen aufhörte. Ines waren diese Glaubenssätze sehr vertraut. Doch sie konnte sich nicht erklären, wieso sie sich selbst wieder und wieder für andere aufopferte und sich nie richtig behaupten konnte. Wir erlösten die alten Ladungen und übertrugen die neue Information in die Jetzt-Zeit. Während der Wandlung schossen Ines plötzlich stechende Schmerzen in die Beine. Sie glaubte, dass sie schwerer und dicker wurden sowie sich mit Wasser füllten. Es ging eine mächtige Erschütterung durch ihren Körper, und es brach ein kalter, erlösender Tränenstrom aus, der eine große Wandlung in ihrer Ahnenlinie bewirkte. In ihrem Rücken wurde es heiß und die Schultern begannen zu kribbeln. Nach der energetischen Neuausrichtung zog Erleichterung in ihren Rücken. Es dauerte nur wenige Tage und die Beweglichkeit des Rückens kehrte zurück.

Eine grobe Richtlinie, um herauszufinden, ob Sie ein Wurzelthema haben, gibt Ihnen der Besuch Ihrer Verwandtschaft. Fühlen Sie einmal in die Situation hinein. Wie würden Sie sich fühlen, wenn Ihre Geschwister, die Eltern, die Großeltern, Onkel, Tanten oder Urgroßeltern jeweils für fünf Tage zu Ihnen zu Besuch kämen und auch bei Ihnen übernachteten? Beobachten Sie, ob Sie überall vorbehaltlos Ja sagen können zu dem, was ist und wie es ist.

Die Umsetzung des 7. Schlüssels

Wie wir selbstbestimmt leben

Der 7. Schlüssel ist der Generalschlüssel zu unserer Familienchronik. Sie stellen sich Ihrer Herkunft und den Ahnen mit allen Dramen, dem Leid sowie ihren wundervollen Geschenken. Die dunkelsten Familienepisoden bergen die wertvollsten Kräfte. Es geht nicht ums Ausbaden, Durchhalten, Abtrennen oder Zerstören von Verbindungen. Es geht auch nicht um die Ahnen, sondern nur noch um uns selbst. Die Familienbeziehungen werden dadurch geheilt, dass sie von uns anerkannt werden.

Wir klären die Ladungen unserer Körpermatrix. Sie erfährt ein weiteres Update durch den Einsatz des Präsenzatems. Der Klärungsprozess ist so vielschichtig, wie Familien nur sein können. Die Werkzeuge des Präsenzatems sind unser Atem und unser Körper. Im Wesentlichen geht es um diese Aspekte:

1. die Annahme der eigenen Familie, mit allem, was war und momentan noch ist
2. den bedingungslosen Respekt gegenüber allen Familienmitgliedern
3. die bedingungslose Liebe zu unserer gesamten Herkunftslinie

Durch die Anwendung des Präsenzatems entlasten wir automatisch das eigene Körperfeld. Alles beginnt, sich neu zu ordnen. Auch unsere Nachfahren profitieren davon. Es wirkt zudem auf größere Systeme, auf unser Umfeld und auf das gesamte kollektive Feld. Wir gehen deutlich weniger in die Identifikation mit den Ängsten und Dramen dieser Welt, weil wir nicht mehr damit in Resonanz stehen.

Der Präsenzatem

Geistig-energetisch verstärken Sie die Klärungswirkung des Körperatems vom ersten Matrix-Update. Der Präsenzatem baut auf der Verschmelzung der drei Kraftzentren (Kopf, Herz, Becken) auf und sorgt für Durchfluss der Energie- und Informationsfelder in Ihrer Körpermatrix. Er dehnt die gegenläufige Energie- und Wirbelkraft aus und schafft die Verschmelzung mit zwei außerkörperlichen Energiezentren: der Erde und der Sonne. Er verbindet die höheren geistigen Energiefelder mit den niederen unbewussten Schichten unseres Seins. Der Präsenzatem transportiert ätherisch-astrale Energien abwärts und zieht seelische Energien aufwärts. Ohne die Verbindung des Präsenzatems kann das Geistige nicht in das Körperliche integriert werden. Im Aufwärtsstrom erlauben wir den dunklen wie den hellen Hinterlassenschaften vergangener Erinnerungen und Ladungen (unserer eigenen und die unserer

Familienlinien) aufzusteigen. Sie dürfen mit unseren jetzigen Absichten in Kontakt treten und sich bereinigen, sodass wir der Ur-Schwingung unserer Essenz näherkommen.

■ **Anleitung des Präsenzatmens:**

Schließen Sie für einen Moment die Augen und spüren Sie lächelnd Ihren Körper. Lenken Sie Ihre Aufmerksamkeit und Energie weg von Ihrem Kopf. Nehmen Sie die Beobachterrolle ein. Entspannen Sie sich, verlassen Sie die Verstandesebene, tauchen Sie nach innen, bis Sie innere Stille oder Leere spüren, damit das Gefühl des Herzzentrierten Gewahrseins entsteht. Sollten Sie diese Anleitung an den Körperatem anschließen, so überprüfen Sie, ob die drei Zentren (Becken, Herz, Kopf) noch verbunden und verschmolzen sind. Nehmen Sie wahr, wie stark Ihr Atemstrom in der senkrechten Achse durch Ihren Körper fließt.

Schritt 6: Nun lassen Sie aus dem senkrechten Energie- und Atemstrom eine räumliche 360-Grad-Herzausdehnung werden. In ihr sind die drei aktivierten Sonnen zu einem Zentrum verschmolzen und strahlen aus sich selbst.

Schritt 7: Sie atmen nun wieder bewusst senkrecht und verlängern Ihren senkrechten, gegenläufig rotierenden Wirbelstrom. Stellen Sie sich vor, wie kräftige Wurzeln aus Ihren Fußsohlen in die Erde wachsen, immer tiefer und tiefer bis zum Erdmittelpunkt! Gehen Sie über Ihren Kopf hinaus nach oben in die Mitte unserer Sonne, unabhängig davon, wo die reale Sonne im Moment im Zenit steht. Sie machen diese Übung geistig und stellen sich die Sonne einfach senkrecht über Ihnen vor. Mit Ihrem Atem und Ihrer Aufmerksamkeit fließen Sie nach unten durch Ihr Herz und noch weiter nach unten durch die Beine und Füße bis in die Erde hinein. Nehmen Sie den Mittelpunkt der Erde als Sonne oder Energiezentrum wahr. Folgen Sie einige Male Ihrem Atemstrom in

der Auf- und Abwärtsbewegung. Vom Erdmittelpunkt hinauf zum Herz, zur Sonne und wieder zurück. Sie erlauben, dass Ihr Organismus mit dem Feld der Erde und der Sonne intensiv in Korrespondenz steht. Wenn Sie die Verbindung hergestellt haben, verspüren Sie vielleicht ein Kribbeln. In dieser Verbindung dürfen Sie alles Belastende (Sorgen, Ängste, Stress ...) abgeben. Lassen Sie Ihre Blockaden aus allen Ihren Körperzellen abfließen! Erinnern Sie sich: Energie folgt Ihrer Aufmerksamkeit – Sie denken und fühlen und es geschieht! Bedanken Sie sich, wenn Sie das Gefühl haben, alles abgegeben zu haben. Jetzt, wo Sie frei von allen belastenden Energien sind, stellen Sie sich vor, wie nun die Kraft aus dem Mittelpunkt der Erde durch die Wurzeln in Ihren Körper aufsteigt und gleichzeitig die Sonnenenergie herabfließt. Diese Erd- und Sonnenkraft durchflutet all Ihre Körperzellen und versorgt Sie mit der wertvollen, lebensnotwendigen Energie!
In dem Energiewirbel ergießt sich unendliche Liebe und verbrennt die Ängste und Schlacken Ihrer Vergangenheit. Es öffnen sich die Zentren Ihres Bewusstseins und bringen Energien, Informationen und Ihr inneres Wissen ins freie Fließen. Halten Sie dieses senkrechte Fließen mit Ihrem Atem aktiv. Irgendwann wird sich der senkrechte Energiewirbel stabilisieren.

Schritt 8: Anschließend vereinen Sie alle drei Zentren. Die räumliche 360-Grad-Herzausdehnung erweitert Ihren Radius. Sie sind stets das Zentrum. Beobachten Sie, wie von Mal zu Mal die Ausdehnung leichter und weiter geht. Verweilen Sie so lange lächelnd und dankbar in diesem Gefühl, wie es stimmig für Sie ist.

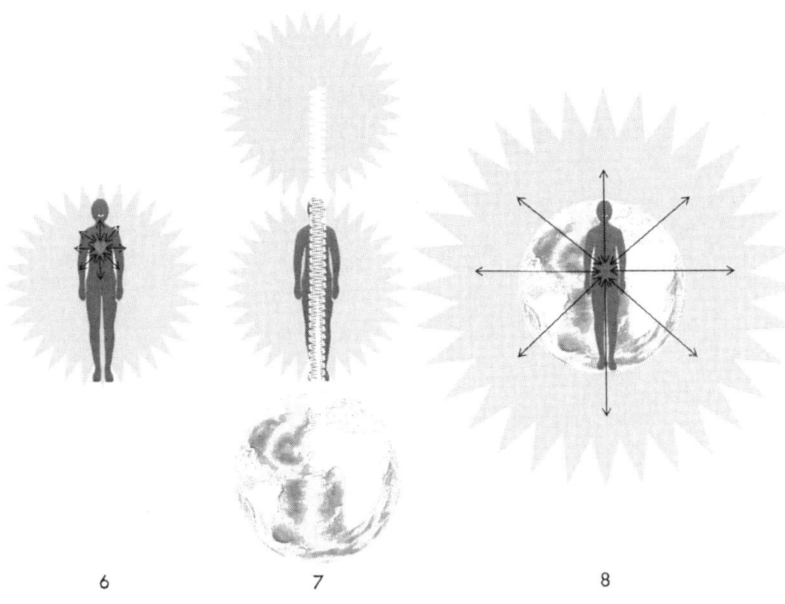

Abbildung 25: Präsenzatem – zweite Stufe des Matrix-Updates

Sie können in der Anwendung des Präsenzatems jedes noch ungelöste negative Familienthema wählen und es dem Atemfluss übergeben. Das Wichtigste hierbei ist, dass Sie sich nicht mit dem identifizieren, was aufsteigt. Seien Sie stets in der wohlwollenden Beobachterrolle und heißen Sie alles mit seiner Kraft und Information willkommen. Es ist meiner Erfahrung nach unabdingbar, wiederkehrend zu schauen, welche alten und blockierenden Themen in uns sichtbar und damit lösbar sind. Was aber nicht heißt, dass wir ständig in der Vergangenheit nach alten Hindernissen suchen sollen. Merken Sie sich nur: Ein alter Schmerz steigt nur aus einem einzigen Grund auf: Damit wir mit diesem Schmerzimpuls etwas machen, z. B. eine heilende Entscheidung treffen oder die Ladungen klären. Es liegt an uns, ob wir weitermachen wollen wie bisher und den Impuls wegdrücken oder ob wir es anders betrachten und anders handeln. Ganz gleich, wofür Sie sich entscheiden, Sie können sich sicher sein, dass unser Leben uns in Erinnerung bringt, was noch nicht erlöst ist. Je klarer das Feld der Körpermatrix ist, desto weiter sind wir für Bewusstseinsdimensionen offen, sind gesünder und verspüren mehr Lebensfreude!

Fokus, Präsenz, Aufmerksamkeit & Zentrierung

Mit dem Präsenzatem kommen wir in jene Bewusstseins-Zustände, die wir präsente Aufmerksamkeit und fokussierte Zentrierung nennen. Diese Zustände spielen eine zentrale Rolle in der Art und Weise, ob und wie wir unsere Umwelt wahrnehmen, auf sie reagieren und Handlungen ausführen.

Aufmerksamkeit ist die Fähigkeit zur Wahrnehmung und Konzentration von Informationen, während Zentrierung eine spezifischere Art der Aufmerksamkeitslenkung ist, bei der unser Fokus auf bestimmte Inhalte gerichtet ist. Bringen wir beides zusammen, kann unser Gehirn die Befehle unserer Absicht leicht umsetzen und daraus unsere kognitiven und emotionalen Prozesse für neue Verhaltensmuster generieren, aber auch das Leben materialisieren, was wir beabsichtigen.

Aber wenn in uns Box-Programme wirksam sind, die vorgeben, auf welche Art und Weise, unser Gehirn emotionale Reize und Informationen verarbeitet und darauf reagiert, sind wir auch wieder nur in unserer eigenen Sackgasse, eines programmierten Reiz–Reaktionsmusters unseres Nervensystems.

Das Werkzeug, mit dem wir die Reiz-Reaktionsmuster aushebeln, ist der Präsenzatem oder noch besser der Essenzatem. Die Anleitung kommt in nächsten Kapitel.

Wenn wir die Aufmerksamkeit auf etwas richten und dabei mit der Absicht im GLEICHEN Gefühlsspektrum sind, entsteht Quantenverschränkung und erzeugt dementsprechend eine Realität. Ob sie uns gefällt oder nicht, hängt von der Intensität an Synchronizität ab. Eine Verschränkung passiert immer aufgrund von energetischer Synchronisation aller Zustände unseres Seins.

Das bedeutet, wenn Sie mit dem verschmelzen, „Was (Ihre Absicht) ist", dann schwingen Sie in derselben Energie, sind im Gleichklang und die Gleichschwingung, die jede Form der Trennung aufhebt, sofern hinter deiner Absicht nichts widersprüchliches, Konfliktbehaftet steht. Die Frequenz eines synchronen Aufmerksamkeitsfokus wird zum Werkzeug, dass die subtil ätherischen Energien in Form bringt und die materiell physische Form wandelt. Mit dem Ergebnis, dass Sie das in Ihre Realität ziehen, was dieser Frequenz entspricht. Wie die Absicht zur Realitätsgestaltung wird, darum soll es im letzten Schlüssel explizit gehen.

TIPP:

Fokussieren Sie sich 1 Minute auf etwas (was Sie erreichen wollen) und kalibrieren Sie Ihre ganze Aufmerksamkeit in derselben Frequenz, indem Sie es bereits realisiert erfühlen. Nun beginnen Sie Ihre Absicht, in Ihr Leben zu ziehen. Achten Sie darauf, dass Ihre Aufmerksamkeit und das Fokushalten keine mentale Anstrengung, kein harter Willenskampf oder strenge Konzentration sind! Im Gegenteil, es erfordert eine anstrengungslose Konzentration. Das scheint ein Widerspruch zu sein. Nein, ist es nicht. Es geht darum entspannt, ohne Widerstand in einen natürlichen, mühelosen Zustand, vollständiger Körperbewusstheit im Nichtstun alles zu realisieren. Dies ist für die meisten die größte Hürde, weil wir darauf konditioniert wurden, zu glauben, dass wir nur etwas erreichen kannst, indem wir etwas tust.

Auch dafür habe ich einen separaten Übungskurs für dich: https://www.allsenses.de/produkt/raus-aus-dem-kopf-rein-in-die-zentrierung/

Schlüssel 8 Unsere Traumen lösen

Die Blockierer in unserem System

Ein Trauma fällt üblicherweise in die Kategorie psychischer Störungen und wird nach Schweregrad oder Symptom (Stressmuster) untergliedert. Jedes Trauma zeigt je nach Stärke der traumatischen Ladung unterschiedliche Stressreaktionsmuster. Ein Trauma ist zweifellos die Mächtigste aller Ladungen. Es bringt nicht nur unsere Gefühlsebene heftig durcheinander, sondern beeinflusst unser Denken und Handeln massiv auf allen Lebensebenen. Es ist mit Abstand die größte Energie-, Erfolgs-, Liebes-, Glücks-, Spaß-, Selbstbewusstseins- und Gesundheitsbremse. Aber gleichzeitig ist es DAS Tor zum Erwachen. Dieser Schlüssel ist für viele einer der wichtigsten, um sich selbst wieder zurück ins Leben zu holen.

Ein Trauma ist nicht nur in der Lage, unser Nervensystem durch Angstzustände in Alarm zu versetzen, es kann sogar unseren Ätherkörper vollkommen zerreißen und Fremdenergie in die Körpermatrix ziehen. Damit ist ein Trauma auch die stärkste Belastung mit den auffälligsten physischen Auswirkungen. Denn der Ätherkörper ist das wichtigste Bindeglied zwischen Kosmos (höheren Bewusstseinsebenen) und Materie. Traumatisierte Menschen verlieren den Realitätsbezug als auch ihr eigenes Körperbewusstsein, weil ihr Selbst-, Fremd- oder Weltbild völlig verzerrt ist. Fatal ist, dass die Betroffenen oft selbst gar nicht spüren, dass ihre eigene Identität gestört ist. Sie glauben von sich, alles unter Kontrolle zu haben, aber fühlen sich schnell gestresst, getriggert oder unter Druck gesetzt und merken nicht, dass sie ganz leicht von außen steuerbar sind.

Eine erfolgreiche Traumatherapie muss die Programme und Ladungen auch im Ätherkörper wandeln, sonst ist ein gesunder Informationsaustausch zwischen den physischen und energetischen Ebenen nicht gewährleistet und es kommt zur Reaufladung von Denk,- Fühl- und Verhaltensmustern.

Wir wissen, dass Traumen aus einer extremen oder anhaltenden existenziellen Bedrohungssituation entstehen, die mit intensiven körperlichen, seelischen, emotionalen oder mentalen Schmerzen verbunden sind. Aber eben nicht nur, wenn man vergewaltigt, gequält oder miss-handelt wurde. Es gibt eine Fülle von Auslösern, die den meisten völlig unbekannt sind. In den Coachings zeigt sich, dass aktuelle Dramen oft Trauma-Ladungen tragen, die weit über das aktuelle Ereignis hinausge-hen. Für die »normalen« Menschen sind es die Trauma-Energien, die bei ihrer Zeugung aus dem Familiensystem übertragen wurden. Das heißt, sie haben die unbewältigten schmerzhaften Erfahrungen der Ahnen auf der Informationsebene (subatomar) geerbt. Die Indigos, Kristallmenschen und Inuk tragen wiederum vorwiegend die Trauma-Ladungen des morphischen Feldes (mitunter Ladungen des gesamten kollektiven Massenfeldes). Aufgrund der magnetischen Beschaffenheit einer Trau-ma-Ladung kommen im Verlauf des Lebens Trauma-Erfahrungen hinzu.

Ganz gleich, wie alt Trauma-Ladungen sind, die damit verbundenen Gefühle und Verhaltensweisen sind zum Zeitpunkt der Entstehung stehen geblieben. Sie können mitunter mehrere Jahrhunderte, wenn nicht sogar Jahrtausende alt sein und werden einfach über die Generationen weitergereicht. Es ist eine Täuschung zu glauben, dass die Ladung eines Traumas verjährt oder mit der Zeit schwächer wird. Was schwächer wird oder zum Teil verloren geht, sind mentale Erinnerungen und das eigene Gefühl dafür. In der Regel dauerte es früher bis zum 34. bis 45. Lebensjahr, bis eine Trauma-Signatur an die Oberfläche drang und physische Krankheiten hervorrief. Aufgrund der aktuellen Schwin-gungsanhebung der Erde werden die Trauma-Ladungen nicht nur eins zu eins an die nächste Generation weitergegeben, sondern sie potenzieren sich. Auf diese Weise werden wir derzeit viel direkter und heftiger mit den unsichtbaren Altlasten durch Herausforderungen oder Krankheiten konfrontiert. Dadurch bekommen wir viel früher bzw. schneller die Möglichkeit, diese zu klären.

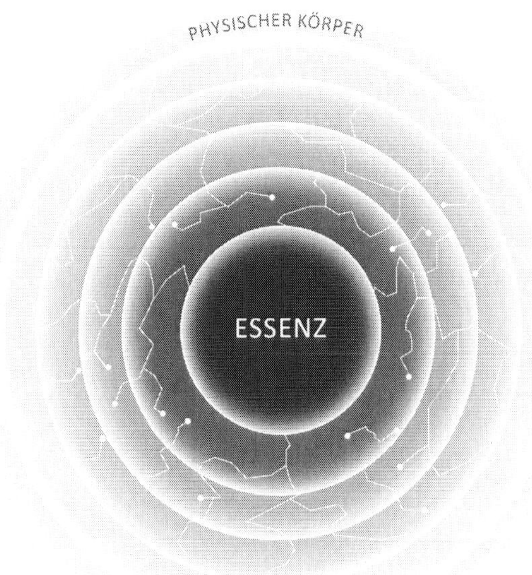

Abbildung 26: Trauma-Signatur

Die Ringe stellen die Energiefelder/Ebenen der Körpermatrix (Mental-, Emotional- oder Egokörper, etc.) dar. Ein Trauma ist wie eine innere Verletzung, die tiefe, energetische Narben, Furchen und Risse in die Körpermatrix gräbt. Die traumatischen Verletzungen zeigen die kleinen weißen Punkte an. Sie können in JEDER Matrixebene außer-halb der Essenz entstehen. Anschließend weben sich die Verletzungen quer durch alle Ebenen. Dabei bilden sie mit der Zeit hochkomplexe magnetische Verschränkungen und elektrische Netzwerkstrukturen, die wiederum neue physische, mentale, emotionale oder seelische Wunden verursachen.

Die netzwerkartige Narbenstruktur prägt die Signatur unserer Zellen. Diese wiederum baut zusätzliche energetische Antennen oder benutzt die bestehenden Zellantennen. Die Antennen arbeiten im Verbund wie eine Trafostation. Das ist die Erklärung dafür, dass

1. das Resonanzprinzip eine so massive Wirkung hat, dass ein Drama das nächste anzieht, und
2. dass sich bestimmte Themen nicht auflösen, obwohl schon an ihnen gearbeitet wurde.

Stark traumatisierte Menschen haben entweder wie mit einem Messer aufgeschnittene Löcher im Ätherkörper oder sie tragen eine undurchlässige dicke emotionale Schutzschicht, vergleichbar mit einem Nietenmantel. Wie auch immer diese Verletzungen geartet sind, sie entkoppeln uns von unserer Essenz und die Inukfrequenz wird regelrecht umgepolt. Wird eine verletzte Körpermatrix nicht repariert, ist es offen für alles Mögliche und Fremde. Das Ätherfeld hat eine Sogwirkung auf alle Arten von Fremdenergien, die im schlimmsten Fall die Schwingung unseres Körpers komplett überschreiben und die innere Rhythmik durcheinanderbringen. Wir können energetisch regelrecht ausbluten und uns dadurch Besetzungen einfangen, die uns jedes »Ja« zum Leben rauben, wie es oft bei psychisch oder physisch schwerkranken Menschen der Fall ist. Diese Fremdbestimmung sorgt dafür, dass unser Denken und Handeln an Gefühle von existentieller Angst, Einsamkeit und Verlassensein gekoppelt sind. Dadurch bekommen wir »kein Bein auf dem Boden« (für Erfolg, Zufriedenheit und Glück).

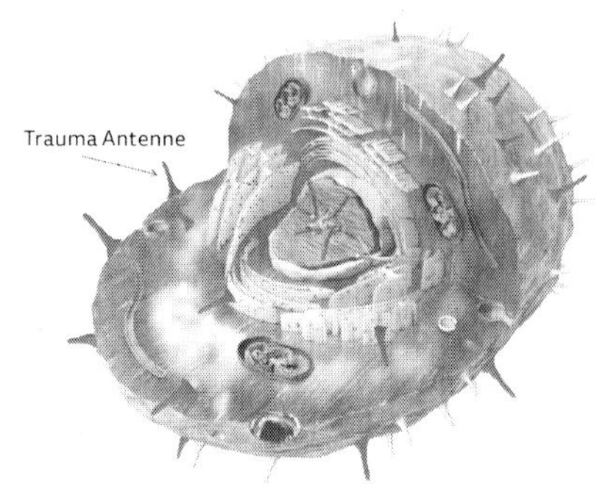

Abbildung 27: Trauma-Zellantennen

Wenn Ihnen das Thema mit den Fremdenergien zu heikel ist, so merken Sie sich diese einfache Regel: Energien, ganz gleich, ob sie höher oder niedriger sind als unser momentaner energetischer Zustand, können nicht in unser Leben kommen. Es kommt nur die Frequenz zu uns, die unserem Resonanzmuster entspricht! Sind Fremdenergien in uns, dann haben wir sie unbewusst angezogen.

Eine Trauma-Signatur sorgt mit ihren Antennen für ein starkes Magnetfeld. Leider bringt die damit erzeugte Resonanz die Menschen immer mehr auf gefrorene, einsame Lebensgleise, die sie selbst für unveränderlich halten. Daraus erwachsen die wahnwitzigsten Störfelder, Pseudoverhalten, Lebensbewältigungsmechanismen und diffusesten Angstgefühle. Es bilden sich vielfältige Unterprogramme von Trennung,

Kleinsein, Minderwert, Ohnmacht, Armut, Schuld, Scham und Sühne. Die Suche nach Anerkennung, Nähe und Liebe ist und bleibt bei diesen Menschen stets unbefriedigt.

Je stärker die Erfahrungen waren oder sind, desto stärker sind die Aufladungen. Je mehr Antennen dazukommen, desto stärker wird der Energielevel nach unten gedrückt und die psychische wie physische Immunabwehr herabgesetzt. Das kann zur Schwächung, Verhärtung, Verletzung und Zerstörung des gesamten Zellgefüges führen. Starke Schockreaktionen können sich in Windeseile an der Oberfläche des physischen Körpers ausdrücken, z. B. durch eine spontane Tumorbildung oder als Krebszellen, die sich über einen langen Zeitraum durch unser Gewebe fressen.

Eine Trauma-Signatur ist nicht mit herkömmlichen Methoden aufzubrechen. Erst recht nicht mit Verstand, Willen, Disziplin oder strenger Kontrolle. Manche mentalen oder emotionalen Techniken (z. B.: Neurolinguistische Programmierung, Psycho- oder Klangtherapie) sind kurzzeitig Erfolg versprechend. Aber durch die magnetische Ladung im gesamten Zellgefüge lädt sich die Trauma-Signatur unweigerlich wieder auf, wenn die Ursachenkette nicht bis zum Ursprung aufgelöst ist.

Ein Beispiel:

Angelika hatte chronische Bindehautentzündung, eine Schilddrüsenunterfunktion und viele andere körperliche Symptome, weswegen ihr viele Medikamente verabreicht wurden. Wegen der Aussicht, einige davon ihr ganzes Leben zu brauchen, begab sie sich auf alternative Wege. Als ihre Depression mit 46 zusätzlich medikamentös behandelt werden sollte, kam sie zu mir. Wir fanden heraus, dass es in ihrer Ahnenreihe zwei Trauma-Musterwiederholungen gab. Ihre Mutter wurde mit sechs Jahren vergewaltigt und mit sechs Jahren verlor ihr Großvater seinen Vater auf tragische Weise. Diese Trauma-Energien samt den unverarbeiteten Eindrücken waren in ihrer Matrix als Ladung am stärksten im Hals signiert und hinterließen dort Wunden im Ätherkörper. Diese Signatur war verbunden mit allen anderen Erfahrungsinhalten ihrer Kindheit, die sie als sehr kompliziert und traurig beschrieb. Diese Trauma-Signatur erklärte, warum die Klientin nach zwei Jahren Psychotherapie mit Methoden der Vergebung und der Versöhnung mit dem inneren Kind sowie mit anderen intensiven Forschungsarbeiten in ihrer Kindheit ihre Störung nicht heilen konnte. Wir lösten mit einer energetischen Absicht die Trauma-Signatur mit ihren Ladungen und Informationen. Die Energie im Ätherfeld ihrer Matrix sortierte sich im wahrsten Sinne des Wortes neu, sodass sich die biochemische Struktur in der Halsregion harmonisierte. Nach einigen Wochen bekam ich die Rückmeldung, dass sie aus ihrem depressiven Zustand selbst herausgekommen war und innerhalb von drei Monaten ihre anderen Symptome nach und nach verschwanden. Schilddrüsenmedikamente braucht sie seither nicht mehr.

Das Beispiel von Angelika soll Ihnen verdeutlichen, dass sich jedes Trauma mit seiner Signatur in den physischen Körper bis auf Zellebene als Langzeiterinnerung schreibt und vererbt wird. Dort wird ebenfalls ein entsprechendes Verhaltensprogramm abgespeichert. Ich wiederhole: Jede Zelle unseres physischen Körpers trägt die Ladungserinnerung und vergisst nichts.

Die zwei gravierendsten Traumen sind weitestgehend unbekannt: Es sind das Geburtstrauma und das Todestrauma. Geburt und Tod sind ihrem Ursprung nach dieselbe Energie. Eine Energie, die auf der materiellen Ebene extrem stark polarisiert. Sie spaltet sich in zwei polare Lebenspunkte, die das physische Leben initiieren und beenden.

Wir feiern euphorisch den einen Pol der ursprünglich großen kreativen Kraft und fürchten den anderen. Wir verbinden die Geburt mit dem Licht (positive Gefühle wie Liebe und Freude) und den Tod mit dem Dunklen (negative Gefühle wie Ängste und Schmerzen). Wir haben eine paranoide Vorstellung von dem, was Tod ist, und bauen uns eine unüberwindliche Mauer aus Angst. Mit unserer Angst klammern wir den Tod aus. Wir versuchen, uns von ihm zu distanzieren. Nur aus einem Grund: Wir fürchten ihn.

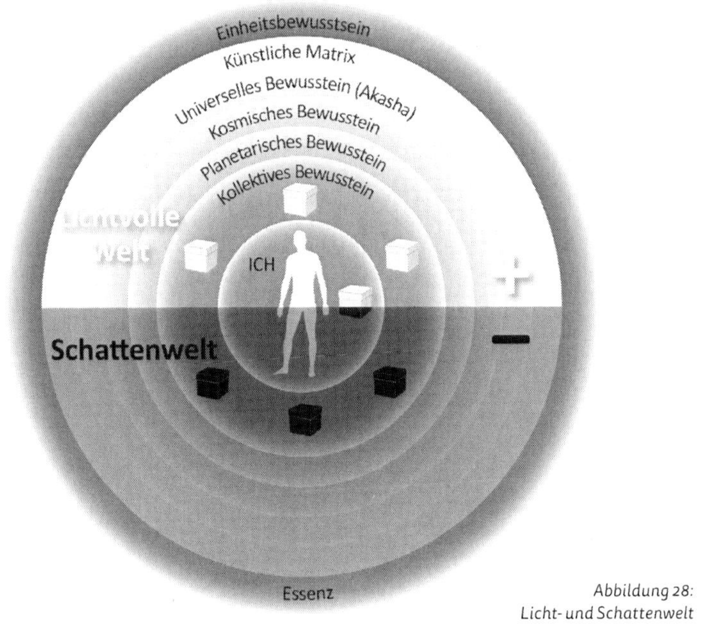

Abbildung 28:
Licht- und Schattenwelt

Umgang mit der negativen Polseite: dem Dunklen

Wir unterteilen alles in Plus und Minus, in eine lichtvolle und eine Schattenwelt. Die beiden Pole stehen in der 3-D-Betrachtung in Konkurrenz zueinander. Wir unterwerfen unsere Betrachtung dem Entweder-oder-Prinzip. Im Sinne von besser oder schlechter, krank oder gesund, gut oder böse, richtig oder falsch. Dabei übersehen wir, dass in den lichtvollen wie in den dunklen Ebenen die gleichen Spielregeln gelten.

Die Mittellinie bildet die Nahtstelle zwischen den lichtvollen und dunklen Dimensions- und Bewusstseinsebenen. Es ist ein grober Denkfehler zu glauben, es gäbe die Dualität nur in der materiellen Welt. Nein, alles, was innerhalb der morphischen Felder ist, hat dualen Charakter. Einfach deshalb, weil die dualen Kräfte erst dadurch entstehen.

Durch unsere 3-D-Perspektive klammern wir das Dunkle aus oder verteufeln es regelrecht. Das erklärt, warum sich die Menschen nur zum Positiven oder die sogenannten Spirituellen nur nach oben hin ausrichten. Es heißt, man könne die Dunkelheit mit Licht bekämpfen. In einigen Heiltraditionen wird hauptsächlich mit Licht gearbeitet, indem eine Krankheit, ein Symptom energetisch mit Licht überflutet wird. Fast überall ist zu hören, dass man negative Energien mit Licht und Liebe beseitigen kann. Die Erklärungen dafür klingen einleuchtend, aber nur für den Verstand. Leider unterliegen wir auch hier einem großen Missverständnis.

Durch die einseitige Sichtweise haben wir unsere Energien darauf verwendet, das Dunkle mit den herabfließenden positiven Energien in den gefühlskalten Kerker zu sperren. Gleichzeitig haben wir den herauffließenden negativen Kräften untersagt, die positiven Energien wieder mit hochzubringen. Wir haben unsere inneren Kanäle für die frei fließenden Energien verschlossen und die Mittellinie wurde zur Schluchten-, Schlachten- und Trennungslinie. Dadurch ist zwischen diesen beiden Ebenen der Austausch ins Stocken oder zum Stillstand gekommen.

Todesenergie trägt das eindimensionale Etikett der Zerstörung. Aber sie trägt die gleiche kraftvolle Energie in sich wie die Geburtsenergie, die Leben erzeugt. Wir dürfen begreifen, dass wir einen 50:50-Anteil an beide Ebenen haben. Solange wir nur einen Anteil leben wollen, bleiben wir innerlich gespalten und tendieren zu Krankheit und Tod, obwohl wir uns abmühen, dem zu entkommen. Bei der Lösung eines Todestraumas klären wir, was alles mit Todesenergie verknüpft ist. Todesenergien entstehen durch Unfälle, starke Ablehnungs-, Schock- oder Missbrauchserfahrung. Aber am häufigsten hängen alte Karma-Strukturen im Zellgedächtnis fest. Dazu zählen die erlebten Todesenergien der eigenen Wiedergeburten. Aber was ist, wenn Sie nicht reinkarniert sind? Was ist mit den Kristall-, Indigo- und Inuk-Menschen? Die haben die Todesenergien vom ganzen Kollektiv übernommenen. Sie tragen die Todesfrequenzen von Tausenden von Kriegen und Morden von Tieren und Menschen gleichermaßen in ihren Zellen.[56]

---

[56] Was ist mit den Millionen von Tieren, die täglich in den Massentierhaltungen ermordet werden? Diese blutigen, qualvollen Lebensbedingungen und Morde besudeln unser Feld gleichermaßen mit eben diesen Energien. Wer glaubt, nichts damit zu tun zu haben, bloß weil es in versteckten Hallen stattfindet und in der Bratpfanne gewürzt wird, der irrt gewaltig.

Wir können uns den dunklen Ebenen und Aspekten nicht entziehen, indem wir sie leugnen und so tun, als würden wir uns nur dem Licht zuwenden. Sind wir mit der Aufmerksamkeit auf die lichtvollen Ebenen fixiert, können diese uns genauso fehlleiten, manipulieren und in eine Illusion führen wie die dunklen Ebenen. Selbst wenn Sie davon überzeugt sind, dass in der lichtvollen Welt die reinen Informationen liegen, können Sie in den Strudel des Gegenpols geraten. Einfach dadurch, dass Sie mit dem Dunklen in Widerstand stehen.

Indem wir das duale Bewusstseinsfeld verlassen, erkennen wir, dass das eine im anderen enthalten ist. Das eine ist nicht ohne das andere. Wenn wir die Bindungsenergie transformieren, wird sehr viel Energie frei.

Ein Beispiel:
Klaus kam zu mir, weil er es allein nicht schaffte, mit dem Rauchen aufzuhören. Klaus versuchte es mit starkem Willen, Entwöhnungspflastern, Entspannungstraining und mit Hypnose. Da das Rauchen nur die Spitze des Eisbergs war, halfen ihm auch die Unternehmungen nichts. Sein ganzes Bewusstsein war wie umnebelt. Das Kraut seiner Joints vernebelte irgendwann alle Sinne, bis er nicht mehr wusste, was er eigentlich vom Leben wollte. Seine Gefühle verschwanden im Dunst seiner einst negativen Erfahrungen. Die Lust und die Freude am Sein vertrockneten in der Theorie und die Motivation, gesunde Sachen zu essen, versickerte, noch bevor daran zu denken war. Dagegen wuchs der unstillbare Heißhunger auf Fast Food, bis die Körperschwingung niedrig genug war, um den Sinn des Lebens gänzlich infrage zu stellen. Der physische Körper wurde immer saurer, Körperparasiten vermehrten sich und die Facetten der Energieparasiten wurde immer breiter. Je mehr Klaus seinen eigenen Körper verlor, desto mehr Fremdes zog ein. Er dachte auch immer häufiger darüber nach, ob es nicht besser wäre zu sterben, als die Qualen des irdischen Lebens zu ertragen. Ein negatives Programm folgte dem anderen und schrieb sich auf das bereits Bestehende.

Der eigentliche Grund dieser Entgleisung war weder das Rauchen noch sein Übergewicht, sondern die Tatsache, dass sein Emotionalkörper zum Zeitpunkt seiner Zeugung die unerlösten emotionalen Ladungen seiner Ururur-Großmutter übernommen hatte. Klaus wuchs auf in einem Umfeld, in dem die Streitigkeiten seiner Eltern während seiner gesamten Kindheit unerträglich waren. Alles eskalierte, als sich seine Eltern scheiden ließen und bei der Trennung die Waffen kreuzten. Das war ein fürchterlicher Macht- und Beziehungskrieg, der seinen Emotionalkörper negativ festigte. Diese Erfahrung sorgte später für Partnerbeziehungen, die ihn nie erfüllten. Alle Beziehungen triggerten unbewusst die alten Resonanzen und Programme, bis er letztlich in seiner emotionalen Starre erfror. Diese Starre sorgte dafür, dass sich seine Wirbelsäule krümmte. Dies wiederum verursachte Verkrampfungen, die zu Dauerschmerzen im Rücken führten. Sein Emotionalkörper spaltete sich vollkommen von ihm ab. Er verlor durch dieses Trauma sein gesamtes Spektrum zu fühlen. Fühlen war für ihn ein unkontrollierbarer Atomreaktor, den er an der tiefsten Stelle im Ozean versenkte. Alle nachfolgenden negativen Ereignisse waren nur die angezogenen Atome, die dem Muster des Atomreaktors entsprachen. Obwohl er am Meeresboden lagerte, reaktivierte er diese Traumen-Kette stets an der Wasseroberfläche von Neuem. Er taumelte im Nebel seines einerseits klaren Verstandes und andererseits nicht vorhandenen Herzens. Das Einzige, was dabei half, diesen Nebel zu ertragen, war noch mehr Nebel. So glaubte er, ohne Nebel (Rauch) nicht mehr leben zu können.

Als die Ladungen bei der Ururur-Großmutter aufgelöst und sein Emotionalkörper harmonisiert wurden, schrieben sich die Programme in Klaus' Zellgedächtnis und gesamten Zellgefüge um. Es blieben nur noch die Erinnerungen. Sie können sich vorstellen, wie erstaunt er über die Zusammenhänge war und noch erstaunter, dass das Rauchen anschließend gar nicht mehr Thema war. Er konnte selbst nicht glauben, dass es von einem Tag auf den anderen nicht mehr interessant war zu rauchen, dass sich die Pilze an den Fußnägeln nach und nach verabschiedeten und sich sein Rücken nach und nach entspannte. Mit der Anwendung der

Heilmeditationen transformierte er sein Gefühl von Sinnlosigkeit. Damit gelang es ihm auch, sich daran zu erinnern, sein Leben und sich selbst zu lieben.

Um eine Gewohnheit wie das Rauchen aufzugeben, müssen die entsprechenden Ladungen korrigiert werden, damit sich die Synapsen umbauen können. Hier reicht Willenskraft allein selten, weil an das Rauchen immer an bestimmtes Wohlgefühl geknüpft ist, wie z.B. Entspannung oder Genuss. Wird diese Kopplung aufgelöst schwindet die Sucht.. In diesem Fall würden Sie mithilfe des ALLSENSES CODE nicht zu einem Ex-Raucher werden, sondern zu einem Nichtraucher.

Die Umsetzung des 8. Schlüssels

Wie wir Traumen loswerden und die Signatur wandeln

Ziel des 8. Schlüssels ist die Heilung unserer alten Dramen und Traumen – sprich die Korrektur unserer Schwingungssignatur, also die Antennenladung der Körpermatrix. Je klarer und reiner die Körpermatrix ist, desto entwickelter sind wir und können differenzierter wahrnehmen sowie letztlich über Gesundheit entscheiden.

Für diesen Klärungsprozess müssen wir die Körper- und Bewusstseinsschwingung so weit anheben, dass wir bis zur Essenz vordringen und unseren physischen Körper mit seinen Empfindungen mit einbeziehen. Dies ist durch einen bestimmten Bewusstseinszustand möglich, den ich als **Flow-Zustand** bezeichne. Im Flow-Zustand überschreiten wir unser 3-dimensionales Wahrnehmungsfeld und erreichen die Verbindung mit der Essenz. Dies hebelt uns in den Frequenzbereich, in dem das sogenannte Erwachen der in jedem Menschen schlummernden Ur-Energie möglich ist und in dem Heilung geschieht. Unser Bewusstsein weitet sich und es fließen unnachgiebige Energien wie auch Informationen, die definitiv alles überwerfen, was wir bislang zu wissen glaubten.

Den Flow-Zustand beschrieb 1990 erstmals der US-amerikanische Glücksforscher Mihaly Csikszentmihalyi in seinem bahnbrechenden Buch »Flow«.[57] Er untersuchte, was Menschen brauchen, um ein glückliches Leben zu führen und fand heraus, dass es einen bestimmten Zustand gibt, in dem pure Glückseligkeit empfunden wird. Schon zu Platons Zeiten war dieser Zustand bekannt, damals nannte man ihn Agape. Jeder kann diesen Zustand durch äußere Einflüsse oder durch bewusste geistig-energetische Stimulation herbeiführen. Moderne Mental- und Sporttrainer wissen um die segensreiche Flow-Wirkung, vermitteln aber nur einen Teil dessen, was der Flow wirklich ist und kann. Vielleicht übersehen sie selbst den Bewusstseinsaspekt darin. Oder sie lassen ihn ganz bewusst außen vor, weil er ihnen zu spirituell anmutet oder sie Bedenken haben, es könnte in der Öffentlichkeit falsch verstanden werden. Aus meiner Sicht gibt es fünf Kategorien von Flow-Erfahrungen:

1. Erfolgsmomente, z. B. beim Erreichen eines besonderen Ziels im Sport oder Beruf
2. Glücksmomente, z. B. bei Naturerlebnissen, der Erfahrung von Verbundenheit, besonderer Schönheit oder räumlicher Weite
3. Adrenalinausschüttung, z. B. unter extremer körperlicher Verausgabung beim Sport (auch als »the Zone« bekannt), bei einer Bühnenperformance, in potenzieller Lebensgefahr oder durch eine Nahtoderfahrung
4. Trancezustände, z. B. durch Musik, Tanz, Hypnose, in transzendenter sexueller Erfahrung, mit Medikamenten oder psychedelischen/halluzinogenen Substanzen (LSD, DMT, Ayahuasca)
5. Erleuchtungs- oder Befreiungserfahrungen durch Bewusstseinserweiterung, z. B. durch Meditation oder Atemtechniken

---

[57] Flow. Das Geheimnis des Glücks von Mihaly Csikszentmihaly, Klett-Cotta Verlag, 2017

Alle fünf Kategorien haben eines gemeinsam: Sie verschieben unsere Wahrnehmung. Die ersten beiden Flow-Erfahrungen sind euphorisierend, und die Gehirnwellen bewegen sich in Richtung Alpha-Wellen-Bereich. Dieser Frequenzbereich reicht allerdings nicht aus, um Kohärenz zu erzeugen.

Die Erfahrungen, die in den Kategorien 3 bis 5 gemacht werden, sind ganz anders. Es verändern sich die elektrischen und biochemischen Parameter im Gehirn und Körper gewaltig. Die Gehirnwellen sinken drastisch, sodass sich die Aktivität des Neokortex reduziert oder ganz abschaltet. Aber die gewünschte Phasengleichheit – Kohärenz zwischen den Gehirnarealen und Herzschwingungen – entsteht nicht zwangsläufig, sondern immer in Abhängigkeit unseres Bewusstseins. Es führen auch nicht automatisch andere Wahrnehmungen zu höherem Bewusstsein. Erst wenn wir einen Flow-Zustand aus uns selbst bewusst herbeiführen, ist der Effekt ein völlig anderer und ist unabhängig von äußeren Gegebenheiten oder Hilfsmitteln. Dieser Effekt ist der Schlüssel für die Selbstheilung.

Ist der Flow-Zustand durch äußere Einflüsse oder Substanzen herbeigeführt, ist er nur von kurzer Dauer, nicht jederzeit reproduzierbar und kann sogar schädlich für den Organismus sein oder in die Abhängigkeit führen. Die Flow-Erfahrung eröffnet uns das Tor in andere Dimensionen jenseits unseres intellektuellen Fassungsvermögens. Mit ihr erreichen wir den reinsten Seinszustand, in dem wir die Gehirn-, Körper- und Matrixstrukturen bereinigen können.

Der Wahrnehmungsfokus im Flow ist auf einen Brennpunkt gebündelt und gleichzeitig grenzenlos. Es mag paradox klingen, dass wir in der unmittelbaren Gegenwart und absoluten Präsenz in den weit entferntesten Räumen der Vergangenheit oder Zukunft reisen können. Alle Menschen ohne psychische oder pathologische Störungen erleben dabei das Gleiche: ein Gefühl von grandioser Überwältigung, Einheit, Verschmelzung oder Vollkommenheit mit dem Geschmack von Ewigkeit – ohne Beginn und ohne Ende. Im Flow fühlen wir uns frei von Bedingungen, Vorgaben und Einschränkungen; frei vom ganzen Beiwerk des trennenden Alltags, ganz gleich, ob es sich um einen Zen-Mönch aus dem 3. Jahrhundert oder um einen Triathleten oder Marathonläufer aus dem 21. Jahrhundert handelt. Flow wird oft als Rausch empfunden, in dem die normale Zeitwahrnehmung, das Selbstgefühl und der Realitätssinn verloren gehen. Es ist eine Fusion von Aufmerksamkeit und Bewusstsein, die jegliche Trennung zwischen Erlebendem, Erlebtem und Erlebnis aufhebt sowie Gegensätze vereint. Wir verlieren jegliche Begrenzungen der Außen- und Innenwelt. Und wenn wir es schließlich wirklich erleben, ist es, als würden alle Lichter der Erkenntnis plötzlich auf einmal angehen. Dann stellen wir plötzlich fest, dass das JETZT immer existiert und sogar unendlich ist. Im Flow hebeln wir das Wollen, Sollen, Tun und Müssen aus. Im Flow können wir den freien Fluss der irdischen und kosmischen Kräfte optimal nutzen: Im nichts tun, alles sein – um zu werden was wir SIND. In diesem Zustand können wir die frei werdenden Energien vielfältig einsetzen, z. B. zur Heilung physischer, emotionaler oder mentaler Konflikte in uns oder in anderen (in Heilberufen), aber auch zur Wandlung von Traumatisierungen.

Wie ist der Flow-Zustand erfahrbar?

Der Flow-Zustand ist nur durch bedingungslose Hingabe erfahrbar. Will man das Gefühl der Hingabe mit Worten erklären, dann lässt es sich am ehesten mit Verliebtheit vergleichen, obwohl es das nicht ist. Verliebtheit ist etwas ohne Bewusstsein. Darauf weist schon die Vorsilbe »ver-« hin. Es ist ein Traumzustand, in dem wir Liebe von etwas abhängig machen, nämlich von einem Grund, einem Partner, den man besitzen will, von den Hormonen, von Bedingungen oder Ähnlichem. Dieses bewusstlose Gefühl des Besitzen- oder Haben-Wollens meine ich nicht. Wohl aber das reine, brennende und schöne Gefühl, Schmetterlinge im Bauch zu haben und das Leben in Leichtigkeit zu leben, frei von jeder Verblendung. Dieses reine innere Feuer, gepaart mit Dankbarkeit, verbrennt unsere Gedanken, bis nichts als reine Präsenz von uns übrig bleibt. Unsere Präsenz ergießt sich in einem Fluss, in dem es kein Festhalten mehr braucht.

Sich im Fluss zu fühlen, bedingungslos hinzugeben und zu vereinen, ist ein Grundbedürfnis des Menschen. Doch wie weit wir uns davon entfernt haben, zeigt sich am deutlichsten in unserem Verhältnis zu Geld, Beziehungen, Essen und allen voran zur Sexualität. In der Art, wie wir heute Sexualität verstehen, leben und lehren, lässt sich der drastische Schiefstand gut erkennen. Unseren Kindern wird eine schulische Aufklärung aufgezwungen, die zum einen verfrüht ist und in dieser versachlichten Form eher Scham und Angst erzeugt und zum anderen wird der Energieaspekt völlig außen vor gelassen.

Der Orgasmus spielt dabei eine große Rolle, aber in seiner Tiefe wird er absolut nicht verstanden und wird daher auch nicht als Flow erfahren. Dabei gibt es kaum ein anderes Geschehen, das so starke elektromagnetische und chemische Impulse durch unseren Körper schickt. Kaum jemand weiß, dass der Orgasmus in so vielen Facetten erfahrbar ist, bei der es noch nicht einmal eine Berührung bräuchte. Er ist der Tanz der Energie schlechthin. Der Orgasmus ist wie ein großer Gongschlag, der bis auf zellulärer Ebene schwingt. Es verbinden sich die Energiekörper der Partner und versetzen den Körper in einen Zustand überschäumender Heilungsfrequenzen. Die freigesetzten Hormone harmonisieren unsere Gehirnwellenmuster und Körperfrequenzen und vieles mehr. ABER: Irgendwie bleibt die Flow-Erfahrung für die meisten Menschen auf der Strecke. In unzähligen Partnerschaften ist die Sexualität verkrampft oder gar nicht vorhanden oder folgt nur dem Drängen der Hormone. Oft wird sie durch Kontrolle, Denken, Gier, Trieb, Abhängigkeit, Verletzungen, Erwartungen, Unlust oder Gefühlstaubheit zum Hindernis von wahrer Ekstase. Somit kann die wilde, natürliche und ungestüme Kraft in uns nicht fließen. Bei vielen reicht die Welle des Gongs nur dafür, um Stress, energetische Ladungen oder Druck körperlich auszugleichen. Absolute Ekstase und ihre heilsame Schwingung entfalten sich erst, wenn beide Partner eine synchron schwingende Herzverbindung herstellen. Für die meisten ist Sex nur eine Vereinigung zwischen Kopf und Becken, weil die Herzen von den negativen Ladungen derart belastet sind, dass sich die Herz-Liebesschwingungen nicht synchronisieren.

Deshalb neigen die Menschen entweder zu obsessivem Sex, machen ihn zur Routine, zur Kaninchennummer oder haben gar keinen mehr. Je älter die Menschen werden, desto offensichtlicher wird das. Die Gründe dafür sind nicht die fehlenden Hormone, sondern:

- das fehlende Bewusstsein
- unterschiedliche Resonanz der Partner
- das nicht Einlassenkönnen auf seine eigenen Gefühle
- das nicht Hingebenkönnen
- die falschen Box-Programme

Ist jemand sehr wahrnehmungssensibel und die Resonanz zum Partner stimmt nicht, ist es schwer, mit den Ladungen des Energiefeldes vom Partner umzugehen. Oft ziehen sich diese Menschen sexuell zurück oder spielen eine falsche Rolle. In dem Fall ist die Flowerfahrung nicht möglich.

Da der Flow-Zustand keinen Sex braucht, möchte ich Ihnen eine Methode vorstellen, mit der Sie die höchste Form der Zustandswandlung erreichen. Wir können ihn mit der dritten Stufe des Matrix-Updates erreichen: dem Essenzatem.

Der Essenzatem

> *Wir können den Flow nicht erzwingen. Indem wir loslassen, beginnen er und wir im Gleichklang zu fließen, weil wir eins sind.*

Mit dem Essenzatem nähern Sie sich der Königstür, die Sie direkt zu den Ladungen Ihrer Box führt und Sie befreit. Sie ist das Portal zu etwas viel Größerem und lüftet den Schleier Ihres falschen Selbstbildes. Mit dem Essenzatem erreichen Sie den Flow-Zustand und können Ihrer DNA die Impulse senden, durch die Ihre Inuk-Frequenz erwachen kann. Sie entfachen durch die Aktivierung der drei Energiezentren die höchste Flowkraft. Es vereinen sich:

- die kosmische Lebensenergie in und über unserem Kopf,
- die Herzenergie in und aus unserem Herz und
- die Zeugungsenergie in und aus unserem Becken.

Die Methode wurde wegen ihrer großen Kraft und Wirksamkeit lange geheim gehalten. Heute wird sie im tantrischen Yoga und in anderen spirituellen Schulen in ähnlicher Weise praktiziert, um die Lebensenergie zu erwecken. [58]

Der Essenzatem knüpft an den Erfahrungen des Körper- und Präsenzatems an. Sie gehen geistig über die planetarische Sonnenenergie-Ausdehnung hinaus und verbinden sich mit der Essenz. Das Besondere an dieser Verbindung ist, dass es keine Anbindung im eigentlichen Sinne ist, sondern eine gelebte Verschmelzung, in der Sie die Quelle sind. Durch die Verschmelzung stehen Ihnen die Informationen und Energieströme aus der Essenz zur Verfügung. Sie ziehen darüber reines und ungeprägtes Bewusstsein in Ihren Körper. Anschließend können Sie diese Energie auch dem gesamten kollektiven Feld zugutekommen lassen. Sie gehen durch die bereits erfahrenen Schlüssel:

1. Entspannung
2. Herzzentriertes Gewahrsein (Schlüssel 5)
3. Körperatem (Schlüssel 6)
4. Präsenzatem (Schlüssel 7)
5. Essenzatem

Der Essenzatem wird in ähnlicher Weise im tantrischen Kriya-Yoga und in anderen spirituellen Schulen praktiziert, um die Lebensenergie zu erwecken, mit der jeder seine inneren Kräfte entfalten kann. Die Methode wurde wegen ihrer intensiven Kraft und großen Wirksamkeit lange geheim gehalten. Aber auch deshalb, weil die Auswirkungen der Intellekt weder erfassen noch beschreiben kann. Die Beschäftigung mit dem

[58] Der Essenzatem ist auch bekannt als Prana-Atmung oder kosmische Atmung.

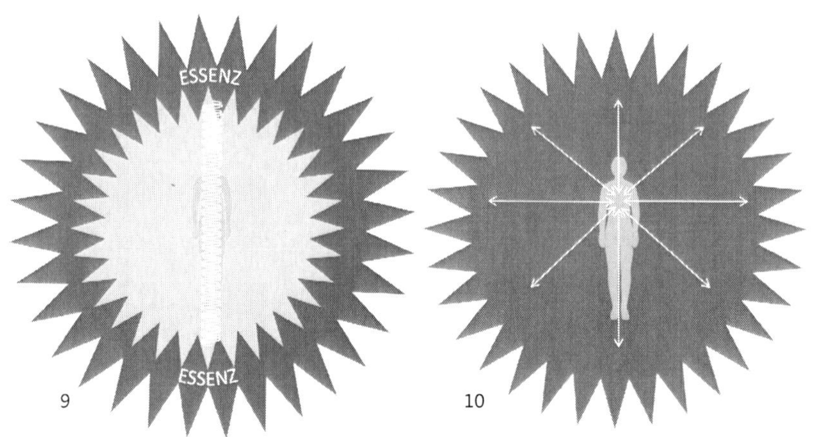

Abbildung 29: Essenzatem – dritte Stufe des Matrix-Updates

Essenzatem macht erst Sinn, wenn Sie die vorangegangenen Schlüssel praktiziert haben. Der Essenzatem braucht Ihre Erfahrung damit. Beschäftigen Sie sich mit dem Essenzatem erst, wenn es Ihnen gelingt, sich im Herzen zu sammeln, den Körperatem (Schlüssel 6) sowie den Präsenzatem (Schlüssel7) ohne mentale Anstrengung anwenden zu können.

■ Anleitung des Essenzatems:

Wählen Sie einen ruhigen Ort, an dem Sie sich ungestört fühlen. Nehmen Sie eine bequeme Sitzhaltung ein. Entspannen Sie sich und stellen Sie sich vor, dass Sie einen heiligen Ort in Ihrem Inneren betreten, in dem Sie sich großartig fühlen. Schließen Sie den Essenzatem den ersten beiden Stufen des Matrix-Updates (Körper- und Präsenzatem) an, damit Sie geistig-energetisch mithilfe des senkrechten Energie- und Atemstroms zwischen Ihrem Herz, dem Herz der Erde und der planetarischen Sonne verbunden sind.

Schritt 9: Nun dehnen Sie Ihr Bewusstseinsfeld senkrecht bis zur Essenz aus. Sie initiieren einen senkrecht wirbelnden Energiestrom durch Ihre Wirbelsäule und spüren, wie er durch Sie hindurchströmt.

Schritt 10: Es findet die Verschmelzung/Vereinigung Ihres Herzens mit dem Zentrum der Erde und der Essenz statt. Aus dem senkrechten Energiewirbel wird eine Schwingung, die sich ebenfalls kugelförmig, 360 Grad und mehrdimensional aus unserem Herzen heraus ausdehnt. Sie sind zu einem grenzenlos weiten Feld der Bedingungslosen Liebe geworden. Es umschließt buchstäblich Ihr ganzes Sein. Sie sind Mittelpunkt von allem. Das Gefühl von Einheitsbewusstsein ist erfahrbar. Jede Zelle Ihres Körpers lächelt. Es ist allerdings kein Zustand, der automatisch bleibt.

Im Feld der Bedingungslosen Liebe sind wir mit uns selbst aufs Innigste verbunden und damit ganz in unserer ursprünglichen Kraft. Kann es irgendetwas Wichtigeres geben, als verbunden mit sich selbst zu sein in dieser entrückten Welt?

Alle Einflüsse von außen können uns in diesem Zustand weder beeinflussen noch manipulieren. Das Problem ist, dass es uns nicht gelingt, rund um die Uhr und 365 Tage im Jahr in dieser Achtsamkeit und in dieser Schwingung zu sein. Aber wir können jederzeit in diesen Zustand eintreten. Es braucht dafür nur unsere Entscheidung, mit Eigenverantwortung im Herzen und im gesamten Körper präsent zu sein.

Experimentieren Sie mit diesem machtvollen geistig-energetischen Werkzeug, das viele Jahrtausende brachlag, so oft Sie wollen und können. In der Anwendung kann die Erfahrung der Zustandswandlung sekundenschnell gehen. In der Regel erfordert es etwas Übung. Bitte zweifeln Sie nicht an der Methode, wenn sie Ihnen nicht gleich die große Flow-Wirkung beschert. Aus meiner eigenen Erfahrung und aus der Erfahrung vieler meiner Klienten ist es allein nicht so einfach, da uns oft die Trauma-Ladungen massiv in die den alten Traumastrudel zurückziehen können. Daher wäre ein geführtes Gruppenerleben oder ein Coaching eine gute Hilfe.

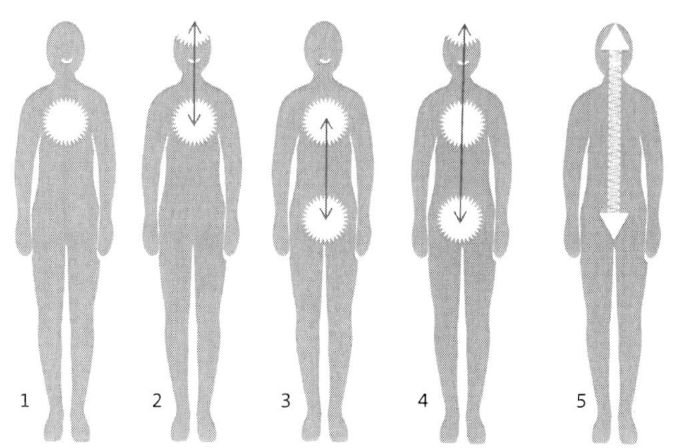

Der Körperatem – erste Stufe des Matrix-Updates

7

8

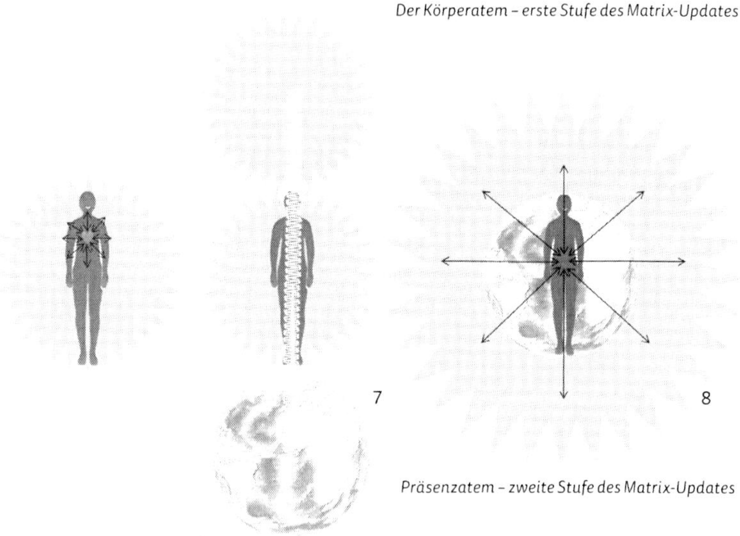

Präsenzatem – zweite Stufe des Matrix-Updates

ESSENZ

ESSENZ

9

10

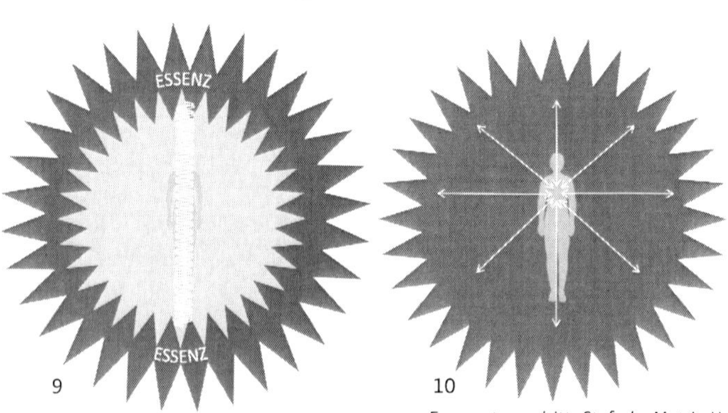

Essenzatem – dritte Stufe des Matrix-Updates

Je mehr Menschen die Flow-Erfahrung machen, desto höher ist die Wahrscheinlichkeit, dass wir in Verbindung mit unserer wahren Ursprungsenergie (Inuk) kommen und damit eine globale Wende in unserer Selbstermächtigung einleiten.

Achtung:
Erwarten Sie nicht, dass die Schwingungsanhebung und die Zell-Neustrukturierung spurenlos geschehen. Sie können davon ausgehen, dass Ihre Körper- und Energiesysteme in Bewegung kommen. Einige, die diese Erfahrung das erste Mal machen, beschreiben es wie einen Stromstoß. Es kann sich anfühlen wie ein Energiebeben, dass körperlich die Verwirklichung des geistigen Erwachens ausdrückt. Es wird oft als Erleuchtungserfahrung oder Erweckung der Kundalini bezeichnet.

Ihre Erfahrungen können aber auch ganz anderer Natur sein, z. B. körperliche Reaktionen wie inneres Kribbeln, Vibrieren, Wärme-, Kälteempfindungen, Lichteffekte, kurzfristige Kopfschmerzen, milder Schüttelfrost, Hitzewallungen, leichte Übelkeit, verstärkter Urinfluss, Erkältungssymptome, Schwindelgefühlen, verändertem Essverhalten, intensiveres Träumen oder emotionale Reaktionen. Begrüßen Sie angstfrei Ihre Reaktionen und freuen Sie sich, dass etwas in Bewegung kommt. Betrachten Sie diese Symptome als gewünschte Metamorphose-Erscheinungen und als Zeichen Ihrer inneren Reinigung und Transformation. Je reiner und entwickelter unsere Matrix ist, desto weniger heftig sind die körperlichen Reaktionen.

Wie merken wir, dass wir im Flow sind? Jeder von uns nimmt es sicherlich anders war. Vielleicht haben Sie ein Gefühl, das Sie so noch nicht kannten. Bei mir fühlt es sich so an, als würde sich ein innerer Stromkreis mit einem äußeren verbinden. Dabei kann ich nicht verhindern, dass sich ein entspanntes Grinsen in meinem Gesicht ausbreitet. Diesem Zustand gibt es nichts mehr hinzuzufügen, ich kann alles so lassen, wie es ist. Ich BIN einfach und grundlos dankbar als auch bedingungslos glücklich. Sobald sich Zweifel anmelden, sind Sie mit großer Wahrscheinlichkeit noch nicht im Flow oder wieder herausgefallen.

Ein Beispiel:

Katrin klagte über intensive Rückenschmerzen, Verspannungen und Versteifungen. Außerdem litt sie regelmäßig unter Migräneanfällen. Bei näherer Befragung stellte sich heraus, dass sie noch beginnende Arthrose hatte und ihr die Wechseljahresbeschwerden eine drastische Einschränkung ihrer Lebensqualität bereiteten. Katrin war es anfangs äußerst unangenehm, mir zu sagen, dass sie bereits seit 20 Jahren einen spirituellen Weg ging und selbst Energietherapeutin war. Sie offenbarte, dass sie nicht in die Selbstermächtigung kommt, dass der Selbstausdruck für sie eine leere Worthülse ist und dass sie weiß, dadurch auch keinen beruflichen Erfolg erzielen zu können. Ihre Körpermatrix zeigte mir sehr deutlich, dass es sich um rein emotionale Themen handelte, deren Ursache nichts mit ihrem Leben zu tun hatten. Sie war belastet mit den Ladungen ihrer weiblichen Ahnenlinie. Diese Aufladungen waren bereits dabei, sich physisch über die Nieren auszudrücken. Da ihre Mutter die gleichen Beschwerden hatte und an Niereninsuffizienz verstarb, wurde ihr Suchen nach der Ursache dringender.

Ich setzte gleich zu Beginn unseres Coachings den 5D-Analyse-Frequenz-Scan ein, um zu sehen, welche emotionalen Themen involviert sind. Der 5D-Scan führte ihr vor Augen, auf welchem Organ die Muster ihrer Ahnen sitzen. Ihr wurde bewusst, weswegen sie die Themen ihrer unterdrückten Gefühle nicht auflösen konnte. Sie erkannte, weswegen ihre weiblichen und männlichen Seiten nicht ausgeglichen waren und weshalb ihr jegliche Motivation zur Selbstverwirklichung fehlte. Ihr Hypothalamus als Bindeglied des Zentralnervensystems hatte das Hormonsystem blockiert und die Nierenenergie auf Sparflamme gesetzt.

Nach nur drei Coachings, in denen wir die Programme und Ladungen mit dem 5D-Scan befeldeten und damit bereinigten, fand sie den lang ersehnten Weg in die Eigenautorität. Sie startete sofort mit dem Aufbau ihrer eigenen Praxis voller Mut und Elan. Die Migräneanfälle sind seither nicht wieder aufgetreten und die Rückenverspannungen bauten sich ab.

Schlüssel 9 Neucodierung leicht gemacht

Raus aus der Box und rein in die Essenz

| *Ändern wir die Box-Inhalte, können wir alles verändern.*

In einigen Kreisen heißt es, dass wir Manifestationsmeister sind. Warum können wir dann nicht darüber entscheiden, unsere Krankheiten sofort zu heilen, kaputte Organe, fehlende oder faule Zähne nachwachsen zu lassen, 300 Jahre alt zu werden, in die Zukunft zu reisen oder im Lotto zu gewinnen? Das liegt daran: Wir übersehen die alten Codierungen.

Die Neucodierung ist in erster Linie eine Neuwahl und ist nicht zu verwechseln mit Bestellen oder Wünschen. Bestellen und Wünschen kommen ohnehin aus einem Mangelzustand, mit dem Sie nichts anderes erzeugen als noch mehr Mangel. Selbstheilung ist anders. Sie ist Ihre bewusste Wahl. Mit einem hohen Maß an Bewusstheit sind Sie nicht mehr Spielball der ausgedienten Box-Koordinaten, Ihres Egos, Ihrer Umstände und der alten Codierungen. Doch wie immer: Alles beginnt damit, dass Sie entscheiden, nicht mehr länger den längst hinfälligen Spielregeln ausgeliefert zu sein.

Neue Wahl = neuer Seinszustand

> *Jeder von uns hat die einzigartige Möglichkeit, eine andere Wahrheit zu leben. Welche auch immer.*

Ohne Bewusstsein über unseren Seinszustand können wir positive als auch negative Effekte auslösen oder verstärken. Die Dinge geschehen einfach – unbewusst. Bewusst »Neu wählen« bedeutet das Gegenteil: Sie erschaffen sich BEWUSST neu. Alles, was Sie dafür brauchen, haben Sie schon: Natürliche Kreativität, um Ihren Seinszustand bewusst zu wählen – ohne Limit!

Erinnern Sie sich: Ihr Seinszustand ergibt sich aus Ihren momentanen Gedanken, Gefühlen, Worten und Handlungen. Ihr Seinszustand ist DIE Realisierungskraft, die das Leben bewegt! Wollen Sie beispielsweise Frieden, so müssen Sie sich für Frieden entscheiden und im Frieden sein. Wollen Sie Macht, so müssen Sie sich für Macht entscheiden und mächtig sein. Wollen Sie nicht mehr krank sein, beschließen Sie, nicht mehr die Krankheit zu haben und gesund zu sein.

Um sich zu 100 Prozent auf diesen neuen Zustand einlassen zu können, brechen Sie mit dem alten Leidens-Arrangement. Sie kündigen dem inneren Zweifler und hören auf, Angst zu haben. Nur so entsteht eine Überzeugung, die nützlich ist. Der spirituelle Lehrer Eckhart Tolle sagte einmal sinngemäß: »Wenn du etwas unerträglich findest, dann gibt es drei Möglichkeiten: Verlasse die Situation, verändere oder akzeptiere sie.« Ihren Körper wollen Sie nicht verlassen. Akzeptieren wollen Sie ihn in diesem kranken Zustand auch nicht, also bleibt Ihnen nur noch eine Möglichkeit: den Zustand zu verändern.

Dies geschieht auf zweierlei Arten:

1. Die bewusste Unterbrechung des alten Rückkopplungssystems durch neue Erfahrungen und Gewohnheiten.
2. Bei gleichbleibend hoher Schwingung im Vertrauen zu sein, dass sich die Neuwahl von selbst materialisiert.

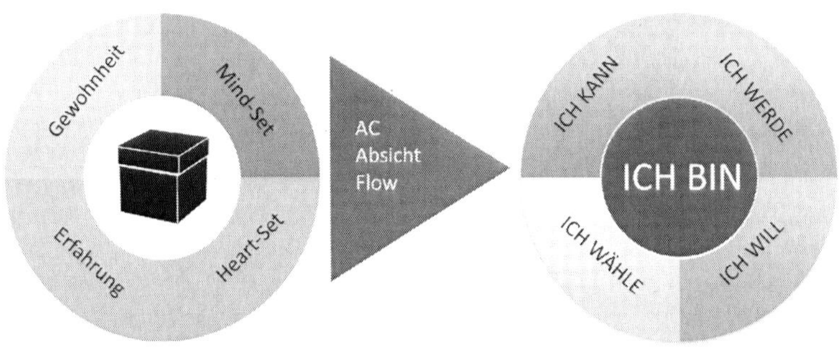

Abbildung 30: Gewohnheits- und Erfahrungskreislauf

Wie die Gewohnheiten mit den Erfahrungen und den dahinterliegenden Programmen des Mind-Sets und Heart-Sets zusammenhängen, dürfte Ihnen nun klar sein.[59] Allerdings bewirkt nicht jede neue Erfahrung automatisch einen anderen Kreislauf und nicht jede neue Gewohnheit führt zu einer anderen Denk- und Fühlweise. Der alles entscheidende Schlüssel eines neuen Erfahrungskreislaufs ist Ihr Bewusstsein bzw. Ihr bewusstes Sein. Mit Ihrem bewussten Sein synchronisieren Sie alle vier Felder in beiden dargestellten Kreisen. Sie kommen automatisch in den Flow-Zustand und verbinden sich mit Ihrer Essenz. So etablieren Sie ein völlig neues »ICH BIN« und verfügen über die stärkste Ihnen innewohnende Kraft. Selbstheilung vollzieht sich von selbst, wenn Sie konsequent Ihre Neuwahl wollen, von ihr überzeugt sind, sie leben.

Das »ICH BIN« ist unabhängig von einer Identifikation. Es braucht nur Erfahrung, denn mit dem Verstand können wir das »ICH BIN« nicht erfassen. Vielleicht sind Sie etwas irritiert, weil Ihnen das »ich bin« unvollständig scheint? Im Flow-Zustand des vorherigen Schlüssels haben Sie vielleicht schon festgestellt, dass dem »ICH BIN« nichts fehlt. Es steht für sich allein und dennoch in der absoluten Verbundenheit mit allem. In unserem wahren Sein steht das »ICH BIN« für sich allein. Dies lässt sich nicht erklären, nur erfahren. In der Erfahrung unseres wahren Seins wird klar, dass wir die alte »Ich«-Identität nicht brauchen. Das ICH steht für unser wahres Selbst. Das BIN steht für unser Bewusstsein.

---

[59] Mit Mind-Set sind die Programme und Ladungen auf mentaler Ebene gemeint, mit Heart-Set die emotionalen Programme und Ladungen.

Rufen Sie sich ins Bewusstsein, welche Macht Ihre Worte haben. Überprüfen Sie Ihre Sprechweise im Alltag. Wie setzen Sie das »ICH BIN« ein? Wie oft sagen Sie einen Satz mit »ICH BIN« und hängen dem »ICH BIN« eine negative Eigenschaft an, z. B.: gestresst, sauer, schlapp, in Eile, doof, krank, energielos, nicht kreativ, ungeduldig etc.?

Die Neuwahl funktioniert bei vielen deshalb nicht, obwohl sie ganz klar wissen, was sie wollen, weil der genannte Kreislauf eine oder mehrere Bruchstellen hat. Sie dürfen begreifen, dass die Neuwahl zwar eine willentliche Entscheidung ist, jedoch in der Ausführung kein Akt ist, der vom Willen gesteuert wird. Solange der verstandesorientierte Wille ein unbewusster Akt ist, treffen wir Entscheidungen aus Angst oder aus Mangel und bleiben beim »ich werde« stehen. Es ist ein Irrglaube, dass wir erst etwas werden müssen, um es sein zu können. Stimmen das Werden-Wollen und unser tatsächlicher Seinszustand nicht überein, können wir keine einzige Neuwahl realisieren.

Um die Bruchstellen zu finden, kann die Beantwortung dieser Fragen hilfreich sein:

- Ist das, was ich wähle, das, was ich denke, was ich kann?
- Ist das, was ich wähle, das, was ich wirklich will?
- Ist das, was ich will, wirklich das, was ich fühlen will?
- Verhalte ich mich so und handele ich so, wie ich gewählt habe?
- So wie ich bin, bin ich perfekt und absolut richtig und so, wie ich gewählt habe zu sein?
- Was glaube ich, was ich bin?

Die alles entscheidende Frage ist die letzte. Denn: Das, was ich glaube, was ich bin, das bin ich auch. Wenn Sie glauben, dass Sie nicht gesund oder kreativ sind, werden Sie krank oder unkreativ sein. Weil Ihr Seinszustand nur das wiedergeben kann, was Sie glauben zu sein.

Sollten Sie auf die Fragen noch nicht durchgängig mit Ja antworten, so nehmen Sie sich Ihre Bruchstellen in der Anwendung des gleich folgenden Schlüssels einzeln vor. Ihre Entwicklung beginnt mit einer bewusst getroffenen Entscheidung – sie wird Absicht genannt. Eine Absicht unterscheidet sich von einer Entscheidung insofern, als dass eine Absicht keine Kompromisse oder halbherzigen Willensentscheidungen erlaubt.

Die Umsetzung des 9. Schlüssels

Wie wir uns umprogrammieren und heilen

Hinter der Neuwahl und der Neucodierung steckt eine Absicht, auch Intention genannt. Die Absicht unterstützt den vorangegangenen Schlüssel und verdeutlicht, wie die scheinbaren Gegensätze zu vereinen sind. Sie beschäftigen sich damit, einerseits bewusst vorzugeben, was sein soll und andererseits erlauben Sie sich, nur mitzufließen, damit Ihre Neuwahl zu Ihrer Realität wird. Die Absicht ist eine geistig-energetische Methode zur bewussten, zielgerichteten Kommunikation zwischen physischem Körper und der Essenz. Sie unterscheidet sich ganz grundlegend von anderen geistigen Methoden. Es wird nicht mithilfe von sogenannten Lichtwesen (Engeln, Erzengeln und aufgestiegenen Meistern, Christusenergie etc.) gearbeitet. Die Absicht bekommt eine selbst steuernde Wirkkraft, weil Sie SELBST den direkten Zugang zur Essenz herstellen. Eine Absicht wird nicht im klassischen Wortsinne gesteuert. Es ist eher eine Kombination aus dem Senden von Informationsimpulsen durch Worte, Emotionen und Sinneseindrücke sowie aus dem Empfangen von Impulsen aus der Essenz. Sie lernen sozusagen, wie Sie sich selbst Ihr gesundheitliches Update aus der Essenz downloaden.

Eine Absicht besteht aus sieben einfachen Teilschritten. Darin finden die bisherigen Schlüssel ihre Anwendung. Jeder Schritt steigert die Impulse, die Sie im Gehirn zur Reorganisation Ihrer neuronalen Schaltkreise brauchen. Je häufiger das Gehirn die Neuwahl-Signale sendet, desto stärker bauen sich die neuronalen Netze im Gehirn und umso größer ist die Wahrscheinlichkeit, dass sich Ihr Körper und auch Ihr Leben nach genau diesen Signalen formen. Wenn das passiert, dann schreiben Sie die Zukunft neu – und wenn sie wollen, die Vergangenheit gleich mit.

An diesem Punkt werden Sie feststellen, dass die Realität nicht in Stein gemeißelt ist. Also haben Sie Lust, mit der Realität zu spielen? Wenn Sie damit engagiert spielen. Ohne Ihren Spieleinsatz wird sich nichts verändern. Suchen Sie nach Wegen, um dem Spielen mit sich selbst zu entfliehen, werden Sie weiterhin mit Ihren Schweinwerten beschäftig sein und ihre Unfähigkeiten und Krankheiten rechtfertigen. Ihre Absicht ist am erfolgreichsten, wenn Sie die sieben Schritte der Reihe nach einhalten:

Neuwahl des »Was will ich wirklich«	VISION
Präsenzerfahrung	WEG
Kohärenz im Flow-Zustand	ÖFFNUNG & VERBINDUNG
Verbindliche Neuwahl	MANIFESTATION
Einsatz aller Sinne	BEWUSSTHEIT
Integration aller Facetten	GLAUBEN
Gesundsein als neue Gewohnheit	INTUITIVES WISSEN

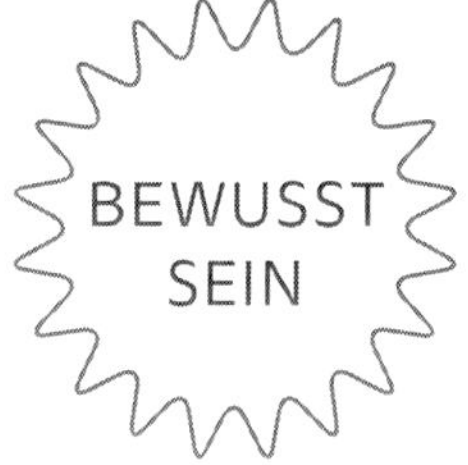

Sie starten auf der rein mentalen Ebene und tauchen immer tiefer ab, bis Sie schließlich bei sich selbst in der absoluten Präsenz und Bedingungslosigkeit angekommen sind, um im Flow, verbunden mit Ihrer Essenz, erneuert und verändert wiederaufzutauchen. Es ist kein Rückzug, sondern eine neue Form der Entwicklung – hin zum bewussten Sein. Kurz gesagt: Sie verbinden Ihre Geisteskraft mit Ihrem Bewusstsein und richten Ihre täglichen Handlungen konsequent daran aus.

Ich nutze diesen Schlüssel seit vielen Jahren so gut wie jeden Tag im Liegen, im Sitzen, im Stehen, einfach im Laufe des Tages immer mal wieder zwischendurch, gerade so, wie ich es für mich brauche. Wenn Sie die sieben Teilschritte lesen, scheinen sie sehr umfangreich zu sein. Doch durch regelmäßigen Einsatz dauert ein Codierungsablauf nur ein bis zwei Minuten.

1. Schritt: Neuwahl – was will ich wirklich

Der erste Schritt ist, Ihr »Was will ich wirklich«-Ziel zu kennen. Nur wenn Sie sich im Klaren darüber sind, was Sie WIRKLICH wollen, lässt sich daraus Ihre Neuwahl definieren. Ist Ihre Neuwahl eindeutig und realistisch? Achtung mit dem Begriff »realistisch«! Denn das Delikate ist ja, dass Sie Grenzen sprengen wollen. Die linke Gehirnhälfte allein hat nicht die Kraft, eine Absicht umzusetzen, die grenzüberschreitend ist. Der an die Box gebundene Verstand würde uns nie und nimmer erlauben, Grenzen zu überschreiten. Deshalb darf der Verstand bis zur Zielfindung mitgehen. Danach darf er zulassen, dass wir auch die rechte Verarbeitungskapazität unseres Gehirns und unsere Gefühlsebenen benutzen, um die Grenzen der Realisierbarkeit zu unseren Gunsten zu verschieben. Was die zukünftige Realität sein soll, bestimmen Sie.

Schreiben Sie auf, was Ihr »Was will ich wirklich«-Ziel ist. Konkret, nein, sehr konkret – ohne Umschweife, auf den Punkt formuliert. Bitte achten Sie darauf, ob hinter Ihrem Wollen ein Müssen steht. Diese Unterscheidung ist wichtig, denn sobald Ihr Gehirn etwas als MUSS versteht, reagiert es mit Stress, Druck, Kontrolle oder Widerstand.

▹ 1. Was will ich wirklich?

....

▹ 2. Welche konkrete Veränderung möchte ich erreichen?
Notieren Sie links in der Tabelle die positive Absicht/Veränderung, die Sie sich wünschen. Das kann sowohl Ihre Gesundheit als auch andere Lebensthemen betreffen, wie Erfolg, Partnerschaft, Finanzen oder

Selbstbewusstsein. Achten Sie bitte darauf, ob Ihre Formulierung spezifisch genug ist. Tragen Sie in der Mitte ein, bis zu welchem Zeitpunkt Sie Ihre Absicht realisiert haben wollen. Fühlt sich die Veränderung für Sie realisierbar an? Wenn ja, dann notieren Sie rechts die Merkmale, an denen Sie erkennen, dass Sie Ihre Veränderung erreicht haben.

Meine Absicht	Wann	Daran erkenne ich, dass ich es erreicht habe

▷ 3. Zieht meine Neuwahl eventuell Konsequenzen nach sich? Wenn ja, welche?

Sind Sie bis hierhin gekommen, dann spreche ich Ihnen mein Kompliment aus: »Das haben Sie toll gemacht!« Denn es schafft nicht jeder, sein Ziel als Absicht zu konkretisieren. Seien Sie bei der Beantwortung der Fragen so achtsam wie nur möglich. Je präsenter Sie dabei sind, desto deutlicher treten die damit verbundenen Gefühle hervor. Ihre Absicht kann sich wie Freiheit anfühlen oder Sie mit Schuld- oder Ohnmachtsgefühlen, Trauer oder Wut belasten. Sollte Ihre Absicht ein schon lange verfolgter Wunsch sein, dann geben Sie bitte hier einen Kurzbericht.

▷ 4. Was habe ich bisher unternommen, damit sich meine Absicht erfüllen kann?

....

▷ 5. Was geschah wirklich?

....

Nun gehen Sie weiter und verlassen die mentale Ebene des Wunsch- und Zieldenkens.

2. Schritt: Das Warum und Wozu

Viele sagen, sie wollen einfach nur gesund sein. Diese Absicht reicht aber unseren Zellen nicht. Der »Ich will gesund sein«-Entschluss ist viel zu unkonkret und kommt so nicht als Information in der DNS an. In der Regel steckt hinter einer Absicht ein Angstthema, eine überzogene Sehnsucht, ein Trennungsgefühl, eine Abhängigkeitserinnerung oder ein extremer Mangel an einer ganz anderen Stelle, sodass sich bei der Ausrichtung und Neuwahl auf »Ich will gesund sein« Ihr innerer Kritiker meldet. Nehmen Sie wohlwollend zur Kenntnis, dass sich immer das zeigt, was uns am meisten an unserer derzeitigen Entwicklung hindert.

Die Warum- und Wozu-Fragen sind eine große Unterstützung, Ihren Blickwinkel zu weiten. Diese zwei Fragen können anstrengend sein, weil sie uns in die unbequemen und dunklen Tiefen führen. Hier ein stark verkürztes und vereinfachtes Beispiel von Anne. Ihre Absicht war: Ich möchte meinen Rücken heilen.

- *Warum:* Damit sich meine körperliche Fitness verbessert.
- *Wozu:* Um mich damit besser zu fühlen.
- *Warum:* Weil ich dann mehr unternehmen kann.
- *Wozu:* Damit ich mit meinem Partner mehr unternehmen kann.

- *Warum:* Ich möchte, dass er glücklich ist.
- *Wozu:* Damit er sich nicht von mir trennt.
- *Warum:* Weil ich nicht allein sein will.
- *Wozu:* Allein bin ich einsam.
- *Warum:* Ich fühle mich verloren.
- *Warum:* Keiner liebt mich.

Ihre Absicht lautete: Ich liebe mich, so wie ich bin.

Nun sind Sie dran. Vielleicht haben sich auch schon Zweifel oder Widerstände angekündigt. Hinterfragen Sie Ihre Absicht. Gehen Sie bitte ganz locker und spielerisch heran. Lassen Sie sich nicht auf die Verlockung Ihres Verstandes ein, der Ihnen diese Fragen im Kopf beantworten will. Er schweift dadurch nur in seine alten Box-Erklärungen ab. Stellen Sie sich diese Warum- und Wozu-Fragen schriftlich. Wenn Sie es aufschreiben, wird Ihnen vieles sofort klar. Ziehen Sie sich für einen Moment aus Ihrem Alltag zurück und nehmen Sie sich ein Blatt Papier und einem Stift. Wählen Sie Ihre Antwort aus dem ersten Schritt: »Was will ich wirklich«-Ziel.

▷ Warum oder wozu will ich gesund sein oder diese Absicht realisieren?

....

Geben Sie sich mit der einen Antwort nicht zufrieden. Manchmal brauchen wir zehn Warum- und Wozu-Fragen, ein anderes Mal vielleicht nur drei. Die Anzahl der Fragen ist unwichtig. Machen Sie es wie ein wissbegieriges dreijähriges Kind. Fragen Sie forschend einfach weiter: Warum und wozu?

Warum ....

Wozu ....

Warum ....

Wozu ....

Ganz gleich, wie oft sie sich warum oder wozu fragen: Es darf Ihnen dabei helfen, auf eine wichtige Fährte zu kommen. Wenn Sie dieser Fährte nicht nachgehen, werden Sie nicht über den vierten Schritt der Neuwahl hinauskommen.

3. Schritt: Kohärenz, Frequenzerhöhung und Flow-Zustand

Begeben Sie sich in eine meditative Entspannung (Schlüssel 4). Vergegenwärtigen Sie sich Ihres Körpers. Spüren Sie sich, atmen Sie bewusst und gehen Sie ins Herzzentrierte Gewahrsein (Schlüssel 5). Wenden Sie alle drei Stufen des Matrix-Updates an (Schlüssel 6 bis 8), um in den Flow-Zustand zu kommen. Ihre Gedanken verschwinden und Sie tauchen ins reine Informations- und Bewusstseinsfeld. Die Schwingungserhöhung durch den Flow-Zustand ist die Voraussetzung für den nächsten Schritt.

4. Schritt: Die Neuwahl verbindlich geistig oder laut formulieren

Hier wird die Absicht mit Energie aufgeladen. Vergegenwärtigen Sie sich Ihre Absicht aus dem ersten Schritt der Neuwahl. Überprüfen Sie, ob Sie Ihre Absicht in der Gegenwartsform formuliert haben. Sagen Sie sich geistig oder sprechen Sie es laut aus, was Ihre Absicht ist bzw. was Sie beabsichtigen zu sein. Beachten Sie: Die Absicht darf nicht fordern, bitten, fürchten oder zweifeln.

Jetzt beginnt der eigentliche Energietransfer der Neuwahl. Bei der Formulierung lassen Sie sich Zeit für Ihre intuitiven Wahrnehmungen. Mit der Formulierung schärfen Sie Ihre Aufmerksamkeit beispielsweise auf einen Körperteil oder eine Körperregion. Dieser Fokus ruft zusätzliche Rezeptoren hervor und bündelt das Informationsvolumen. Ihre Aufmerksamkeit verändert die Empfindlichkeit und erhöht die Wahrnehmungschance. Die Emotionen und die Intensität bestimmen die Reaktion Ihres Körpers in dieser Region. Achten Sie darauf, dass Sie währenddessen den Flow-Zustand nicht verlieren. Der Übergang zum 5. Schritt ist fließend und damit schon eingeleitet.

Obwohl ich Ihre Absichtsformulierung nicht beeinflussen möchte, sind Ihnen die zwei Beispiele vielleicht hilfreich:

a) Zur Frequenzerhöhung in einer kranken Körperregion:

»Aus tiefster Dankbarkeit bin ich mit der Essenz, dem reinen Feld der Bedingungslosen Liebe, verbunden. Ich habe die Absicht, die Grundschwingung in .... (Region oder Organ einsetzen) auf das jetzt höchstmögliche Maß zu erhöhen, um die Ursache der Störung zu neutralisieren. Danke, dass die Reinigung und Klärung meiner .... (Region oder Organ einsetzen) auf körperlicher und energetischer Ebene geschieht – jetzt ... Danke.«

b) Bei einer gereizten Magenschleimhaut:

»Ich bin unendliches Bewusstsein, verbunden mit der Frequenz der Bedingungslosen Liebe. Ich habe die Absicht, die stofflichen Störungen auszugleichen und die energetische Ladung in meinem Magen zu wandeln. Danke für die Harmonisierung der natürlichen biochemischen und rhythmischen Gegebenheiten an meinen Magenschleimhäuten. Heilung geschieht. Jetzt ... Danke.«

Vertrauen Sie darauf, dass Ihre Körperintelligenz erwacht und Ihre Absichten umsetzt.

5. Schritt: Mit allen Facetten und allen Sinnen wahrnehmen

Unsere Intuition, insbesondere die Imagination und die Gefühlsempfindungen, ist das Hauptwerkzeug des 5. Schrittes. Die Intensität, mit der Sie die Absichtsrealisierung der Neuwahl wahrnehmen oder in sie hineinfühlen, ist entscheidend. Wenn Sie eher visuell begabt sind, dann bedienen Sie sich Ihrer Visualisierungskraft. Sie sind dabei Regisseur und Hauptdarsteller in einem. Sie entwickeln ein imaginäres Bild oder einen

Film, in dem sich die Absicht bereits realisiert hat. Das heißt, in Ihrer Regie drehen Sie das Ende des Films zuerst. Sie stellen die erreichte Neuwahl dar, ganz wie bei einem echten Drehbuch. Das Ende zeigt somit alle Bedingungen und Gefühle, die sich einstellen, wenn Ihre Absicht bereits geschehen ist. Nehmen Sie das Zielbild oder das Filmende mit allen Facetten und Sinnen wahr, wie es durchwebt ist, mit seinen lebendigen Bildern, Klängen, Tönen oder sonstigen Qualitäten.

Bei der geistigen Formulierung sind alle Wahrnehmungen in der Beobachterrolle angeschaltet:

- Wie sehe ich mich?
- Was tue ich und wie verhalte ich mich, wenn die Neuwahl bereits realisiert ist?
- Bin ich vollkommen berührt und ausgefüllt von Dankbarkeit, Glück, Freude, Frieden oder Ähnlichem?
- Falls nicht, was nehme ich stattdessen wahr?
- Welche Bilder, Gedanken, Gefühle steigen in mir auf?

Die Absicht bekommt erst Materialisierungskraft, wenn sich eine kohärente Signatur aus dem bildet, was Sie visualisieren und fühlen. Sind Gedanken und Gefühle auf die entsprechend realisierte Neuwahl kongruent, absolut stimmig und erzeugen ein grenzenloses Glücksgefühl, ist es uns möglich, jede Energie in die gewünschte Form zu bringen – einfach, weil wir sie lenken. Wir nutzen ein universelles Prinzip: Energie folgt immer der Aufmerksamkeit.

Wenn sich Ihre Neuwahl auf eine Krankheit bezieht, dann stellen Sie sich Ihren geheilten Körper, die Körperregion oder das Organ ganz detailliert vor, wie Sie vollkommen gesund und glücklich sind. Schauen Sie genau hin und stellen Sie fest, was anders ist. Es geht immer nur darum: Wie fühlt es sich an? Wie fühle ich mich, wie sehe ich aus etc.? Bestätigen die Wahrnehmungen, dass mich die realisierte Neuwahl glücklich und dankbar sein lässt? Dankbarkeit ist der Schlüssel. Wenn Sie in der Abschlussszene keine hundertprozentige Dankbarkeit empfinden, hat

Ihre Neuwahl noch nicht die richtige Manifestierungsenergie. Nur mit Ihren intuitiven Wahrnehmungen können Sie überprüfen, ob und welche Energie hinter der Absicht steht. Melden sich bei der Wahrnehmung Aber-Argumente oder sonstige Widerstände, dann sinkt der Energielevel augenblicklich. Jedes Aber unterwandert die Neuwahl.

6. Schritt: Die Neuwahl in den Alltag integrieren und feiern

Auch hier ist der wichtigste Schritt, um vom Wollen über das Werden in den Seinszustand zu kommen: Seien Sie das, was Sie beabsichtigt haben, zu sein. Gehen Sie so oft wie möglich in das Gefühl der Dankbarkeit. Leben Sie das, was Sie gewählt haben, und fühlen Sie sich dabei glücklich und dankbar. Dann müssen Sie nicht mehr überlegen, was Sie tun müssen. Denn das Tun entspringt der Neuwahl. Das ist der Moment, in dem Sie feiern dürfen. Feiern ist pure Freude – und Freude macht glücklich – und Glück macht gesund.

Wundern Sie sich nicht, wenn sich anfangs Oppositionen – bei Ihnen selbst oder in Ihrem Umfeld – zeigen. Das ist völlig normal. Dadurch, dass Sie sich verändern, kommt erst mal alles aufs Tablett, was im Gegensatz zu Ihrer Neuwahl steht. Ihr geändertes Sein wird in Ihrem Tagesablauf, bei Ihren Mitmenschen und in Ihrem Umfeld eine Welle an Veränderungen auslösen. Seien Sie gespannt auf das, was sich Neues zeigt oder sich aus Ihrem bisherigen Leben entfernt. Schauen Sie sich die Energie und Kraft an, die Ihrem Sein innewohnt. Das Ergebnis wird Sie überzeugen.

Um die Selbstheilung im Körper zu aktivieren und die Fähigkeit aufrechtzuerhalten, müssen Sie in der Neuwahl leben und sein. Denn nur der Seinszustand bestimmt Ihre Realität. Wenn es anfangs nicht von allein geht, den gewählten Seinszustand zu halten, dann verkrampfen Sie sich nicht. Das Ausbrechen aus alten Denkmustern und Gefühlsprägungen konfrontiert uns nicht selten mit herausfordernden Lebensprozessen. Nehmen Sie es so hingebungsvoll und anstrengungslos an, wie ein Kind es tun würde. Verfallen Sie nicht in Ihre dreidimensionalen Muster des Anklagens, Kämpfens, Jammerns, Resignierens oder Kapitulierens.

Wenden Sie lieber vorübergehend die »So tun als ob«-Strategie« an. (siehe 5. Schlüssel). Dieses Als-ob-Verhalten kommt Ihnen dann vielleicht verlogen und gekünstelt vor, aber mit der Zeit werden Sie und Ihr Körper ganz automatisch die Dinge tun, die zu 100 Prozent dem echten Seinszustand entsprechen. Also warum nicht eine Weile so tun, als ob Sie Vertrauen in die Heilung hätten und wirklich daran glauben?

7. Schritt: Die neue Gesund-sein-Gewohnheit

Je häufiger Sie Ihre neuen Gefühle etablieren, desto weniger müssen Sie darüber nachdenken. Erinnern Sie sich an Ihre ersten Autofahrstunden? Sie haben anfangs die Einzelschritte geübt: Bremsen, Kuppeln, Schalten, Gasgeben, Blinken, auf die Schilder achten. Und nach einer Weile ging alles automatisch von der Hand und Sie konnten sogar nebenbei mit Ihrem Beifahrer sprechen oder telefonieren. Stellen Sie Ihre Fahrfähigkeit noch infrage? Sie müssen sich nicht mehr täglich neu davon überzeugen zu glauben, dass Sie fahren können, stimmt's? Sie haben keinen Zweifel mehr. Sie wissen einfach, dass Sie es können. Genauso einfach ist es mit der Umsetzung Ihrer Absicht.

Durch häufige Wiederholung Ihres gewählten Seinszustands wird er zur Gewohnheit. Je häufiger Sie das sind, desto stärker verankern Sie Ihre neue Wirklichkeit. Dies ist hauptsächlich Übungssache. Je mehr Erfahrungen Sie mit Ihrer neuen, erwünschten Realität machen, desto leichter können Sie glauben, dass Sie Steuermann/-frau Ihres Lebens sind. Sie werden bemerken, dass sich Ihre alten Routinen verabschieden oder gar nicht mehr funktionieren. Der einst negative Kreislauf hat sich zu einem positiven entwickelt.

Natürlich gibt es viele Faktoren, die Sie aus diesem Zustand heraushebeln und damit das Tempo und die Intensität der Umsetzung des Seinszustands beeinflussen können. Alles hängt davon ab, ob Sie in diesem Seinszustand sind oder nicht. Die Materialisierungskraft der Neuwahl baut augenblicklich ab, sobald Sie konträr dazu denken, fühlen oder handeln. Experimentieren Sie, damit Ihnen die Macht, die Ihnen der Seinszustand verleiht, deutlich wird.

Tipps für den Alltag

1. Schriftliche Absichtserklärung

1. Meine Absicht ist:

Ich will und werde ……………………………………

2. Die Gründe für meine Absicht sind:

Ich möchte diese Absicht realisieren, weil ich

……………………………………

……………………………………

3. Die Gründe, weswegen sich meine Absicht realisiert, sind:

Weil ich (wie 2.)

weiß ich, dass ich ……………………………………

……………………………………

……………………………………

……………………………………

4. Was ist anders, wenn sich meine Absicht realisiert hat?

……………………………………

5. Wenn sich meine Absicht realisiert, fühle ich mich

……………………………………

6. Ich beschließe, mich während des Tages genauso (wie 5.) zu fühlen

……………………………………

Mein Seinszustand: ICH BIN DANKBAR, dass ich mich so fühle.

Sie können sich die Absichtserklärung als PDF herunterladen. Benutzen Sie den QR Code auf Seite 302.

Es schriftlich auf einem Blatt Papier zu fixieren, ist um ein vielfaches stärker, als nur mental darüber nachzudenken.

Fassen Sie den Entschluss, jedem Tag den magischen Impuls zu einer echten Handlung zu geben, die Ihre Neuwahl widerspiegelt, indem Sie nur das tun, worin Ihre Neuwahl verwirklicht ist. Wenn Sie sich nicht ganz natürlich in Ihre Neuwahl hineinfühlen können, ist mit dem Ergebnis nicht zu rechnen.

Sollten Sie sich mit Ihrer Absichtserklärung rundherum gut fühlen, dann atmen Sie dieses Gefühl in jede Zelle Ihres Körpers und lassen Sie es auf sich wirken. Lassen Sie es groß werden in sich. Genau so sollen Sie sich fühlen, so oft es nur geht, im Idealfall einfach immer.

2. Stellen Sie sich liebevolle Kontrollfragen am Ende Ihres Tages

	JA	NEIN		JA	NEIN
Denke ich das, was ich sage?	☐	☐	Entspricht es meiner Neuwahl?	☐	☐
Sage ich das, was ich fühle?	☐	☐	Entspricht es meiner Neuwahl?	☐	☐
Tue/lebe ich das, was ich denke?	☐	☐	Entspricht es meiner Neuwahl?	☐	☐

Die Antworten können Ihnen zeigen, ob Sie Ihr Handeln tatsächlich nach Ihrer Neuwahl ausrichten. Wenn das Tun nicht dem Sein entspricht, können Sie ewig tun. Es ist in Ordnung, wenn Ihnen das noch nicht gleich am Anfang möglich ist. Aber bedenken Sie, dass Sie immer – jeden Tag, jede Sekunde und in jedem Moment – in einem Seinszustand sind, weil Sie immer einen bestimmten Zustand haben. Sie entscheiden, welcher es ist.

»Wer einen Fluss überquert,
muss die eine Seite verlassen.« Mahatma Gandhi

3. Wie wäre es mit morgens im Bett?

Die ersten Minuten am Morgen nach dem Aufwachen, vor dem Aufstehen, sind besonders gut für die Selbstprogrammierung. Es ist die beste Zeit zur Neuausrichtung von Nerven- und Gehirnstrukturen. Unsere Gehirnwellen sind in einer perfekten Programmierbereitschaft, noch frei von widersprüchlichen, kontaminierenden Schwingungen durch übliche Gedanken- und Gefühlsimpulse. Es ist daher viel leichter, den neutralen Schwingungszustand zum Zeitpunkt des Aufwachens zu nutzen als später, wenn die Gedankenmaschinerie angelaufen ist.

Sie fragen sich: Welche Neuwahl verfolge ich heute? Für was will ich heute dankbar sein?

Wenn Sie das für sich authentisch beantworten können und sich Ihre Neuwahl richtig gut anfühlt, programmiert sich Ihr Gehirn auf der biologischen, neurologischen, chemischen und genetischen Ebene um. Und die Umleitungen und Abstände zwischen dem, was Ihre Absicht ist und dem, was wirklich ansteht und geschieht, werden geringer.

7 Die Heilung beginnt

Selbstheilung ist ein Entwicklungsweg, der in Ihrem Inneren stattfindet und Ihr äußeres Leben verändert.

Viele stellen sich die Frage, womit sie anfangen sollen. Ihre bewusste Entscheidung ist der Anfang. Es kann sein, dass Sie die Schlüssel des ALLSENSES CODES als zu schwer oder zu profan empfinden. Er ist in jedem Fall für denjenigen eine Herausforderung, der ins Tun – oder neue Sein – kommen will. Sobald Sie mit der Schlüssel-Umsetzung starten, beschleunigen Sie einen Umbau auf physischer und emotionaler Ebene. Sie können dabei mit allem rechnen.

Erfolgt ein Umbau der Körpermatrix (z. B. im Äther-, Mental- oder Emotionalkörper) kann es zur Verstärkung von allem kommen. Davon sind körperliche Symptome nicht ausgeschlossen. Denn jede Transformation bringt auch eine Rhythmus- und Strukturveränderung mitsich. Dadurch, dass es keine Themen oder Probleme gibt, die nicht vom Körper gezeigt und beantwortet werden, hat jeder die gleiche Chance auf Heilung. Es liegt wie immer im Auge des Betrachters, ob wir Heilung unterstützen oder medikamentös unterbinden. Die Werkzeuge zur Unterstützung haben Sie bekommen, nun sind Sie dran, sie zu verwenden.

Mit der Anwendung der Schlüssel werden Sie nach und nach spüren, dass alte Strukturen mit der neuen Energie nicht mehr greifen, dass das Alte, Gewohnte, Planbare vorbei ist und etwas Ungewohntes, Nichtplanbares ansteht. Vertrauen Sie darauf, dass es Sie beflügeln wird.

Sobald Sie neue Erfahrungen machen, werden Sie Ihr Denken, Fühlen und Tun nicht mehr in ewig gleicher Weise wiederholen wollen.

Es kann sein, dass unangenehme physische Symptome auftreten, die Sie nie zuvor hatten, so wie Kopf- oder Herzschmerzen, Herzklopfen, Müdigkeit, Schwindel, Übelkeit, wechselnde Schlafmuster, Klingeln in den Ohren, Sehstörungen und vieles mehr. Es kann auch sein, dass alte Erinnerungen wach werden oder sich negative Muster melden, von denen Sie glaubten, sie nicht mehr zu haben. Vielleicht werden Sie auffälliger mit ungeklärten Themen in der Partnerschaft, im Job, auf dem Bankkonto oder mit Freunden und Bekannten konfrontiert. Es kann einiges zu Fall kommen, wenn noch viele Missstände da sind und vieles künstlich am Leben gehalten wurde, das nun Ihrer Neuausrichtung nicht mehr dient. Dadurch kann sich Ihr Alltag manchmal zäh oder unbequem anfühlen. Aber letztlich ist bei Krankheit die Auseinandersetzung mit unseren Themen, Vergiftungen, Verdrängungen und Abspaltungen alternativlos. Es sei denn wir akzeptieren die modernen Krankheiten wie z. B. Bluthochdruck, Krebs, Diabetes, Alzheimer und Demenz.

Der ALLSENSES CODE ist dann erfolgreich, wenn tatsächlich Ihre tiefsten Ängste, Schmerzen und Zweifel an die Oberfläche geholt werden, Sie bewusst damit in Resonanz gehen und den Widerstand aufgeben. Erlauben Sie, dass Ihr unwahres Selbstbild und all die giftigen Depots sich melden. Nur so haben Sie die Chance zur Transformation. Nehmen Sie all jene Erscheinungen und Symptome als Einladung zu einem Prozess Ihres Erwachens, Erkennens und Klärens, steigt Ihre Heilungschance. Dadurch wird Ihnen bewusst, dass Ihre Dramen und Tragödien der eigentliche Befreiungsschlag aus Ihrem Ego oder dem falschen Selbstbild sind.

Vielleicht dauert es bei dem einen oder anderen etwas, bis sich die Umbau-, Entwicklungs- und Anpassungsprozesse manifestieren. Keiner kann sagen, wie stark und wie umfangreich sie ausfallen werden. Aus eigener Erfahrung kann ich sagen, dass die Symptome der Veränderung oder des Umbaus nur temporär sind. Ihr physischer Körper wird reiner, weniger dicht und das Leben wird leichter. Letztendlich gesund. Ich erlebe täglich, dass das Konzept der Selbstheilung real und das Potenzial an Möglichkeiten unerschöpflich sind. Wachen wir auf und werden wir selbstbewusst, können wir aus allen krank machenden Kreisläufen aussteigen – OHNE Ausnahme! Also, warum Zeit verstreichen lassen? Beginnen Sie jetzt, irgendwann oder nie. Die Entscheidung liegt bei Ihnen. Nur im JETZT haben Sie die Chance, Altes loszulassen. Vorausgesetzt, Sie erlauben sich die absolute Ehrlichkeit gegenüber sich selbst.

Beginnen Sie, sich wieder Fragen zu stellen. Nein, hinterfragen Sie einfach ALLES! Vertrauen Sie darauf, dass die Antworten aus Ihnen selbst kommen. Dieses Vertrauen vertieft Ihre Beziehung zu sich selbst. Umso deutlicher werden Sie entdecken, welche körpereigene Intelligenz und Heilkraft in Ihnen stecken. Das schafft die Voraussetzung, auf Körperbotschaften früh genug zu reagieren, sodass Ihr Körper gar nicht erst krank werden muss oder regulieren kann oder Sie ihm aus eigener Kraft das geben, was er braucht, um nachhaltig gesund zu sein.

Vergessen Sie nicht, dass die Schlüssel immer in Ihrer Hand liegen. Nutzen Sie sie so oft und so spielerisch Sie können. Je intensiver Sie mit ihnen in Erfahrung gehen, desto mehr Ent-Wicklung ist möglich. Auf diese Weise machen Sie sich unabhängiger von Ratschlägen oder von Behandlungsmethoden Dritter, bis Sie irgendwann verinnerlicht haben, dass Sie selbst das realisieren, was Sie realisieren möchten.

Wenn aufgrund von starken Schadstoffbelastungen, Mangelprogrammen oder energetischen Besetzungen die eigene Wahrnehmung und die Umsetzungskraft so stark beeinträchtigt ist, dass Ihr Wille allein nicht reicht, um die neun Schritte erfolgreich zu praktizieren, kann ein ALLSENSES HOLISTIKER eine gute Unterstützung auf dem eigenen Ent-Wicklungs-Weg sein.

Du findest auf Youtube auch jede Menge kostenfreie Beiträge zur Selbstheilung und zu Stärkung geistig-energetischer Fähigkeiten: https://bit.ly/AllSensesTV

Das es in diesem Buch einige Links zu Kursen gibt, ist keine Werbung, sondern lediglich der Hinweis, darauf, dass sich bestimmte Themen, wie Ahnenheilung, Trauma-Bearbeitung und Umgang mit Fremdenergie gar nicht umfassend in einem Buch beschreiben lassen. Solltest du ernsthaft an Selbstheilung interessiert sein, so ist der Weg alternativlos. Du kannst lernen, wie deine Wahrnehmung deine Realität steuert oder du spielt noch ein paar Runden ohne Selbstführung im herkömmlichen Matrixspiel mit.

Solltest du beruflich die Holistische Energiemedizin einsetzen wollen, so sprich uns einfach an, die ALLSENSES® Holistiker Programm finden in drei Blöcken statt, je nach medialen Voraussetzungen.

Ich wünsche Ihnen tiefe Einsichten und umsetzungsstarke Impulse für Ihren einzigartigen heilsamen BewusstSeinsWeg!

Gelingt der Menschheit ein Perspektivwechsel, wäre das der Beginn einer revolutionären Veränderung des gesamten Gesundheits-, Coaching- und Therapiebereichs. Nicht auszudenken, welche Welle durch die Weltwirtschaftssysteme fegen würde, wenn wir begönnen, den Selbstheilungsansatz zu verstehen und umzusetzen. Was wäre, wenn unsere Kinder mit einem Selbstheilungsverständnis aufwachsen, in dem Selbstheilung so normal ist wie früher die Einnahme von Antibiotika und Cortison? Dann gäbe es vielleicht keine Krankenhäuser mehr, sondern nur noch Gesundheitszentren mit zwei Schwerpunkten: Unfallchirurgie und Bewusstseinshygiene.

Einfach tun, was Sie glücklich macht!
Glücklich macht, was Sie in freudiger Präsenz tun!

Einfach lassen, was nicht in Liebe geschieht!
Es bringt nichts, im Widerstand zu sein.

Einfach lieben, was Sie fühlen!
Liebe zu fühlen, bedeutet nichts anderes,
als seine Essenz zu erleben.
JETZT!

Literaturempfehlungen

ALBERTO VILLOLDO UND DAVID PERLMUTTER: *Das Erleuchtete Gehirn*

Goldmann Verlag, 2011

BURKHARD HEIM: *Einheitliche Beschreibung der Materiellen Welt: Informatorische Zusammenfassung von "Elementarstrukturen der Materie", Band 1 und Band 2*, Resch Verlag, 2012

CHRIS FRITH: *Wie unser Gehirn die Welt erschafft*, Spektrum-Verlag, 2013

DAVID R. HAWKINS: *Die Ebenen des Bewusstseins, von der Kraft, die wir ausstrahlen*,

VAK Verlag, 2014

DAWSON CHURCH UND ISOLDE SEIDEL: *Die neue Medizin des Bewusstseins*, VAK Verlag 2009

DIETER BROERS: *Der verratene Himmel*, Dieter Broers Verlag Ltd., 2014

DIETER BROERS: *Der Matrix-Code*, Trinity Verlag, 2014

DR. DEEPAK CHOPRA, RUDOLPH E. TANZI: *Super-Gene: Die neuesten Erkenntnisse aus der Neurowissenschaft für ein langes gesundes Leben*, Nymphenburger Verlag, 2016

DR. JOE DISPENZA: *Ein neues Ich*, Koha Verlag, 2016

DR. JOE DISPENZA: *Du bist das Placebo. Bewusstsein wird Materie*, Koha Verlag, 2014

DR. LARRY DOSSEY: *ONE MIND, Alles ist mit allem verbunden*, Crotana Verlag, 2014

DR. MATTHIAS RATH, DR. ALEKSANDRA NIEDZWIECKI: *Krebs- Das Ende einer Volkskrankheit*,

DR. RATH Education Service B.V., 2011

ESTHER UND JERRY HICKS: *Ein neuer Anfang. Handbuch zur Erschaffung deiner Wirklichkeit*, Heyne Verlag, 2011

HANS-JOACHIM MAAZ: *Das falsche Leben: Ursachen und Folgen unserer normopathischen Gesellschaft*, C.H. Beck Verlag, 2018

ILLOBRAND VON LUDWIGER: *Unsterblich in der 6-Dimensionalen Welt, Das neue Weltbild des Physikers Burkhard Heim*, Verlag Komplett-Media, 2013

Joachim Bauer: *SELBSTSTEUERUNG. Die Wiederentdeckung des freien Willens*,

Blessing Verlag, 2015

LEE CARROLL: KRYON. *Die 12 Stränge der DNA: Neue Dimensionen des Wissens*,

Koha Verlag, 2011

LEONARD COLDWELL: *Instinktbasierte Medizin: Wie Sie Ihre Krankheit ... und Ihren Arzt überleben!*, Jim Humble Verlag, 2015

LISE ELIOT: *Was geht da drinnen vor? Die Gehirnentwicklung in den ersten fünf Lebensjahren*, Berlin Verlag, 2011

MARKUS ROTHKRANZ: *Heile dich selbst*, Hans-Nietsche-Verlag, 2010

MICHIO KAKU: *Zukunftsvisionen. Wie Wissenschaft und Technik des 21. Jahrhunderts unser Leben revolutionieren*, Lichtenberg Verlag, 2000

NEALE DONALD WALSCH: *Bring Licht in die Welt*, Goldmann Verlag, 2002

NICK BEGICH: *Bewußtseins- und Gedankenkontrolle*, Michaels-Verlag, 2007

PETER SPORK: *Der zweite Code. EPIGENETIK oder Wie wir unser Erbgut steuern können*, Rowohlt Verlag, 2014

PH. D. ROLLIN MCCRATY: *Exploring the Role oft the Heart in Human Performance*, Volume 2, HeartMath Institute, 2015

RAINER KÖRNER: *BioLogisches Heilwissen*, Heilwissen Verlag, 2011

ROBERT DILTS: *Die Veränderung von Glaubenssystemen, NLP Glaubensarbeit*, Junfermann Verlag, 1994

RÜDIGER DAHLKE: *Das Schatten-Prinzip: Die Aussöhnung mit unserer verborgenen Seite*, Arkana Verlag, 2010

RUPERT SHELDRAKE: *Sieben Experimente, die die Welt verändern könnten*, Scherz Verlag, 1997

RUPERT SHELDRAKE: *Das schöpferische Universum. Die Theorie des Morphogenetischen Feldes*, Ullstein Taschenbuch Verlag, 2009

THORWALD DETHLEFSEN: *Krankheit als Weg: Deutung und Bedeutung der Krankheitsbilder*, Bassermann Verlag, 2008

THOMAS W. MYERS: *Anatomy Trains: Myofasziale Leitbahnen*, Urban & Fischer Verlag, 2004 und 2015

ULRICH WARNKE: *Die geheime Macht der Psyche. Quantenphilosophie: Die Renaissance der Urmedizin*, Scorpio Verlag, 2014

UWE ALBRECHT: *innerwise, Heilung für alles Lebendige. Die neue Methode energetischer Heilung verstehen und lernen*, Allegria Verlag, 2012

VADIM ZELAND: *Transsurfing. Die Realität ist steuerbar*, Verlag Silberschnur, 2006

HEARTMATH INSTITUT, https://www.heartmath.org

Scannen Sie diesen QR Code, dann melden Sie sich nur kurz mit Email-Adresse an und kommen Zugang zum Downloadebereich. Dort erwarten Sie 3 kostenfreie Audio als Meditationsanleitungen und die Absichtserklärung als PDF.

Die Frage, die uns alle betrifft: Wie lebe ich ein einzigartiges, erfolgreiches, gesundes und glückliches Leben? Viele Menschen haben im Intensivtraining mit Anja Wagner das Unvorstellbare erreicht. Lernen Sie auch, was Ihre wahre Intelligenz für Sie ermöglicht. Hier finden Sie die praktischen weiterführenden Schritte: META-INTELLIGENZ – Wahrnehmungen jenseits der Norm. Das Intensivtraining mit Anja Wagner

https://www.allsenses.de/meta-intelligenz/

Buchempfehlung

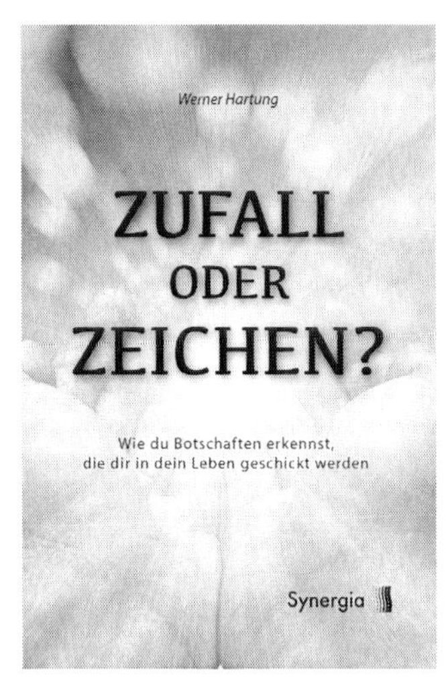

Zufall oder Zeichen?
Wie Du Botschaften erkennst, die dir in dein Leben geschickt werden

Von Werner Hartung

Synergia Verlag, 2023.
230 Seiten, kartoniert mit Klappen
ISBN: 9783907246856

Fast alle haben diese Erfahrung schon einmal gemacht: Uns werden kleine oder große Zeichen gesendet – vielleicht im Alltag, vielleicht im Traum, vielleicht in ganz besonderen Situationen. Wir spüren, dass diese Zeichen eine wichtige Botschaft vermitteln sollen. Und das ganz unabhängig von Glauben, Weltanschauung oder Offenheit für vermeintlich Übernatürliches oder Übersinnliches.

Das Problem: Oft nehmen wir solche Zeichen gar nicht erst wahr oder können sie nur schwer deuten. Und manchmal lösen sie Zweifel oder sogar Ängste aus. Dabei können diese Zeichen eine wichtige Orientierung bieten und manchmal sogar einen kleinen Blick in die Zukunft. Denn sie können ebenso frohe Botschaften ankündigen, wie sie Alarmsignale oder deutliche Warnungen sein können.

Zufall oder Zeichen? zeigt, wo und wie wir Zeichen in unserem Leben begegnen, wie wir sie deuten und nutzen können. Es geht um Botschaften aus dem Umfeld, beispielsweise in der Natur, unseres Körpers, aber auch um unsere Träume, Intuition und mediale Wahrnehmungen oder um die Bedeutung von Krafttieren.

Tod, Nahtod und Bewusstsein

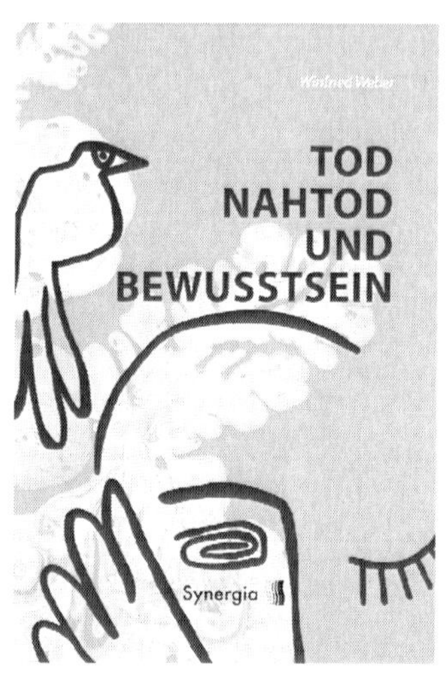

Von Dr. Winfried Weber

Synergia Verlag, 2023.
128 Seiten, kartoniert mit Klappen
ISBN: 9783907246931

Dies ist ein Buch über das Bewusstsein, das Leben, das Sterben, den Tod, die Realität und die Zeit, über Fakten und wissenschaftliche Kontroversen. Es beinhaltet Stellungnahme herausragender Wissenschaftler, Mediziner und Ärzte zu diesen Themen. Es ist ein Puzzle, aus dem Sie die für Sie passenden Teile entnehmen können, um damit ein für Sie stimmiges Bild zu schaffen. Tauchen Sie in eine andere, vielleicht realere Welt ein, und beziehen Sie Ihre eigene Position. Es lohnt sich.

Autor:
Dr.med. Winfried Weber, Jahrgang 1948, Vater von vier Kindern, studierte in Marburg Medizin und schloss seine Facharztausbildung für Gynäkologie nach klinischer Tätigkeit in Marburg, Gießen und Oldenburg in Bremen ab. Zusammenarbeit mit dem Institut für Arbeits- und Sozialmedizin der Uni Heidelberg auf dem Gebiet der Regulationsthermographie. Softwareentwicklung thermographischer Untersuchungsprogramme. Internationale Vorträge und Veröffentlichung zahlreicher Arbeiten und Bücher. Dr. Weber führt die Zusatzbezeichnungen Umweltmedizin, Naturheilverfahren sowie Akupunktur und forscht auf den Gebieten der Infrarotthermographie, der projektionsfreien Therapie, der Traditionellen Chinesischen Medizin und der funktionellen Medizin. Seit 2005 leitet er in Darmstadt eine eigene Praxis mit den Schwerpunkten Präventionsmedizin, ganzheitliche Frauenheilkunde und funktionelle Schmerztherapie.

The Journey
Der Highway zur Seele

Von Brandon Bays

Synergia Verlag, Neuauflage 2024.
320 Seiten, kartoniert
ISBN: 9783907246993

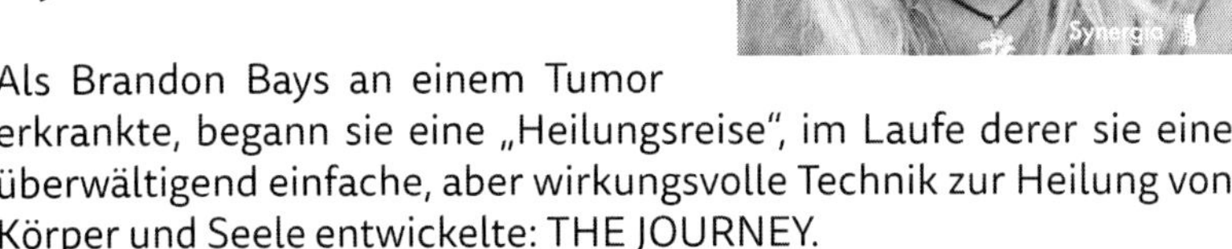

Brandon Bays beschreibt eindrucksvoll ihren Heilungsweg und die darin enthaltende Entdeckung der „Journey- Methode".

Als Brandon Bays an einem Tumor erkrankte, begann sie eine „Heilungsreise", im Laufe derer sie eine überwältigend einfache, aber wirkungsvolle Technik zur Heilung von Körper und Seele entwickelte: THE JOURNEY.

Sie war sich sofort ihrer Verantwortung bewusst, dass ihre radikale, lebensverändernde Erfahrung (der Tumor verschwand nach bereits 6½ Wochen) mit der Welt geteilt werden musste.
So brachte sie ihr erlebtes Wissen in ihrem internationalen Bestseller The Journey® zu Papier.
Das Buch über diese neue Technik wurde weltweit zu einem Klassiker der Lebenshilfe.

Der Erfolg des Buches und die globale Nachfrage nach ihrer Arbeit führten zur Entwicklung einer Reihe von Workshops und Seminaren. Diese werden jetzt in fast 50 Ländern auf 5 Kontinenten angeboten.

In Deutschland haben schon mehrere 1000 Menschen an THE JOURNEY-Seminaren teilgenommen und ihr Leben gewandelt.

Fühle dich eingeladen zum nächsten Schritt:
Erfahre, wie The Journey dazu beitragen kann, dein Leben zu verändern!

Natürlich gesund
Ernährung - Mikrobiom -
Mitochondrien - Lebensstil

Von Dr. rer. nat. Pierce Towns

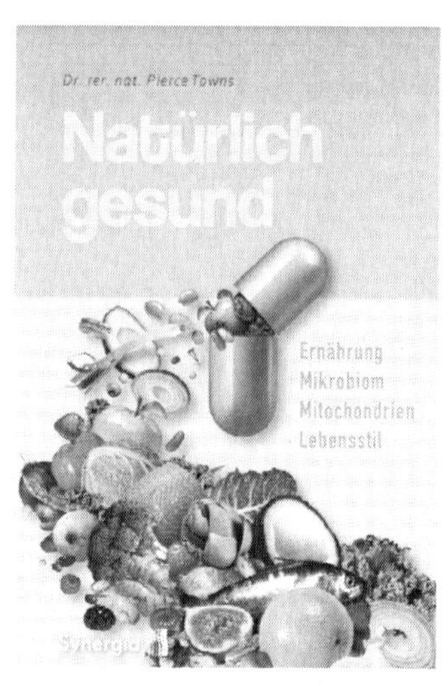

Synergia Verlag, 2022.
137 Seiten, kartoniert, 14x21cm
ISBN: 9783907246689

Mehr als jeder zweite Deutsche ist heute chronisch krank und die Zahlen in anderen westlichen Ländern sind ähnlich dramatisch. Die gemeinsame Hauptursache unserer modernen Zivilisationskrankheiten ist inzwischen entlarvt: stille Entzündungen, die oft jahrelang unbemerkt im Körper schwelen – angefacht und befeuert durch einen typisch westlichen Lebensstil mit ungesunder Ernährung, wenig Bewegung, viel Stress und reichlich Umweltgiften. All das schädigt zuerst die Darmbarriere und die energieliefernden Mitochondrien, später den gesamten Organismus. Doch eine chronische Erkrankung ist kein Schicksal und der Teufelskreis lässt sich durchbrechen.

Autor:
Dr. rer. nat. Pierce Towns (Pseudonym), Jahrgang 1971, befasst sich seit 30 Jahren mit biomedizinischen Themen und seit 20 Jahren intensiv mit Ernährung sowie ganzheitlichen Therapien. Nach Studium und Promotion in den Biowissenschaften forschte er mehrere Jahre in den USA, um nach seiner Rückkehr nach Deutschland den Fokus ganz auf die Naturheilkunde zu legen. Angetrieben wird er von der Überzeugung, dass die Natur selbst die besten Antworten auf Gesundheitsfragen gibt. Dr. Towns hat als Herausgeber und Autor ein Team von mehreren Autoren bei der Erstellung dieses Buchs geleitet.